临证笔谈

刘道清　撰

王素花　杜文森　整理

河南科学技术出版社

·郑州·

图书在版编目（CIP）数据

临证笔谈 / 刘道清撰；王素花，杜文森整理 . —郑州：河南科学技术出版社，2021.6

ISBN 978-7-5725-0458-7

Ⅰ . ①临…　Ⅱ . ①刘… ②王… ③杜…　Ⅲ . ①医案—汇编—中国—现代　Ⅳ . ① R249.7

中国版本图书馆 CIP 数据核字（2021）第 105419 号

出版发行：河南科学技术出版社

地址：郑州市郑东新区祥盛街 27 号　邮编：450016

电话：（0371）65737028　65788629

网址：www.hnstp.cn

策划编辑：李明辉

责任编辑：张　翼

责任校对：张　雪

封面设计：张　伟

版式设计：张　伟

责任印制：朱　飞

印　　刷：河南省环发印务有限公司

经　　销：全国新华书店

开　　本：787 mm × 1 092 mm　1/16　印张：13.5　字数：290 千字

版　　次：2021 年 6 月第 1 版　　2021 年 6 月第 1 次印刷

定　　价：58.00 元

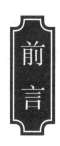

前言

在基层工作时，一天傍晚，到县城郊外散步，有一家人忙着做棺材，见我后，忙打招呼，说其母病重，让给看看。我询问了病史，老人初为痢疾，因某医误用滋补及涩肠止泻之品，致使闭门留寇，高热昏迷，诊其脉洪大有力，舌质焦黑无津，腹部硬实。我说："你们兄弟几个先停下手里的活，赶快随我把你母亲送医院，还有希望！"我开了大承气汤，攻下、急下存阴，下蓄屎燥粪盈盆，继令家属喂米粥等易消化食物，同时令服山楂红糖水（焦山楂 30g，红糖 10g，水煎服），并输液。经过两周治疗后，患者痊愈。病家高兴地到处宣传，说是妙手回春，起死回生。其实，这就是按中医基本理论治疗的结果。

长垣南街有一个 4 岁的小女孩，在某大医院被诊为过敏性紫癜，家属听说要用激素治疗，不接受，就带着孩子请我用中医药治疗。我用清热解毒、凉血止血的方法，经过几个月的治疗后，她的病痊愈了。后来这女孩上了大学，还赴日留学，现为某大公司高管。

陕西省三线工厂有位高级干部，几个月内身边的几位亲人相继去世。接下来他想着轮到他了，就失眠、头痛、紧张，全国各大医院去了不少，但是效果不佳，后经朋友介绍来找我治疗。我先给他做了一些思想疏导工作，又开了几服疏肝解郁、养心安神的中药，睡眠和头痛逐渐好转，痛苦减轻。怕他病情反复，我给他写了四句话：名山大川，云绕雾盘；天地灵秀，却病延年。后来我被告知，他的疾病彻底痊愈。

我从医五十多年，解除的患者痛苦不计其数。许多人说，你的这些好的经验不能带走，要留下来；第六批全国名老中医药专家学术经验继承工作指导老师的桂冠给我戴上了，更是义不容辞，于是就有了将自己的验案及给研究生讲座的稿件内容整理出版的念头。我的学生王素花、杜文森，平时跟诊，用心听，用笔记，这次整理本书，又是一次学习、传承。

在党的教育培养下，我一贯服从领导，听从分配——我是一块砖，哪里需要往哪里搬。河南省中医药研究院成立医史文献情报资料研究室时，领导要我去当主任，我在做好行政工作的同时，坚持临床诊疗工作。在医史研究过程中，我将中医发展分成几个阶段，并认为今后中医的发展应该走现代化道路。

由于书稿要求电子版，我不会用电脑，所以打印、整理材料的工作多是由王素花、杜文森两位大夫完成。本院领导和其他同事也给予了大力支持和帮助，在此一并致谢。

刘道清

2019 年 10 月 14 日

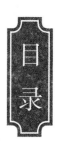

第一编　临证

中医如何看病

2004年春季，在与河南中医药大学王国斌教授闲聊时，他说："现在有的硕士研究生毕业后不会看病，请你抽空给他们搞一场《中医如何看病》的讲座吧！"我与国斌是好友，曾一起编写乡村医生系列教材《中医学》，既然他提出了这个要求，我也不好推辞，便答应了。下面就是那次讲座的内容。

如何诊断疾病（诊断漫谈）

诊断就是调查研究分析问题，诊断得正确，才可能治疗得当。就像走路一样，首先要确定目的地，确定方向。诊断就是为治疗解决方向问题。诊断要像侦查破案一样，将搜集（望闻问切、视触叩听，以及借助其他仪器检查）到的材料去粗取精，去伪存真，由表及里，逐步深入，分析研究。

根据线索，先将可疑的范围分析一下，然后再将这些可疑的对象一个一个地排除，最后剩下一个，各方面证据确凿，就是它——这就是医生要抓的、要处置的"病"。

例如，遇到一个水肿患者，医者应首先考虑能够引起水肿的病有哪些，大体上有肾性水肿、肝源性水肿、心源性水肿、营养不良性水肿等几类。如果患者营养良好，那么营养不良性水肿应首先排除；心源性水肿要有心脏扩大、收缩期和舒张期杂音，水肿先出现于踝部，然后逐渐上延；肾性水肿先出现于眼睑，然后遍及全身，常有腰酸腰痛的症状，尿中有蛋白、血细胞和管型；肝源性水肿患者性情会变得急躁或肝功能化验异常等。如果这些症状都没有，而有腰酸腰痛、乏力、血压增高、尿检有蛋白，即符合肾炎"水肿、高血压、蛋白尿"三大症状，就可以诊断为肾炎。

在实践中当然不能把怀疑对象全部详细审查一遍，可以将怀疑对象中那个可能性最大的首先进行详细审查，如果许多方面检查的结果都说明是它，这就基本上可以确诊了。如果和其他病还有相似的地方，那就看究竟哪个病可以完全说明症状，能够完全说明症状和各种检查结果的即可确诊。

如何开中药处方

开药方就是解决问题。在诊断正确的基础上，还要有正确的处理方法，这就是处方。中药处方较西药处方更为复杂。它既要注意疾病的虚实寒热，又要注意药物的温热寒凉；既要注意十八反，又要注意十九畏；既要注意配伍，又要避免"广络原野"。用药也是一样，用错了药就无法使疾病好转。开好药方是治好病的关键，因此开处方时要特别慎重。古代医家有"用药如用兵"之说，十分恰当。古今中外的战争史说明，没有用兵错误而不使战争失败的，用兵得当，就是胜利在握。

那么，开中药处方时要注意哪些方面呢？

第一，不要被患者叙述的一大堆症状弄糊涂了，要抓住主要的起决定作用的那种病，治好了这个病，其他的便可迎刃而解。在患者叙述的许多症状中，理出患者最痛苦、最急需解决的疾病。解决了这种疾病，可以安抚患者的情绪，有利于整个病的治疗和恢复。

第二，抓根本，也就是《黄帝内经》上所说的"治病必求其'本'"。这个"本"是这个病的决定因素，解决了这个"本"，也就解决了这个病。例如，细菌性痢疾这个病，除了有便脓血症状外，还可有头痛、发热、恶寒等中毒症状，肠道"致病菌"是这个病的根本，杀死了肠道"致病菌"，不仅便脓血可愈，头痛、发热、恶寒、腹痛等症状也可消除，方用白头翁汤加山楂、陈皮、广木香、槟榔等药治之。反之，如果不是这种治法，而是头痛治头，用荆芥穗、防风、白芷、苍耳子之类，发热用桂枝、麻黄、薄荷之类，是很难治好病的。

第三，处方药味要少而精，也就是要选用"一身多能"的药物。例如，治疗肝硬化腹水，治法上要化瘀（消炎）、行气、利尿，如果拼凑一些化瘀药，再堆上些行气药，再添上些利尿药，这样组成的方子不仅药味多，而且效果也不好。如果选用一药多能的药物，本身有化瘀作用且有利水作用（如瞿麦、泽兰、怀牛膝等），或本身有行气作用且有利水作用（如大腹皮等），这样组成的方剂就像插到"白虎团"心脏上的尖刀一样，精悍有力。多年实践证明，这样组方，效果较好。

第四，处方中主次要分明，也就是说主药要量大，次药要量小。一切为了主药，一切为主攻方向铺路，一切为主攻方向服务。就像一个球队一样，中锋的力量要放得最强，不这样，就很难取胜。《傅青主女科》这本书中用药就有这个特点。在他的方中，主药能用到几两，可次药只用几分，相差几十倍，可见"君臣佐使"配伍之妙。

第五，不以"高贵"用贵药。药物之治病，没有好坏之分，只有价格贵贱之别。有的药治这个病好，有的药治那个病好，从没有一个药通治百病的。

有的医者有这样一个片面倾向：遇到××主任、××书记就诊，必以参、芪、鹿茸等为先，好像只有开这些药才算对领导"尊敬"。这是不对的。医生开方，首先要从病情实际需要出发，需要开什么药就开什么药，切不可存"讨好病家"或投其所好的心理，如果这样，就不是什么"尊敬"领导，而有时甚至是"伤害"领导了。一般人都有这样一种看法，好像凡补药都是好药，凡泻药都是坏药；凡价钱高的药都是好药，凡价钱低的药都是坏药，这是种极片面的看法。对于虚证，补药是好药，泻药是坏药；对于实证，补药就成了毒药，而泻药就成了灵丹妙药了。有一本古典小说叫《龙凤配再生缘》，是一本宣扬封建道德、歌颂帝王将相、描述才子佳人的思想内容的书，但书中讲的一个病例倒有些道理。这个病例说的是皇太后有疾，诸医均以为太后年迈体弱，当补，或即使看出证实也不敢攻，总以参芪之类补之，犯了"虚虚实实"的错误，而病益重，危在旦夕。孟丽君（书中主人公）诊为内伤饮食，情志郁结，病为实证，而诸医所投参芪之品，不仅无益于病，反助其邪，于是以大黄等攻下峻剂，立时病愈。

在封建社会里，医生们为了保住饭碗，尤其在给统治者治病的时候，"不求有功，但求无过"，"护身符"常叩击着他们的心弦，他们的"步子"不敢迈大，略大一点儿都可能导致灾难临头，腐朽的社会制度也使得医生们的医术不能得到应有的施展。在临床实践中也有许多教训，曾有一个八十多岁的老太太患痢疾十余日，某医以为老太太岁数大，体虚，又兼以痢疾十余日，体更虚，便给以"人参精"一瓶，服后痢止，五六日未大便，但是随之而来的是患者高热、昏迷、脉洪大，舌质焦黄兼黑，无一点津液，腹痛难忍。后来的医生以肥皂水灌肠，便出许多积屎燥粪，继以增液承气汤数日而愈。

还有一位老中医给我讲述过一个病例：在他当学徒的时候（新中国成立以前），一病家去求医，恰好老师不在，只好请他去。诊其脉实，舌质焦黑、叩之咔咔有声，腹痛拒按，一派阳明腑实证，当以大承气汤（大黄、芒硝、枳实、厚朴）急下救阴。可是当时他由于初学，医道浅薄，误认为"多日不食，虚也"，治以补法，方用人参、黄芪等品，火上浇油，第三日去看患者时，病家正在办丧事。这些教训，不可不吸取！

古代医家中有许多派，有攻下派，有温补派等，攻下派一味强调攻下，温补派一味强调温补，各执一端，都有他们各自的道理，又都有各自的片面性。正确的态度是明察病情的虚实寒热，该补的补，该泻的泻，实事求是。医学是科学，科学就要有实事求是的态度；不媚上，不卑下，根据具体病情，确定合理方药。

漫谈饮食对疾病及用药的影响（疾病、用药、饮食）

饮食对疾病和用药影响很大，要予以重视。

有些病强调注意饮食是为医者所共循，如糖尿病患者嘱服低糖类的食品，适当增加蛋白质和纤维素的摄入量；肾小球肾炎患者嘱服低蛋白食品；肝炎患者嘱服高蛋白、低脂肪食品；水肿患者嘱其少吃盐；等等。用药的时候医生常嘱咐患者忌什么。所谓"忌什么"，一是病本身应忌什么，再就是药应忌什么。凡医者都知道，服中药应忌绿豆，服西药不喝茶，因绿豆和茶都有解药作用。

民间有一句俗话，说是"害病不忌嘴，跑断大夫腿"，可见疾病、用药和饮食之间的关系了。

但有的医生对这个问题认识不足，认为无关紧要。有一年，一名干部患流感，输液、服西药七八日体温不降，后来请笔者开了两剂中药，只服一剂就热退痛止，食欲大振，病已基本好了。笔者嘱其服用清淡食品，并不可吃得过饱，忌食油腻。可是另外两位医生又跑去对他说："不用忌，不用忌，感冒发热这些天了，应加强营养，鸡鱼肉蛋都可以吃。"患者听了他们的话，又是吃烧饼加狗肉，又是喝羊肉汤，结果第三日又开始发热，很长时间才治愈。

《红楼梦》中贾母有一段话，大意是说贾府有个规矩，凡有病者，都要服清淡的食品，禁食膏粱厚味。这些话是有医学道理的。

在临床实践中往往遇到这种情况，如小儿消化不良性腹泻，中药、西药用好多天不见轻，仍是大便水样，中间夹杂有不消化的蛋花样的东西，不发热，早期既不影响吃奶也不影响玩，后来因为久泻而体力消耗，萎靡不振，甚至引起脱水。这种病如果能禁食两三天，哭闹时让其喝点热糖水，再输点液体，补充点电解质，往往很快获愈。这里"禁食"是关键性的一招。

急性胃炎也要禁食，不然，既浪费药又浪费钱，既吃了苦受了罪，又治不好病。

总之，疾病、用药与饮食不是没有关系，而是关系重大，这方面是有许多经验教训的，请同道们切实地重视起来。

鼻渊（化脓性鼻窦炎）

病例：侯某某，男，40岁，长垣县修配社工人。

初诊：1969年4月10日。

主诉：鼻塞不通十余年，流黄脓鼻涕，香臭不闻。别人可以闻到他鼻孔出气发臭。中医认为鼻渊是风热熏蒸于肺经所致，治以辛凉宣肺。

处方：白芷9 g、辛夷9 g、苍耳子9 g、薄荷4.5 g、升麻9 g、柴胡9 g、川芎3 g，水煎服，7剂而愈。追访5年未复发。

鼻衄

病例：张某某，男，44岁，长垣县樊相公社南堆大队漏粉庄人，大队干部。

初诊：1974年1月4日。

患者性情暴躁，每因急躁生气后发生流鼻血。昨日又因急躁而流鼻血，血流一天，甚多；舌质红、舌苔白、脉弦。血常规检查：血小板计数7万/mm³，出血时间30 s，凝血时间3 min。

患者平素面红耳赤，身材高大，发育正常，营养优良，每因流血后面色稍有苍白。用西药止血均无效果，用肾上腺素塞鼻则血从口出。怒伤肝，肝藏血，肝火上逆，气血并行于上，引起鼻衄。

治用平肝降逆，滋阴降火，凉血止血之法。

处方：生地黄30 g、棕榈炭12 g、黄芩炭9 g、蒲黄炭6 g、小蓟9 g、木通3 g、黑栀子3 g、紫草6 g、白薇6 g、知母9 g、怀牛膝4.5 g、仙鹤草9 g、花蕊石12 g、鲜藕节30 g，水煎服，每日1剂，2剂而血止。

急性扁桃体炎

病例一：徐某某，女，29岁，长垣县邮电局职工。

初诊：1970年11月3日。

发热恶寒，体温40 ℃，咽喉肿痛、不能吞咽、充血发红，扁桃体肥大，治以清利咽喉，解毒消肿。

处方：金银花20 g、连翘20 g、薄荷10 g、桔梗6 g、甘草6 g、玄参10 g、生地黄10 g、山豆根10 g、马勃6 g、金果榄10 g、青果10 g、升麻6 g、柴胡10 g、黄芩10 g、板蓝根

10 g、大青叶10 g、菊花15 g、竹叶10 g、蔓荆子10 g，每日1剂，水煎服，2剂而愈。

病例二：张某某，女，29岁，长垣县城关公社教师。

初诊：1970年10月16日。

高热，体温39 ℃，咽喉肿痛，不能吞咽，恶寒，头痛，扁桃体肥大化脓，治以清热解毒，消肿利咽喉。

处方：山豆根10 g、玄参30 g、桔梗12 g、甘草6 g、金银花30 g、连翘12 g、生地黄30 g、射干9 g、马勃6 g、金果榄12 g、大青叶9 g、黄芩9 g、蔓荆子9 g、菊花12 g，水煎服，每日1剂，2剂而愈。

咽喉痛、音哑

西医认为咽喉痛是由感染或炎症引起疼痛，认为音哑则是连及声带之缘故。中医认为咽喉痛、音哑是由于肺经热火上灼咽喉所致，当以清利咽喉、泄肺清热。

病例一：郑某某，女，29岁，长垣县城关公社教师。

初诊：1970年5月28日。

咽喉肿痛，音哑，小便不利、涩痛，为热结于肺经及小肠经所致。当以滋阴降火、清热利尿。

处方（八正散加减）：生地黄30 g、玄参15 g、黑栀子5 g、竹叶12 g、黄芩12 g、滑石12 g、连翘9 g、金银花9 g、甘草9 g、木通3 g、瞿麦9 g、灯心草9 g，水煎服，1剂后诸症均愈。

病例二：戎某某，男，24岁，滑县慈周寨村村干部。

初诊：1971年1月9日。

咽喉肿痛，声音嘶哑已二十多日，脉弦，舌质红，自述为急躁、感冒后引起。当以清利咽喉，佐以疏肝润肺之品。

处方：山豆根15 g、青果20 g、马勃9 g、沙参24 g、金果榄12 g、大青叶12 g、胖大海6 g、桔梗15 g、甘草6 g、柴胡6 g，水煎服，3剂药后而愈。

病例三：郭某某，男，18岁，长垣县医药公司职工。

初诊：1971年1月9日。

咽喉肿痛，声音嘶哑已5日，口渴，脉数，舌质红、舌苔黄。

处方：大青叶30 g、山豆根24 g、沙参12 g、玄参30 g、知母9 g、黄芩6 g、青果9 g、金果榄12 g、马勃6 g、金银花24 g、连翘15 g、桔梗15 g、甘草6 g，1剂，水煎服。

二诊：1971年1月10日，喉痛减，声音嘶哑亦减，仍口渴，脉细，舌苔黄。照上方加生地黄10 g、花粉10 g，水煎服，2剂而愈。

口腔炎（口糜）

病例：郑某某，女，19岁，长垣县城关公社南街人。

初诊：1970年5月17日。

口舌生疮，咽喉肿痛，头痛口渴，小便黄，脉数，舌质红。曾在××处治疗无效。此乃心及小肠火热所致，当以清泄心火和小肠火兼以滋阴。

处方：菊花30g、夏枯草12g、生地黄60g、木通3g、黄芩9g、黑栀子3g、淡竹叶9g、金银花12g、连翘9g、玄参6g、石膏30g、代赭石12g，水煎服，1剂而愈。1个月后即1970年6月22日又复发，仍照此方1剂又愈，追访数月未发。

慢性咽炎

病例一：张某某，女，56岁，长垣县满村公社落阵屯村农民。

初诊：1972年2月20日。

咽喉干，如有物，空咽似噎，食则不碍，每因生气或急躁加重，咽干为早晨上午轻，每到下午则加重，望之咽部稍充血发红，为肝气郁结，气郁化火，上灼咽喉所致，当以疏肝解郁、滋阴降火、清利咽喉之法。

处方（启膈散加减）：玄参12g、生地黄12g、郁金12g、射干9g、山豆根9g、丹参9g、沙参12g、川贝母9g、桔梗12g、甘草6g，水煎服，每日1剂，共服3剂。3月3日患者来告曰，服上药3剂后愈。

病例二：张某某，女，56岁，封丘县赵岗公社马道村农民。

初诊：1976年5月20日。

咽喉不利，做吞咽动作时，咽喉中如有物堵塞，咽干，脉弦，舌苔白，西医诊为咽炎，病由气郁所致，方用启膈散合半夏厚朴汤。

处方：辽沙参12g、郁金15g、丹参12g、茯苓12g、半夏6g、厚朴9g、紫苏15g、藿香12g、橘红9g、山豆根15g、玄参30g、甘草6g，大枣引，水煎服，每日1剂，共服3剂。

二诊：1976年5月25日，服上药唯觉咽干，余症皆除。脉沉，舌苔白，照上方3剂，后来患者告曰已愈。

病例三：孙某某，男，70岁，长垣县张寨公社张小寨村农民。

初诊：1975年5月4日。

咽喉不利，生气、急躁加重，咽干。望诊见咽部轻度慢性充血发红，不痛。

处方：半夏9g、陈皮9g、紫苏9g、山豆根15g、玄参30g、郁金12g、茯苓9g、辽沙参15g、丹参9g、大青叶9g、牛蒡子9g，水煎服，每日1剂，共服3剂。1975年5月9日患者告曰已愈，遂不服药。

流行性感冒

治用银翘散（汤）加减，效果很好。头痛甚者加白芷、荆芥穗、菊花、板蓝根，咳嗽者加杏仁、前胡、炙枇杷叶、百部、知母，喉痛者加大青叶、玄参，腹痛者加紫苏、陈皮、柴胡。

病例一：周某某，男，30岁，长垣县武邱公社武装部干部。

初诊：1970年10月31日。

发热恶寒，体温40 ℃，早轻夜重，头痛，咳嗽，咽喉肿痛，脉浮数，苔薄黄，口渴十余日。曾在某卫生院服中药3剂，继而在某县医院服西药安乃近（现已禁用），同时肌内注射链霉素七八日均无效，用下方1剂而愈。

处方：大青叶9 g、板蓝根12 g、金银花30 g、前胡12 g、连翘15 g、竹叶6 g、蔓荆子9 g、菊花30 g、薄荷15 g、桔梗12 g、玄参21 g、炙枇杷叶9 g、知母12 g、麦冬9 g、升麻6 g、甘草6 g、柴胡6 g。

笔者用上方加减治疗流感数百例，均取得既快又好的效果。

病例二：笔者自己。

1976年11月至12月，笔者患流感近两个月，曾服中成药羚翘丸、银翘片之类三十余日，不见好转，反逐日加重，原是咽喉干痛、两鼻孔干痛、嘴唇干，后逐渐增加乏力、咳吐黄痰、流黄脓样鼻涕、头痛牙痛、两眉棱骨痛、浑身酸痛、口出热气、大便干等症状，又服西药四环素片等多日，仍无效。后由本院某大夫给以牛黄上清丸加银翘片并服，停服他药，1日后大便稀溏，自觉头痛牙痛、眉棱骨痛、口出热气等症状皆除，身上很舒服，但仍咳嗽、吐黄痰，除服牛黄上清丸、银翘片外，加服咳必清1片，每日3次，5日后痊愈。

按：流感属中医温病范围，如热势轻（在表），用羚翘丸、银翘片即可；如热势重（已传里），大便干、头痛、牙痛等表热证兼阳明腑热症状，必清里热，表里双解，不然，则失其治。

流行性腮腺炎

病例：张某，男，9岁，长垣县城关南街儿童。

初诊：1970年2月16日。

两腮肿痛3日，高热恶寒，头痛，口渴，脉数，舌质红，为外感风温所致，当以清瘟解毒、辛凉解表之法。

处方（银翘散加减）：金银花30 g、连翘12 g、蔓荆子9 g、薄荷9 g、玄参12 g、生地黄12 g、桔梗9 g、大青叶15 g、板蓝根15 g、黄芩9 g、升麻6 g、柴胡9 g。取药1剂，当晚水煎服后，汗出不止，随汗出而热退神清，次日晨即蹦跳玩耍，病告已愈。

中药治疗小儿支气管肺炎，较青霉素、链霉素等抗生素好

对于小儿病，病家多求治于西医，因为小儿服药困难，尤其服中药更难，常常要求"打针"，不要口服药。只有用西药无效或效果不理想时，才不得已而求治于中医。

在乡下时，有几十例小儿支气管肺炎都是先用西药青霉素、链霉素，或加服强的松，或改服四环素、土霉素，效果不好，结果全部用中药治愈。最快的2日，最慢的7

日，效果甚为理想。其中有笔者的两个孩子，都是先发热，流鼻涕，接着咳嗽，听诊两肺有小水泡音，X光透视为肺部感染。肌内注射青霉素、链霉素，5天体温不降，仍在39 ℃、40 ℃以上，后改服中药。1剂后体温下降，2剂后体温正常，后慢慢饮食调养而愈。

还有一名长垣县西关的儿童盛××，男，3岁，在××医院诊为小儿支气管肺炎，肌内注射青霉素、链霉素五十余日无效，后求医于笔者，当时检查体温40.2 ℃，两肺布满小水泡音，心律快。小儿面黄，肌肉松弛，处于昏迷状态。指纹发绀、口唇干、呼吸急促，鼻翼煽动，仍诊断为小儿支气管肺炎。待问清治疗经过后，我说："给您开剂中药吧！"患儿的母亲说："孩子这么小，病得又这么厉害，能吃到肚里中药吗？给我们打针吧！"我说："在××医院已经打了五十多天针了，治不好，让我再打那针，还不是一个样。"最后病家无奈，只好说："先取一剂吧，看能吃到肚里不能？"第二天，患儿的母亲很高兴地跑来了，说："昨天喝了汤药，今天开始退热了，孩子也睁开眼了，打了五十多天针也没有见轻，没想到吃了一剂中药竟有这么神奇的疗效。再给俺开两剂吧！"结果又取了两剂。第三次来，孩子的热已经全退了，也能吃饭了，病家更高兴，又取了三剂，这例支气管肺炎患儿获得痊愈，嘱其家长对小儿注意饮食调养，从此而愈。现将治疗小儿支气管肺炎的处方录写如下。

处方：麻黄、杏仁、生石膏、甘草、薄荷、连翘、炙桑白皮、五味子、桔梗、前胡，其中药量根据病情、患儿年龄、体质差异等情况而定。一般高热时生石膏、薄荷、前胡量稍大（因这三味药有解表退热作用），并且生石膏要先煎，自水开煎40 min后再下他药。

我的一位同道也有这样的体会，他曾遇到一名患支气管肺炎的小儿，孩子的父亲是甘肃某医药公司的负责人，孩子生病两个多月，西药里的抗生素（青霉素、链霉素、庆大霉素、黄连素、磺胺、四环素等）几乎用遍了，就是不见好转，后来他给患儿用麻杏石甘汤加味，只服四五剂药，患儿的病就好了。

泛酸

病例：郭某某，女，40岁，长垣县凤凰城企业职工。

初诊：2015年6月17日。

主诉：泛酸、打饱嗝3年，加重1年。

现在症：自述慢性胃病史20年。泛酸烧心，打饱嗝，气不下行，口苦。曾在某省级西医院请西医诊治。曾服兰索拉唑、铝镁加混悬液等西药，开始有效，后渐渐无效。又到北京某医院用西药治疗亦无效，后又到北京另一家医院请某名老中医诊治，挂号费800元/次，因看病的人太多，挂号要半夜排队，于是就花千元从倒卖挂号的票贩子手中买一个号，在那里治疗一段时间，每天服中药，效果不佳，便丧失信心，回家坐待。后经一亲戚介绍，到本院诊治。脉弦，舌质暗紫、苔白。胃镜检查：慢性浅表性胃炎。

辨证：肝郁犯胃，脾胃虚弱。

诊断：中医诊断为嘈杂（肝郁犯胃、脾胃虚弱型），西医诊断为慢性浅表性胃炎。

处方：柴胡10 g、黄芩10 g、党参10 g、半夏10 g、黄连6 g、吴茱萸10 g、海螵蛸10 g、大贝母10 g、白及10 g、三七粉2 g、炙甘草4 g。散装颗粒剂冲服，每日1剂，连服6剂。

二诊：2015年7月1日，诸症略好转，效不更方。上方加厚朴10 g、枳壳10 g、生姜10 g、大枣10 g，散装颗粒剂，每日1剂，温开水冲服，连服6剂。

三诊：2015年7月8日，脉沉弦，舌质暗紫、苔白。烧心嘈杂大减，但因近日吹空调致外感，咳嗽，吐黄痰。上方加杏仁10 g、炙枇杷叶10 g，6剂，散装颗粒剂，每日1剂，分2次水冲服。

四诊：2015年7月15日，脉沉，舌质暗紫、苔白，外感已愈，咳嗽大减，仍偶尔咽痒微咳，烧心泛酸，喝粥等易消化食物则不烧心，吃馒头则烧心。仍属脾胃虚弱，消化功能弱使然。上方加茯苓30 g、白术10 g，6剂，散装颗粒剂，每日1剂，分2次水冲服。

五诊：2015年7月29日，烧心基本痊愈，脉沉，舌质暗、苔白腻，仍为脾胃虚弱，消化功能弱。上方加陈皮10 g、砂仁10 g、白豆蔻10 g，15剂，散装颗粒剂。水冲服，每日2次，每日1剂。

六诊：2015年8月12日，胃痛及烧心均愈，能吃少量馒头，患者及其家属均很高兴，表示感谢。仍照上方加藿香10 g、鸡内金30 g、焦三仙（山楂、神曲、大麦芽）各15 g、炒莱菔子10 g，散装颗粒剂，6剂，每日1剂，分2次早晚温开水冲服。

七诊：2015年8月19日，胃痛、烧心均已愈，但偶尔呕吐清水，月经紊乱，月经量少，经色暗淡，淋漓不断，14天刚过，无腹痛。脉沉弦细，舌质暗红、苔白。上方加炮姜4 g，散装颗粒剂，每日1剂，分2次温开水冲服，6剂。在疏肝、健脾、和胃基础上，进而温经散寒，调经，调理内分泌。如此治疗，后渐病愈。

肠痈（阑尾炎）

急性肠痈治以活血化瘀、清热解毒、行气止痛之法效果颇好，如能配合西药抗生素、输液疗法，效果更好。笔者近年来用此法治疗十几例急性阑尾炎，多者服十余剂中药，少者服两三剂中药后均获治愈，患者几年来无复发，亦无任何不适感觉，工作劳动如正常人。

病例一：张某某，男，52岁，长垣县樊相公社漏粉庄人。

初诊：1971年3月14日。

数日前突然腹痛、高热、恶寒，检查右下腹麦氏点（脐与右髂前上棘连线中外1/3交界处）有肿块，压痛、反跳痛，拒按，右腿不能伸直，伸则痛甚，脉数，苔黄，曾在县医院诊为急性阑尾炎，因不愿意手术来用中药治疗。

处方：薏苡仁15 g、附子1 g、败酱草60 g、山慈菇30 g、大黄12 g（后下）、牡丹皮9 g、陈皮9 g、枳壳9 g、芒硝15 g、桃仁15 g、冬瓜子30 g（捣），2剂，水煎服。

二诊：1971年3月16日，服上药后痛减，肿块已软，发热恶寒均减，照上方2剂。

三诊：1971年3月18日，服上药后右下腹疼痛大减，恶寒发热止，大便后便出鲜红色血，并便出大量黏液，脉弦，舌质黄腻，少津，上方去附子，加黄柏9 g、苦参18 g，2剂。

四诊：1971年3月21日，服上药腹痛止，大便后带血亦少，仍照3月18日方2剂。

五诊：1971年3月25日，服上药后腹痛、便血均止，麦氏点压痛亦止，行走活动都不痛，为病已愈。再照3月18日方2剂以巩固疗效。后追访三年又九个月未复发，参加劳动很强壮。

病例二：王某某，女，24岁，长垣县城关公社杨庄农民。

初诊：1971年11月。

突然发热恶寒，体温39 ℃，腹痛，右下腹麦氏点压痛、反跳痛，白细胞（WBC）11×10^9/L，中性粒细胞90%，淋巴细胞10%，在县医院外科诊为亚急性阑尾炎。因不同意手术而采取保守疗法。开始单纯用西药青霉素、链霉素同时输液治疗一周未见好转，反增呕吐症状，不能进食。后加用中药薏苡仁15 g、附子1 g、败酱草60 g、山慈菇30 g、大黄12 g（后下）、牡丹皮9 g、陈皮9 g、枳壳9 g、芒硝15 g、桃仁15 g、冬瓜子30 g（捣）、半夏9 g、伏龙肝30 g、生姜20 g，仍配合西药抗生素治疗，5日后痊愈出院。

用此方（病例中张某某1971年3月14日方）配合西药输液，抗生素青霉素、链霉素等治疗急性阑尾炎十几例，均获得治愈，最早已四年，最短已一年，均无任何副作用，工作、劳动正常。

病例三：韩某某，女，40岁，长垣县城关公社干部家属，农民。

初诊：1973年10月。

经县医院和常村卫生院确诊为亚急性阑尾炎，服用中药3剂而愈。

处方：薏苡仁30 g、附子3 g、败酱草15 g、山慈菇30 g、大黄12 g（后下）、牡丹皮10 g、芒硝10 g、桃仁15 g、冬瓜子30 g（捣）、陈皮10 g、枳壳10 g，水煎服，每日1剂，6剂而愈。

病例四：刘某某，男，33岁，长垣县城关公社干部。

初诊：1970年9月。

经县医院外科诊为急性阑尾炎，服用中药5剂而愈。

处方：薏苡仁30 g、附子3 g、败酱草15 g、山慈菇30 g、大黄12 g（后下）、牡丹皮10 g、芒硝10 g、桃仁15 g、冬瓜子30 g（捣）、陈皮10 g、枳壳10 g，水煎服，每日1剂。

病例五：张某某，男，13岁，长垣县武装部家属，学生。

初诊：1972年年底。

经县医院外科诊为急性阑尾炎，服中药3剂而愈。

处方：薏苡仁30 g、附子3 g、败酱草15 g、山慈菇30 g、大黄12 g（后下）、牡丹皮10 g、芒硝10 g、桃仁15 g、冬瓜子30 g（捣）、陈皮10 g、枳壳10 g，水煎服，每日1剂。

病例六：张某某，男，67岁，长垣县城关公社大队五里铺农民。

初诊：1969年10月20日。

主诉：脐周围痛，尤以右下腹为甚，压痛拒按，饮食及小便正常，大便略带血，脉实，寸脉滑，舌质淡、湿润、苔薄白，体温37.8 ℃，经县医院诊为急性阑尾炎。服中药3剂而愈。

处方：薏苡仁30 g、附子3 g、败酱草15 g、山慈菇30 g、大黄12 g（后下）、牡丹皮10 g、芒硝10 g、桃仁15 g、冬瓜子30 g（捣）、陈皮10 g、枳壳10 g，水煎服，每日1剂。

病例七：宋某某，男，20岁，长垣县城关公社北关人。

初诊：1971年10月27日。

主诉：腹痛呕吐1日。

现在症：自述系食生冷食物后引起腹痛呕吐，先是上腹部痛，后转至右下腹痛，麦氏点压痛、反跳痛，不能直立，右腿不能伸直，牵引右下腹疼痛增剧。血常规检查：白细胞15×10^9/L，中性粒细胞90%，淋巴细胞10%。经诊断为急性阑尾炎，用中药大黄牡丹汤加减，同时肌内注射西药青霉素、链霉素，结果共服中药4剂，共肌内注射青霉素、链霉素，历时4天而愈。此后三年内，从未痛过，身体健康，工作正常，无后遗症。

处方：大黄12 g、牡丹皮6 g、桃仁12 g、芒硝24 g、槟榔9 g、广木香9 g、郁金12 g、陈皮9 g、乌药12 g、冬瓜子30 g（捣），水煎服，每日1剂。

病例八：王某某，女，55岁，长垣县城关公社南关人。

初诊：1975年8月27日。

主诉：腹痛7日。

现在症：满腹痛，发热，不欲食，曾在某大队卫生室服中药辛散、行气止痛之剂无效，疼痛无减反增，精神萎靡，蜷缩盖被而卧，求笔者诊治。检查：体温38.7 ℃，腹肌紧张度（+），腹痛拒按，麦氏点（阑尾压痛点）压痛、反跳痛，阑尾部触之有包块如鸡蛋大。血常规检查：白细胞126×10^9/L，中性粒细胞87%，淋巴细胞11%，嗜酸性粒细胞2%。经中西医会诊定为急性阑尾炎包块形成。西医外科大夫认为手术期已过，只有采取保守疗法。后采用中药处方，同时配合西药抗生素治疗。

处方：大黄12 g（后下）、桃仁12 g、牡丹皮9 g、山慈菇12 g、刘寄奴9 g、败酱草12 g、白花蛇舌草12 g、蒲公英30 g、金银花30 g、连翘30 g、厚朴9 g、红花9 g、枳实9 g，水煎服，共服3剂。同时配合西药抗生素治疗。

二诊：1975年8月29日。服上药后腹泻四五次，大便稀溏，无力，仍腹痛，但较前轻，脉弦，舌红，苔黄，少津。照上方将大黄易生薏苡30 g，6剂而愈。

慢性胆囊炎

病例：李某某，女，48岁，长垣县张寨公社前杜村农民。

初诊：1975年5月6日。

主诉：右肩疼痛一年余。

现在症：右胁肋下疼痛，放射至右肩，肝大肋下1 cm，小便不利，尿涩痛，曾在郑州市某医院做超声波检查诊为慢性胆囊炎，曾服中药多剂，并注射青霉素均无效。

诊断：慢性胆囊炎。

处方：龙胆草9 g、金钱草15 g、五味子12 g、五灵脂9 g、郁金9 g、茵陈9 g、陈皮9 g、通草6 g、竹叶6 g、连翘15 g、蒲公英30 g、白花蛇舌草9 g，水煎服，共服3剂。

二诊：1975年5月10日，服上药后右胁下及右肩疼痛均大减，脉沉苔白，照上方3剂。

三诊：1975年5月14日，服药后诸症皆除，小便涩痛不利亦除，照上方继服2剂以巩固疗效。

慢性腹膜炎

病例：杜某某，男，61岁，长垣县芦岗公社杜店村农民。

初诊：1975年4月29日。

现在症：腹痛，腹肌紧张，按之痛甚，无麦氏点（阑尾压痛点）压痛、反跳痛，不发热，呈慢性病病容。血常规检查：白细胞$118.4×10^9$/L，中性粒细胞56%，淋巴细胞34%，嗜酸性粒细胞10%。

诊断：慢性腹膜炎。

处方：当归12 g、川芎12 g、赤芍12 g、生地黄12 g、桃仁9 g、红花6 g、山慈菇12 g、白花蛇舌草12 g、刘寄奴12 g、薏苡仁12 g、夏枯草12 g、广木香9 g、郁金12 g、丹参12 g、降香12 g、甘草6 g，水煎服，共服3剂。

二诊：1975年5月2日，服药后腹痛大减，原来痛起来不能直立，忍无可忍，现在基本上已不痛，仅有时隐痛。照上方又3剂。

三诊：1975年5月7日，腹痛大大减轻，腹肌转柔软，脉沉弦，苔白质红。血常规检查：白细胞$7.9×10^9$/L，中性粒细胞64%，淋巴细胞34%，嗜酸性粒细胞2%。病已基本好转，再照上方3剂，以根其本。

四诊：1975年5月21日，腹部有时稍痛，较前大减，腹肌柔软，脉沉，舌质绛、苔白，仍照上方以图根治。

胆道蛔虫病

病例一：任某某，女，20岁，滑县焦虎公社齐屯村人。

初诊：1970年10月31日。

腹痛3日。痛时如有气从下往上冲，不定期发作，有便蛔虫史，呕吐，先饭后水，最后吐黄绿苦水，脉沉，舌质淡、苔白。

诊断：胆道蛔虫病。先用乌梅汤以安蛔止痛，再用驱蛔根治。

处方：乌梅12 g、细辛3 g、肉桂6 g、附子9 g、党参12 g、川椒9 g、炮姜6 g、黄连9 g、黄柏9 g、当归12 g。1剂后疼痛和呕吐均止，再投西药山道年驱虫80余条，诸症痊愈。

病例二：常某某，女，38岁，滑县杜楼村人。

初诊：1970年11月18日。

腹痛一个多月，呕吐，先吐饭后吐水，最后吐黄绿水，吐蛔、大便下蛔，腹痛时如有气往上冲，少腹冷，口苦，脉弦，苔黄。曾多方治疗无效，不能劳动。

诊断：胆道蛔虫病。方用乌梅汤加半夏。

处方：细辛3 g、肉桂9 g、党参15 g、附子9 g、川椒9 g、炮姜6 g、黄连9 g、黄柏9 g、当归12 g、半夏9 g，2剂，水煎服。服药后腹痛呕吐均止，再给予西药驱虫药山道年25 mg×4片，服法：清早空腹先服2片，隔一小时再服1片，再隔一小时再服1片，再隔一小时服泻药硫酸镁20 g，经两个多小时后遂泻下蛔虫100余条，腹痛呕吐从此根除。

黄疸型肝炎

病例一：张某某，男，40岁，长垣县城关公社教师。

初诊：1971年10月17日。

眼巩膜突然发黄，发热，食欲不振，恶食油腻，失眠多梦，精神萎靡。触诊：肝大肋下2.5 cm，触之痛。

诊断：西医诊为黄疸型肝炎；中医诊为黄疸，认为是湿热蓄积，热迫胆汁外溢所致。治以清热利胆退黄之法。方用茵陈蒿汤合栀子柏皮汤加味。

处方：黄柏12 g、黄芩9 g、黑栀子3 g、大黄9 g（后下）、茵陈60 g、败酱草20 g、龙胆草12 g、甘草6 g、当归9 g、白芍12 g，水煎服，每日1剂。此方连服13剂，改为下方：茵陈120 g、黑栀子3 g、黄柏9 g、甘草15 g、大枣30枚。以此方又服4剂，前后共服17剂药，疗程24天，食欲增加，睡眠转好，黄疸消退，精神转佳，经生化肝功能试验，各项数值均正常。

病例二：郭某某，男，4岁，长垣县城关公社南关人。

初诊：1971年10月19日。

发热，身黄，小便黄，眼巩膜黄，出汗黄等五黄，不欲食，精神欠佳，肝大，诊断为黄疸型肝炎。方用茵陈蒿汤合栀子柏皮汤加减。

处方：黄柏3 g、黄芩1.5 g、大黄6 g（后下）、龙胆草6 g、茵陈30 g、黑栀子1.5 g、车前子5 g（布包），水煎服，每日1剂，共服2剂。

二诊：1971年10月21日，食欲增加，热退，黄疸减轻，精神转佳，照上方继服2剂而告愈。

病例三：王某某，男，48岁，长垣县方里公社马盘池村农民。

初诊：1976年5月21日。

原患黄疸型肝炎，曾服其他中药40余剂，黄疸仍（+++），改服下药3剂，黄疸立减至（+），且余症亦随之大减，继服3剂，黄疸即退，余症自觉其他症状消失。脉沉细，苔白。可见该方是治疗黄疸型肝炎之妙方。

处方：茵陈120 g、五味子15 g、板蓝根15 g、柴胡15 g、川厚朴9 g、龙胆草9 g、川楝子9 g、焦山楂15 g、瞿麦30 g、茯苓30 g，水煎服，每日1剂。

中西医结合治疗急性胃肠炎

用藿香正气丸（最好是藿香正气汤）治疗。如能配合西药补液和抗生素治疗，效果更快。

病例：刘某某，男，35岁，萧县大屯公社李口大队刘庄村农民。

1965年盛夏因走亲戚长途跋涉，途中饮生冷水多次，下午返家后即吐泻腹痛，便黄绿水甚多，腹痛难忍，在床翻滚。去厕后曾昏倒、休克。检查：面色黄白，两手抱腹，痛不绝口，手足逆冷，脉微，舌苔薄白。3小时之内大便七八次，呈黄绿水样，呕吐，不发热。服藿香正气汤1剂止，2剂愈。两日后即参加劳动。

处方（藿香正气汤）：藿香15 g、大腹皮10 g、紫苏10 g、陈皮10 g、茯苓20 g、白术10 g、厚朴10 g、半夏10 g、白芷10 g、炙甘草6 g、桔梗6 g、生姜3片、大枣3枚为引，水煎服。药量多少可根据患者年龄大小、体质强弱及病情轻重而增减。愈后注意不吃生冷、油腻及不易消化的食物。同时注意休息，注意保暖，不受凉、不过劳。

中医药治疗痢疾

病例一：严某某，男，44岁，长垣县张寨公社教师。

初诊：1970年10月21日。

大便日十余次已十余日。大便时里急后重，有脓血，腹痛，大便稀，脉滑，苔黄，治以清利湿热、行气止痛之法。

处方：木香6 g、川厚朴9 g、槟榔6 g、枳实9 g、焦三仙（山楂、神曲、大麦芽）各15 g、陈皮9 g、黄柏9 g、黄芩9 g、秦皮9 g、白芍12 g。1剂，水煎服。

二诊：1970年10月22日，大便次数减少，今日1次，腹痛亦减，但大便仍稀，仍里急后重，脉滑，苔白，照上方1剂。

三诊：1970年10月23日，无脓血，诸症如前，脉弦滑，舌质、舌苔正常，照上方加赤石脂10 g、罂粟壳10 g、肉豆蔻10 g，1剂。

四诊：1970年10月24日，大便变稠，每日1次，无脓血，腹痛止，里急后重亦止，为病已愈，照10月23日方1剂而根其本。

痢疾（虚痢）

痢疾类型甚多，有热痢、寒痢、虚寒痢等之分，西医上有细菌性痢疾、阿米巴痢疾等之别，故在治疗上当仔细分辨，对症下药，方可取得满意效果。下面的病例先是治疗原则错误，故未获效果；后改变治疗原则，用药恰当，取效神速。

病例：李某某，女，38岁，长垣县城关公社教师。

初诊：1970年5月28日。

主诉：下痢十余日。

现在症：便下脓沫，腹痛下坠，里急后重，每日大便八九次，曾服土霉素、氯霉素数日，无效。

既往史：每年此时均发生此种痢疾，需数月方愈。

原误以为是湿热痢疾，曾用清利湿热之法。

处方：槟榔10 g、枳壳10 g、川大黄6 g、陈皮10 g、木香3 g、焦山楂30 g、神曲15 g、大麦芽15 g、黄芩10 g、黄柏10 g、甘草6 g，水煎服，1剂。

二诊：1970年5月29日。

服上药后无感觉，仍下痢如旧。"久病多虚"，此痢已十余日，且每年发作，当为虚寒，应予温中健脾、涩肠止泻之法。

处方：炒白术30 g、炮姜6 g、赤石脂9 g、吴茱萸9 g、煨肉豆蔻9 g、补骨脂9 g、杭白芍15 g、诃子9 g、焦山楂9 g、神曲9 g、大麦芽9 g、木香6 g、陈皮12 g。1剂而痢止，即服药后的第二天，即痢止，3日后大便一次，属正常；后转每日1次，均属正常。追访至当年6月14日，大便均为每日1次，正常。

呕吐

呕吐是一种症状，许多种病均可引起呕吐，如胃炎、胃神经性呕吐、内耳眩晕症、胃下垂、胃痉挛、蛔虫病，以及胃寒、胃热、过饱等。这里所介绍的是一例胃寒引起的呕吐，一例内耳眩晕症所引起的呕吐，一例神经性呕吐，一例蛔虫所引起之呕吐，分述如下。

病例一：王某某，女，36岁，长垣县城关公社南关学校教师。

初诊：1969年9月4日。

主诉：恶心呕吐4日。自述由于受冷所致，遇冷则甚，下腹部凉，不渴，脉沉细，舌苔薄白。此为胃中寒湿所致，曾用西药颠茄片、氯丙嗪等治疗，呕止一日，遇冷遂犯。后改用中药治疗，治以温中健胃止呕之法。

处方（大半夏汤加减）：姜半夏9 g、炮姜6 g、丁香3 g、吴茱萸9 g、荜澄茄9 g、檀香9 g、高丽参9 g，生姜引，水煎服，1剂而愈。1969年9月27日追访，经服上药1剂愈后二十余日未呕吐过。1974年12月24日追访已5年余未呕吐过，健康教学。

病例二：吕某某，女，55岁，长垣县城关公社南街农民。

初诊：1971年2月9日。

主诉：头晕呕吐已二十余日。

既往史：自述在十几岁时（即40年前）即有此病（头晕呕吐，不定期发作，晕时天旋地转，躺在床上仍感房欲倒、床欲翻，不能直头，动则呕吐，把胃中之物一倒而空，数日不能吃东西）。

现在症：头晕呕吐又二十余日，天旋地转，呕吐如往，不能进食。曾用氯丙嗪等镇静药治疗十余日仍无效。脉弦，苔白。西医诊断为梅尼埃综合征，中医认为由痰湿所致，痰湿蒙蔽清阳，清阳不升则头晕，痰湿阻滞中焦，浊阴不降则呕吐，当用温化痰湿、升清降浊之法。

处方：菊花20 g、山萸肉20 g、代赭石30 g、枸杞12 g、半夏12 g、草豆蔻9 g、熟地黄12 g、龙骨15 g、炒酸枣仁12 g、远志15 g、陈皮9 g、川厚朴9 g、炮姜9 g、高良姜9 g、吴茱萸9 g、荜澄茄9 g、生姜3片，伏龙肝60 g为引。先煎伏龙肝，加水2000 mL，煎取1000 mL，去伏龙肝渣，用汁纳诸药再煎，取汁300 mL内服。

二诊：1971年2月12日，头晕止，仍呕吐，脉弦，苔白。

处方：高良姜12 g、陈皮12 g、炮姜9 g、荜澄茄9 g、檀香10 g、香附6 g、当归12 g、荜拨9 g、半夏12 g、炒白术15 g、云茯苓12 g、甘草6 g、生姜、伏龙肝为引，煎法同上。

三诊：1971年2月14日，呕吐稍减，照2月12日方加藿香、佩兰各10 g。

四诊：1971年2月16日，呕吐大减，已一日余未呕吐，食欲增加，照2月14日方1剂。

五诊：呕吐已止，饮食如常，照上方2剂以善其后。

病例三：李某某，男，13岁，长垣县城关公社南关人。

初诊：1969年8月23日。

主诉：呕吐4日，吐蛔。呕吐物先饭后水，脉弦细，苔白，曾求治于四位西医，未能奏效。来笔者处后，亦曾先用氯丙嗪、颠茄等西药，暂时有效，一日后复吐，经用乌梅汤加半夏1剂后，吐即止，10日后追访未复发，后投驱虫剂以根其本。

处方：乌梅10枚、细辛3 g、肉桂3 g、附子3 g、党参9 g、川椒3 g、炮姜2 g、黄芩9 g（因无黄连，故用黄芩代之）、黄柏6 g、当归12 g、半夏9 g，水煎服。

胃下垂

病例：马某某，男，36岁，长垣县银行干部。

初诊：1971年12月22日。

主诉：上腹部疼痛数日。

既往史：原有肝炎、胃下垂、胃溃疡等疾病。现经生化检查肝功能正常。饭后即感痛甚，绵绵不止，考虑胃下垂为疼痛之主要矛盾，首先治疗胃下垂，治以升提中气、补中健胃，佐以行气止痛。方用逍遥散（汤）加减，重用升麻、柴胡等升提药。

处方：当归12 g、杭白芍18 g、柴胡30 g、炒白术20 g、陈皮9 g、升麻15 g、党参12 g、高良姜9 g、香附9 g、乌药12 g、藿香9 g、佩兰9 g、姜黄12 g、紫苏9 g，水煎服，共服2剂。

二诊：1971年12月24日，疼痛大减，照上方2剂。

三诊：1971年12月27日，基本上已不痛，唯觉食欲不振，照上方加神曲、大麦芽各10 g，水煎服，共服2剂。

四诊：1972年1月5日，疼痛基本停止，仍食欲不振，吐酸，照12月27日方加煅瓦楞子，水煎服，共服2剂，以巩固疗效。

胃痛

病例一：张某某，女，47岁，长垣县城关公社林庄村人。

初诊：1970年10月31日。

主诉：胃痛5年余。

胃痛不定期发作，发作时先冷后热，如疟，发热恶寒，不渴，同时抽搐抽筋，脉沉细，舌质淡白、苔白，为脾阳不振、脾胃虚弱所致，治以补气温中、健胃止痛之法。

处方(四君子汤合良附丸加减)：炒白术15ｇ、党参12ｇ、云茯苓12ｇ、甘草6ｇ、炮姜9ｇ、荜澄茄9ｇ、制香附6ｇ、高良姜12ｇ、制附子9ｇ、檀香9ｇ、当归12ｇ、青陈皮各6ｇ、桂枝9ｇ、黄芪24ｇ、吴茱萸9ｇ，水煎服，1剂。

二诊：1970年11月1日，胃痛大减，如有气在胸脘壅塞，胸脘满闷，脉沉，舌苔白，照上方加广木香9ｇ，水煎服，1剂。

三诊：1970年11月2日，胃痛等症状均愈，照11月1日方再2剂以巩固疗效。本病前后共4剂药而告治愈。

病例二：牛某某，男，22岁，长垣县城关公社南街大队干部。

初诊：1974年2月25日。

左上腹痛一年余，呕吐恶心，痛甚则不能食，脉弦，苔白，为寒凝气滞所致，当以温中散寒、行气止痛之法。

处方（良附丸加减）：高良姜12ｇ、制香附6ｇ、檀香9ｇ、木香3ｇ、陈皮10ｇ、当归10ｇ、柴胡10ｇ、云茯苓20ｇ、炮姜6ｇ、乌药10ｇ、薤白10ｇ、紫苏叶10ｇ、枳壳10ｇ、藿香10ｇ，每日1剂，水煎服，共服3剂。

二诊：1974年2月28日，左上腹痛大减，唯稍有恶心感，照上方继服3剂而愈，并于1974年9月健康上大学，胃痛未再发作。

病例三：王某某，女，48岁，长垣县樊相公社南堆村农民。

初诊：1976年2月6日。

主诉：胃痛3日。

阵发性疼痛，呕吐，脘腹胀满，不能吃东西，常太息，自述由生气或受凉所致，以前有胃痛史。胃脘按之硬痛，如有块状（实非块），脉弦细，苔白腻。此寒凝气滞所致，当以温中散寒、行气止痛以治之。

处方：当归9ｇ、白芍15ｇ、柴胡9ｇ、茯苓12ｇ、炒白术12ｇ、槟榔6ｇ、厚朴9ｇ、乌药12ｇ、香附9ｇ、高良姜5ｇ、广木香3ｇ、陈皮9ｇ、紫苏9ｇ、藿香12ｇ、半夏9ｇ，同时输液1000 mL，当晚服中药，2剂后痛止。

二诊：脉弱，苔白，痛已止，能自来，面部痛苦表情已去。诊断为中气不足之疾，照上方加桂枝10ｇ、黄芪15ｇ、党参10ｇ，姜枣为引以根之。

呃逆

病例：徐某某，男，43岁，长垣县粮食局干部。

初诊：1975年7月7日。

呃逆数年不愈，有神经衰弱史，别无其他疾病。脉沉弦，舌质红、苔白。

处方：党参15 g、旋覆花9 g、白术15 g、泽泻12 g、丁香4 g、藿香12 g、紫苏6 g、陈皮9 g、半夏6 g、檀香9 g、石斛12 g，每日1剂，水煎服，共服2剂。

二诊：1975年7月8日，服上方2剂后呃逆止，照上方加代赭石10 g，2剂，水煎服。多年呃逆愈。追访一年余，呃逆未再复发。

十二指肠溃疡

病例：谢某某，男，47岁，长垣县丁栾公社罗张寨村农民。

初诊：1976年4月7日。

主诉：上腹痛数年。

现在症：上腹疼痛，时痛时止，有时烧心，饥饿时（饭后3～4小时）痛，进食则减（或止），有十二指肠溃疡病史。脉沉弦，苔白。

诊断：十二指肠溃疡。

处方：桂枝9 g、蒲黄6 g、黄芪15 g、党参12 g、白蔻9 g、枳壳9 g、降香12 g、白芍9 g、白及12 g、阿胶12 g（烊化）、柴胡6 g、茯苓12 g、白术15 g，每日1剂，水煎服，共服3剂。

二诊：1976年5月3日，服上药症状大减，上腹疼痛基本停止，烧心减，此方为显效。照上方3剂，则自觉症状消除。以为此方是治疗十二指肠溃疡之妙方，故以记之。

慢性肠炎

病例：王某某，男，21岁，长垣县张寨公社曹屯村人。

初诊：1970年7月19日。

主诉：大便稀溏，每日四五次，遇冷则甚，下腹疼痛绵绵不止已5个多月。西医认为是慢性结肠炎。中医认为是中焦虚寒之泄泻，当以温中健脾，用四神丸加味。

处方：补骨脂9 g、吴茱萸9 g、煨肉豆蔻9 g、五味子12 g、败酱草12 g、陈皮9 g、木香3 g、炒白术12 g、苍术3 g、制附子3 g、刘寄奴9 g、姜枣引，每日1剂，水煎服，共服2剂。

二诊：1970年7月22日，腹痛止，大便次数减少，脉沉弦，苔薄白，照上方2剂，后改为附子理中丸合健脾丸，连服两周而愈。

笔者近年来治疗慢性结肠炎几十例，用附子理中丸合健脾丸或四神丸合健脾丸（有五更泻者，即肾寒者），均取得满意效果。

肝硬化腹水

病例一：顿某某，男，71岁，长垣县城关东街人。

初诊：1976年5月21日。

患者原曾有肝炎病史，近十余日腹胀，不欲食，发热恶寒，经西医诊断为肝硬化腹水，转中医科治疗。

检查：腹大如鼓，腹部拍之有水震颤波动，肚脐鼓出，体温39℃，脉弦数，苔白腻，巩膜有黄染，诊断为臌胀（肝硬化腹水）。当行气、化瘀、利水。

处方：焦山楂15 g、茯苓30 g、柴胡30 g、大腹皮15 g、泽泻12 g、五味子12 g、茵陈12 g、瞿麦12 g、草蔻9 g，大枣引，每日1剂，水煎服，共服4剂。

二诊：1976年6月1日，发热止，腹水大消，由于原来患者合并有胃溃疡史，现在消化不好，故在上方基础上加炒麦芽12 g、丹参10 g，3剂，水煎服。

三诊：腹水已消，饮食增加，自觉症状消除，再在上方基础上加泽兰9 g、黄芩9 g、板蓝根12 g，3剂，以巩固效果。

此病例观察追访半年未见复发。

病例二：王某某，男，61岁，长垣县孟岗公社堰南村人。

初诊：1975年11月24日。

现在症：疟疾发过四次后感到浑身无力，食欲不振，肝区不感到痛，尿黄，腿肿，脉弦，苔白。

检查：腹水（++），心肺（−）。肝功生化结果：黄疸指数10μ、硫酸锌20μ、麝香草酚12μ、谷丙转氨酶（++）。

诊断：臌胀（肝硬化腹水）。

西药：保肝药物。

中药：大腹皮15 g、茯苓12 g、泽泻12 g、厚朴9 g、陈皮9 g、郁金12 g、板蓝根9 g、五味子15 g、太子参15 g、莪术9 g、柴胡5 g、麻黄6 g，每日1剂，水煎服，共服3剂。

二诊：1975年11月30日，尿色已由黄变清，食欲增加，腹水减至（+），其他症状均有好转，照上方加茵陈30 g，3剂，水煎服。

三诊：1975年12月4日，食欲倍增，自觉症状消失，腹水（+），肝大肋下1.5 cm，质硬，脉弦，舌质红、苔白，照11月30日方加丹参15 g。

四诊：1976年5月4日，诸症大有好转，面色较前有光泽，食欲转佳，脉细、弱，舌质淡红、苔白，肝硬化腹水之病基本痊愈。照上方加党参12 g、枸杞子12 g、黄芪15 g，每日1剂，水煎服，共服3剂，以善其后。

病例三：薛某某，女，46岁，长垣县樊相公社车队农民。

初诊：1976年4月17日。

主诉：腹痛、胃痛三年。

现在症：面黄肌瘦，不能起床，原西医诊为肝硬化腹水。

检查：腹水（++），脾大肋下6 cm，肝未触及，脉沉细，舌质淡白、苔白。

诊断：臌胀（肝硬化腹水）。

处方：当归12 g、白芍12 g、柴胡9 g、茯苓12 g、炒白术15 g、三棱9 g、莪术9 g、煅瓦楞子12 g、丹参12 g、鳖甲15 g、香附9 g，每日1剂，水煎服，共服3剂。

二诊：1976年4月24日，服上药后小便增多，腹水（+），腹痛减轻，饮食增加，脉沉细，舌质淡白、苔白，病情好转，照上方加瞿麦15 g、炒莱菔子12 g，3剂，水煎服。

三诊：1976年4月30日，脾脏缩小变软，腹水消失，腹痛大减，但仍食欲不振，腹部撑胀，叩之鼓音，乃气也，非水也。脉沉细，舌质淡红、苔白。病情逐渐好转，照4月24日方3剂，水煎服，以巩固疗效。

肝硬化腹水合并慢性肾炎

病例：刘某某，男，56岁，长垣县赵堤人。

初诊：1975年6月13日。

腹痛撑胀，心慌，腹部膨隆，腹水（+++），肝上界在6～7肋间，肝区疼痛，血压110/74 mmHg，尿常规脓球少许，余（-）。

诊断：肝硬化腹水合并慢性肾炎。

西药：肝太素、肝精片、双氢克尿噻。

中药：泽泻12 g、大腹皮12 g、瞿麦12 g、萹蓄9 g、厚朴6 g、薏苡仁30 g、广木香3 g、白术15 g、生蒲黄12 g、白茅根15 g，每日1剂，水煎服，共服3剂。

二诊：1975年6月17日，肿胀稍消，食欲正常，肝大肋下2.5 cm，脉沉，苔白，少津，照上方加土茯苓15 g、连翘15 g，每日1剂，水煎服，共服3剂。

三诊：1975年7月1日，服药后症状大减，因停药而又复发。脉沉细，舌质红、苔白，照上方3剂，自此之后没有服药，忌盐。

四诊：1975年11月12日，小便黄，腹水（-），尿不痛，肝区有时稍痛，食欲好，脉沉弦，舌质红绛、苔黄少津，病症基本痊愈，照原方加减。

处方：泽泻12 g、大腹皮15 g、瞿麦12 g、厚朴9 g、薏苡仁15 g、木香3 g、白术9 g、生蒲黄12 g、土茯苓9 g、连翘12 g、丹参12 g、茵陈12 g、黄柏6 g，每日1剂，水煎服，共服3剂。

减肥致消化功能紊乱

病例一：狄某某，女，17岁，某中学学生，郑州市人。

初诊：2010年10月30日。

主诉：不欲食，便秘、消瘦、闭经半年。自述因减肥所致，情绪不稳定，有时心烦、易怒，有时表现为暴饮暴食，头发脱落，血压80/50 mmHg，脉弦细，舌质淡白、苔白。由于长期限食，造成营养不良，性情怪异，给予补心健脾之法。

处方（归脾汤加减）：党参10g、茯苓20g、白术10g、当归10g、龙眼肉15g、炒酸枣仁10g、焦三仙（山楂、神曲、大麦芽）各15g、鸡内金20g、炒莱菔子10g、火麻仁15g、炙甘草4g，生姜、大枣为引，每日1剂，共服4剂，水煎服。

二诊：2010年11月3日，服上药后情绪好转，暴饮暴食现象减少，但仍消化功能差，脉沉细，舌质暗红、苔白。照上方加黄芪15g，每日1剂，水煎服，共服6剂。

三诊：2010年11月10日，病情继续好转，仍便秘，上方加生、熟地黄各10g，砂仁10g，白豆蔻10g，每日1剂，共服10剂，水煎服。

四诊：2010年11月20日，诸症均好转，有时仍情绪不稳定，有暴饮暴食现象，脉弦细，舌质暗红、苔白。调理肝脾，健脾和胃，活血调经，逍遥散合归脾汤加减。

处方：当归10g、白芍10g、柴胡15g、茯苓30g、白术10g、党参10g、黄芪15g、火麻仁15g、炒酸枣仁15g、焦三仙（山楂、神曲、大麦芽）各15g、鸡内金30g、炒莱菔子10g、郁金10g、桃仁10g、红花10g、丹参15g，每日1剂，水煎服，共服12剂。

病例二：刘某，女，17岁，某中学学生。

主诉：因减肥致消瘦，食欲不振，或暴饮暴食，胃痛，脉沉细无力，性情怪异，治以益气健脾、疏肝解郁之法。

处方：归脾汤加减，党参10g、白术10g、黄芪30g、当归10g、茯神20g、炒酸枣仁15g、龙眼肉15g、炒山药30g、砂仁10g、广木香3g，生姜大枣为引，水煎服，每日1剂。服20余剂而愈。

急性肾盂肾炎（淋证）

病例一：朱某某，男，46岁，长垣县城关公社北关人。

初诊：1976年5月18日。

主诉：小便不利月余，加重5日。

现在症：小便黄红色，尿痛，下坠，腰酸腰痛，不发热。

尿检：蛋白（+），红细胞（++），白细胞（±）。

诊断：肾盂肾炎（淋证）。

处方（八正散加减）：木通3g、车前子9g（布包）、滑石18g、甘草3g、瞿麦12g、金钱草15g、石韦12g、蒲黄炭9g、生地黄12g、竹叶9g、阿胶12g、猪苓12g、桂枝6g，每日1剂，水煎服。

此药服5剂，患者来告曰症状全部消失，尿检正常，病已愈。

病例二：杜某某，男，11岁，长垣县西关人。

初诊：1975年9月29日。

面部及全身浮肿十余日。不欲食，小便黄赤，涩痛，不腰痛但肾区捶击痛，有时发热恶寒，脉沉细，舌质淡红而滑润、苔薄白。

检查：体温37.8℃，血压115/90mmHg，尿蛋白（+++），红细胞（+++），白细胞

（+++），管型（++），脓球（++）。

诊断：肾盂肾炎（淋证）。

西药：双氢克尿噻、土霉素。

中药：连翘10 g、忍冬藤10 g、蒲公英10 g、木通3 g、石韦10 g、金钱草15 g、滑石6 g、甘草3 g、瞿麦10 g、萹蓄15 g，每日1剂，水煎服，共服3剂。

二诊：1975年10月2日，面部及全身水肿基本消失，小便时已不痛，稍黄，脉沉细，舌质淡红、苔薄白。尿检：蛋白（+）、白细胞（+）、红细胞（+）、余（-）。照上方3剂而愈。

病例三：王某某，女，30岁，长垣县皮麻厂职工。

初诊：1975年8月10日。

主诉：小便不利涩痛7日。

现在症：小便黄，频数，涩痛，腰痛，下肢及眼泡浮肿（+），发热，脉细数，舌质红、苔薄黄。

尿检：蛋白（+），红细胞（+），白细胞（++），脓球（++），余（-）。

诊断：肾盂肾炎（淋证）。

治则：清热利尿、解毒消肿。

处方：木通4 g、车前子9 g（包煎）、萹蓄12 g、大黄12 g（后下）、滑石30 g、甘草5 g、瞿麦12 g、通草6 g、石韦30 g、金钱草30 g、泽泻12 g、蒲公英15 g、连翘30 g、忍冬藤30 g，每日1剂，水煎服，共服3剂。同时肌内注射青霉素、链霉素，常规用量。一周后症状全部消失，连续化验小便常规多次，均属正常。

病例四：岳某某，男，54岁，长垣县线材厂干部。

初诊：1975年8月18日。

主诉：腰酸微痛、尿少、尿痛，色红黄7日。

检查：尿检：蛋白（+），红细胞（+），白细胞（+），管型（+）。血检：白细胞10.8×10^9/L，淋巴细胞24%，中性粒细胞75%，嗜酸性粒细胞1%。

既往史：风心病、气管炎。

诊断：肾盂肾炎（淋证）。

处方：熟地黄12 g、百合12 g、石韦30 g、金钱草12 g、茯苓12 g、泽泻12 g、瞿麦9 g、生山药30 g、甘草6 g，每日1剂，水煎服，服6剂后症状消失，血、尿化验全部正常，病已愈。

病例五：王某某，女，40岁，长垣县东街人。

初诊：1975年2月21日。

主诉：腰酸痛，小便不利，失眠多梦。尿检：红细胞（++），白细胞（++），蛋白（+++）。

诊断：肾盂肾炎（淋证）。

处方：当归12 g、瞿麦9 g、萹蓄9 g、金钱草15 g、续断12 g、狗脊12 g、石韦9 g、桂枝6 g、钻地风9 g、千年健9 g、大腹皮9 g、防风9 g、川牛膝9 g，每日1剂，水煎服，共服4剂。

二诊：1975年3月3日，腰痛腰酸均减，小便不利亦轻。尿检：蛋白（－），红、白细胞（－），管型（－），上皮细胞（＋）。病愈大半，不可放松，易追穷寇，照上方2剂以灭余焰。

病例六：魏某某，女，28岁，长垣县满村公社殷庄农民。

初诊：1975年3月20日。

主诉：小便涩痛，腰痛，尿频，口渴，小便黄，脉细数，苔白。

尿检：蛋白（＋），白细胞（＋），脓球（＋＋＋），余（－）。

诊断：肾盂肾炎（淋证）。

处方：木通1.5 g、车前子9 g（包煎）、萹蓄9 g、大黄3 g（后下）、滑石9 g、甘草3 g、瞿麦6 g、灯心草6 g、金钱草15 g、石韦9 g、竹叶6 g、生地黄12 g、辽沙参15 g，每日1剂，水煎服，共服3剂。

二诊：1975年3月24日，口渴，小便黄，小便涩痛等症状均大减，腰痛已愈，唯腰酸，脉细，苔白，照上方3剂，水煎服。

三诊：1975年3月27日，口渴，小便痛，不利，尿频，腰痛等症状均愈，唯腰酸，小便稍黄，脉细数，苔白。尿检：蛋白（±），白细胞（＋），脓球（＋＋＋），余（－）。症状基本消失，病未完全痊愈，照上方3剂以图彻底治愈。

尿道炎（淋证）

病例一：朱某某，女，32岁，长垣县邮电局职工家属。

初诊：1974年2月14日。

小便涩痛四五日，尿滴点点，滴滴涩痛，高热（体温39.7 ℃），头痛，恶寒，胃痛，不欲食，大便色黑，小便黄，脉数，苔白。西医认为是尿路感染。中医认为热结膀胱名热淋，当以清热利尿、消炎之法。

处方：金钱草20 g、木通3 g、车前子10 g（包煎）、萹蓄15 g、滑石15 g、瞿麦12 g、灯心草6 g、竹叶15 g、焦三仙（山楂、神曲、大麦芽）各10 g、桂枝3 g、炒白术10 g、泽泻10 g、茯苓20 g，每日1剂，水煎服，共服3剂。同时肌内注射庆大霉素4万μ×4支。每次4万μ，每日2次。

二诊：1974年2月17日，发热较前轻，体温38 ℃，小便涩痛亦较前轻，照前方2剂。

三诊：1974年2月21日，体温已降至正常，小便涩痛已愈，诸症皆除，唯觉恶心，心慌，遂投和胃止呕兼滋养胃阴之药。

处方：焦三仙（山楂、神曲、大麦芽）各10 g、竹茹10 g、沙参10 g、藿香10 g、佩兰10 g、茯苓15 g、柴胡6 g、生山药15 g，水煎服，2剂而愈。

病例二：盛某某，男，35岁，长垣县城关公社西关大队农民。

初诊：1972年1月8日。

小便涩痛6日，小便不利，点点如滴，滴滴涩痛，咽喉干痛，口渴，脉数，舌质红。西医诊为尿道炎。中医诊为热淋，当以清热利尿之法。

处方〔八正散（汤）加减〕：黑栀子9 g、竹叶12 g、麦冬9 g、天门冬9 g、木通9 g、萹蓄9 g、大黄9 g（后下）、滑石9 g、甘草6 g、瞿麦12 g、灯心草9 g、金钱草9 g、沙参12 g，每日1剂，水煎服，共服2剂。

1月12日患者来告曰2剂药后，诸症尽除。

病例三：吕某某，女，88岁，长垣县城关公社唐庄人。

初诊：1970年11月16日。

小便不利3日，尿滴点点，滴滴涩痛，小便黄赤，少腹坠胀。西医诊为尿道炎。中医诊为热淋，处以八正散加减。

处方：木通1.5 g、车前子9 g（包煎）、萹蓄9 g、滑石18 g、甘草3 g、瞿麦9 g、黑栀子1.5 g、灯心草9 g、竹叶6 g、海金沙9 g、石韦9 g、阿胶9 g、猪苓12 g、茯苓12 g，每日1剂，水煎服，共服2剂。

二诊：1970年11月18日，诸症皆减，照上方继服1剂。后追访，服上方共3剂而愈。

病例四：马某某，男，40岁，长垣县城关公社营业所干部。

初诊：1970年6月18日。

小便不利，点滴疼痛，口渴，脉数，舌质红。西医诊为尿道炎，曾服四环素十多日不效。中医诊为热淋，治以清热利尿通淋之法，方用八正散加减。

处方：通草6 g、灯心草6 g、瞿麦10 g、车前子10 g（包煎）、木通6 g、萹蓄15 g、大黄10 g（后下）、滑石20 g、甘草6 g、黑栀子5 g、当归10 g、竹叶10 g、金银花15 g、天花粉10 g、海金沙10 g，每日1剂，水煎服，4剂而愈。

泌尿系感染合并盆腔炎

病例：吴某某，女，27岁，长垣县满村公社落阵屯农民。

初诊：1976年4月15日。

主诉：下腹痛1个月余。

现在症：下腹痛，浑身悉肿，以足部、面部、腹部为重，腹水（＋），小便不利、热痛，大便干，腰酸腰痛，不欲食，头晕，血压110/90 mmHg，月经量少，色黑紫，23天±1/3天，白带多，脉弱，苔白。尿检：白细胞（＋），上皮细胞（＋＋），蛋白（－），管型（－），红细胞（－）。血常规：白细胞10.2×10^9/L，淋巴细胞36%，中性粒细胞64%。

诊断：盆腔炎合并泌尿系感染。

处方（八正散加减）：金钱草15 g、石韦30 g、瞿麦12 g、木通3 g、车前子9 g（布包）、大黄12 g（后下）、滑石30 g、生蒲黄9 g、续断9 g、牡丹皮6 g、桃仁12 g、红花3 g，每日1剂，水煎服，共服2剂。

二诊：1976年4月17日，服上药后大便黑黏液，腹痛逐渐停止，浑身肿大减，小便仍感不利、热痛，脉弱，苔薄白，照上方加五灵脂9g，2剂，水煎服。

三诊：1976年4月20日，症状逐渐好转，脉弱，苔白，身体虚弱，上方去大黄、桃仁、木通，加桂枝6g、黄芪15g，每日1剂，水煎服，共服4剂。

按：服完这4剂药后，患者来复查，症状全部消失，脉缓，舌正常，病属痊愈。

八正散加金钱草、石韦，是治疗泌尿系感染（尿道炎、膀胱炎）、肾盂肾炎等病的有效方剂，投之无不取效神速。笔者用之治疗这类疾病上百例，无不效者。

痢疾合并尿道炎

病例一：张某某，男，74岁，长垣县樊相公社漏粉庄人。

初诊：1971年8月17日。

主诉：大便脓血半个月余。

现在症：大便每日五六次，里急后重，便脓血，小便不利，小便时涩痛，脉弦数，苔黄腻。西医认为细菌性痢疾合并尿道炎。中医则认为湿热内蕴，热结于大肠则便脓血，热结于小肠与膀胱则小便不利，治以清利湿热之法，方用八正散（汤）加减。

处方：木通2g、车前子9g（布包）、萹蓄9g、大黄9g（后下）、滑石60g、甘草6g、灯心草9g、金钱草60g、石韦9g、天花粉9g、茯苓9g、泽泻12g、猪苓9g、生地黄12g、白头翁6g，每日1剂，水煎服，共服2剂。

二诊：1971年8月19日，痢疾已愈，已两日未大便。小便白天未感觉疼痛，夜间小便时仍觉涩痛，少腹有下坠感，为尿道炎未愈，膀胱及小肠之余热未清，又因其年老久病，故有此症状。上方去白头翁、猪苓，加柴胡6g、升麻3g、当归10g、党参10g、白茅根15g，2剂。

三诊：1971年8月21日，小便涩痛好转，照8月19日方去升麻、白茅根，加桂枝3g、炒白术10g、猪苓10g，每日1剂，水煎服，共服2剂。

四诊：1971年8月23日，小便较前大为好转，唯觉食欲不振，照8月21日方加焦三仙（山楂、神曲、大麦芽）各10g，每日1剂，水煎服，共服2剂。

五诊：诸症均愈，食欲转常，照8月23日方再2剂以巩固疗效。

1972年1月6日追访，患者答曰，自从去年8月份服中药10剂后，痢疾及小便涩痛均获治愈，后未有复发。

病例二：陈某某，女，43岁，长垣县城关公社郭庄人。

初诊：1971年8月13日。

主诉：小便频数涩痛月余。

现在症：小便频数，涩痛，大便里急后重，并有脓血，脉数，苔黄。

诊断：为尿道炎合并细菌性痢疾。患者主要痛苦是小便不利，故以清热利尿为主，方用八正散（汤）加减。

处方：猪苓9g、泽泻12g、茯苓12g、滑石60g、车前子9g（布包）、萹蓄9g、木通1.5g、甘草9g、瞿麦9g、灯心草6g、石韦9g、金钱草60g，白茅根30g为引，每日1

剂，水煎服，共服2剂。

二诊：1971年8月16日，小便次数减少，尿时疼痛减轻，少腹下坠感亦减，大便如故，脉数，苔黄，上方加大黄9 g。2剂。

三诊：1971年8月19日，大小便均转正常，照8月16日方再2剂，以巩固疗效。

急性肾小球肾炎

病例：姜某某，女，56岁，长垣县樊相公社漏粉庄人。

初诊：1971年1月19日。

浮肿，血压160/110 mmHg。尿检：蛋白（++），余（−）。腰酸，发热恶寒，脉数，舌质红，治以清热解毒、利尿消肿之法。

处方：生地黄12 g、玄参12 g、蒲公英12 g、紫花地丁9 g、金银花15 g、连翘15 g、滑石30 g、海金沙9 g、茯苓30 g、泽泻30 g、通草9 g、竹叶6 g、猪苓12 g、瞿麦9 g，每日1剂，水煎服，共服2剂。

二诊：肿消，照上方2剂。

1974年11月份追访，患者服上药4剂后痊愈，血压120/85 mmHg，肿消，尿检（−），已近四年未复发。

膀胱蓄血

病例：李某某，男，40余岁，封丘县留光公社人。

初诊：1976年5月24日。

主诉：少腹痛，痛连腰胁四十余日。

现在症：小便有时不利，尿时有下坠感，脉沉，舌苔白，曾服多方药物无效，余无异常发现。中医认为本病是由膀胱蓄血所致。

处方（桃仁承气汤加减）：广木香9 g、槟榔15 g、大黄12 g（后下）、五灵脂15 g、乌梅30 g、厚朴12 g、桃仁9 g、桂枝6 g、使君子30 g（另包，吃仁），每日1剂，水煎服，共服3剂。

二诊：1976年5月29日，服上药后少腹痛及腰胁痛均止，小便下坠感减，病情大有起色，照上方继服3剂而愈。

肾阳不足

病例一：姚某某，男，58岁，长垣县大修厂工人。

初诊：1973年11月3日。

主诉：恶寒无力十余年，平素恶寒喜热，自觉少腹出冷气，气不下行。目昏流泪，食欲不振，发育及营养正常，脉弦细，舌质淡、苔白。此为命门火衰，脾肾阳虚所致。当以温补肾阳兼补脾胃。

处方：附子9 g、肉桂6 g、淫羊藿9 g、芦巴子9 g、藿香9 g、炒白术15 g、山药12 g、茯苓9 g、草豆蔻9 g、黄精15 g、柴胡6 g，每日1剂，水煎服，共服3剂。

二诊：1973年11月5日，服上药后恶寒减，余症如前。上方加乌药12 g、陈皮9 g、吴茱萸9 g、枸杞9 g、菟丝子15 g，3剂，水煎服。

三诊：1973年11月8日，服上药恶寒止，气已下行，食欲转佳，目昏亦较前减轻，但仍流泪，脉沉弦，舌质淡红、苔白，照11月5日方续服3剂。

四诊：1973年11月13日，仍自觉少腹出冷气，余症皆减。脉沉弦细，舌质淡红、苔白，照11月5日方加小茴香9 g，1剂。

五诊：1973年11月14日，诸症皆除，照11月13日方加决明子9 g，3剂以巩固疗效。

病例二：杨某某，男，43岁，长垣县城关公社干部。

初诊：1974年2月14日。

主诉：浑身无力，困乏数月，脉弱，舌苔白。

为气血不足所致，当以补气养血，兼助肾阳之法。

处方（八珍汤加减）：党参10 g、茯苓15 g、炒白术10 g、甘草6 g、山药30 g、附子6 g、桂枝3 g、熟地黄10 g、枸杞10 g、柴胡10 g、黄精10 g、黄芪15 g、当归10 g，每日1剂，水煎服，共服3剂。

二诊：1974年2月21日，嗜睡、无力好转，仍不欲食，自觉胃里发胀发硬，照上方加焦三仙（山楂、神曲、大麦芽）各10 g、鸡内金15 g，6剂，水煎服。诸症消除。

不育症

病例：于某某，男，37岁，长垣县丁栾公社马盘池村人。

初诊：1975年6月11日。

自述结婚多年，并无子女，精液化验，报告显示：未发现精子。来求医于笔者，给知柏地黄丸（每丸10 g之大蜜丸），每日3次，每次1丸。

二诊：1976年4月30日，服15盒后（10丸装），又化验精液，显示精子总数正常，活动率50%。精子总数及活动率均正常。此为获奇效，继服知柏地黄丸，滋阴精，灭虚火，以防暗耗阴精。最终治愈生子。

高血压病治验

人们不是一下子就认识并抓住一些规律性的东西，而是在无数次的偶然现象中，逐渐摸索、反复实践才找到了事物的发展规律。例如，牛顿看到苹果从树上掉下来而发现万有引力定律，瓦特看到壶盖被蒸汽冲动而发明蒸汽机。以下病例一本是个下半截身夜间自汗的病者（当然也有高血压病史），笔者写方的主旨为治其下肢自汗，兼顾其血压，不料在服药5剂后，血压下降很多。患者原来血压常在150/120 mmHg以上，常服西药利血平、降压灵等，血压下降；而服此中药时即停服西药，血压反降至

100/70 mmHg，这一偶然现象，是否孕育着治疗高血压病的规律性东西，尚待进一步摸索、实践、总结，现将病例报告如下。

病例一：王某某，男，39岁，长垣县城关公社干部。

患者体型肥胖，面部红润，其母曾因高血压病瘫痪，其患高血压病亦有十余年。血压常在150/120 mmHg以上，服西药降压药，效果不大。

初诊：1976年11月。

因晚上睡觉下半截身出汗，上半截身不出或即使出汗但很少，求笔者医治。脉沉弦，舌质淡白、苔白腻，疑为营卫不和，用桂枝汤加敛汗固表药治其汗，另加一些药治其高血压。

处方：桂枝9 g、白芍12 g、黄芪15 g、地龙12 g、生龙牡（龙骨、牡蛎）各30 g、麻黄根9 g、乌梅12 g、怀牛膝9 g、生山楂30 g、丹参12 g、菊花9 g，每日1剂，水煎服，共服5剂。服此药5剂后汗大为减少，血压100/70 mmHg，仍按此方3剂，水煎服，以巩固疗效。

病例二：单某某，男，55岁，长垣县服务公司职工。

初诊：1971年7月21日。

头晕，血压高数年。当时测得血压为160/100 mmHg，用内服汤药并洗脚之法，获得效果。

处方（内服）：菊花15 g、钩藤12 g、川楝子9 g、生地黄30 g、玄参15 g、旋覆花9 g、生龙牡（龙骨、牡蛎）各15 g、决明子12 g，水煎服，每日1剂，早晚服，共3剂。

处方（外用）：怀牛膝6 g、牡丹皮9 g、乌药9 g、生石决6 g、丹参24 g、白芍24 g、何首乌6 g、磁石6 g、生牡蛎6 g、独活6 g、当归9 g、桑白皮24 g、生地黄9 g，每日1剂，每晚睡前水煎洗脚，共用3剂。

二诊：血压150/90 mmHg，照上方内服兼洗脚方各3剂后，测得血压110/80 mmHg。

病例三：张某某，女，55岁，长垣县城关公社岳庄农民。

初诊：1971年2月19日。

头晕，失眠，血压150/90 mmHg。

处方：当归9 g、川芎3 g、白芍12 g、生熟地黄（生地黄、熟地黄）各30 g、制何首乌15 g、女贞子15 g、菊花30 g、生龙牡（龙骨、牡蛎）各30 g、珍珠母15 g、覆盆子9 g、山萸肉9 g、远志9 g、山药12 g、泽泻12 g、茯苓12 g、莲子12 g，每日1剂，水煎服，共服2剂。

二诊：1971年2月21日，血压120/78 mmHg。血压已正常，病已愈。

病例四：李某某，女，38岁，长垣县城关公社教师。

初诊：1971年2月14日。

头痛头晕，恶心，血压160/120 mmHg。

处方：炒白术12 g、代赭石12 g、半夏6 g、陈皮9 g、茯苓12 g、泽泻12 g、当归9 g、白芍12 g、菊花30 g、夏枯草12 g、墨旱莲12 g、龙骨30 g、牡蛎30 g、北沙参24 g。

二诊：1971年2月17日，血压128/88 mmHg，头痛头晕稍减，时恶心，照上方2剂。服药后告知病愈。

病例五：田某某，男，69岁，长垣县城关公社中心街农民。

初诊：1975年1月25日。

自述患高血压多年，常头痛头晕，脉弦细，苔白，血压220/100 mmHg。

处方：地龙15 g、茯苓12 g、怀牛膝12 g、炒杜仲12 g、旋覆花12 g（炙）、决明子15 g、菊花9 g、钩藤12 g（后下）、珍珠母12 g、夏枯草9 g、代赭石15 g、玄参12 g，每日1剂，水煎服，共服3剂。

二诊：1975年1月28日，头晕较前轻，脉弦细，苔白，血压200/90 mmHg，上方有效，照此3剂。

三诊：1975年3月6日，仍头痛头晕，血压150/80 mmHg，血压降至基本正常，照上方3剂，一降血压，二治头痛头晕。后追访至1975年9月30日，说头痛头晕已愈，血压亦转正常。经常参加体力劳动，没有再看过病，也没有再吃过药。

吞咽肌麻痹（脑溢血后遗症）

病例：王某某，女，66岁，滑县万古公社凤亭村人。

初诊：1975年12月17日。

患者原有高血压病史，后引起半身轻度瘫痪，语言不清晰，口眼稍㖞斜，尤其严重的是不能进食，就连清水也咽不进，咽之则呛，更不能吃饭吃馍。患者在某西医院被诊为脑溢血后遗症，住本院用西药治疗二十余日丝毫不见好转，仅靠输液维持。经笔者针刺电疗一次后能喝稀饭，两次后能喝一碗多面条，三次后能吃包子、喝面条。共针刺7次，痊愈出院。

针刺穴位：廉泉（向舌根方向刺，深2寸）、天突（沿胸骨柄向下，深2.5寸）、合谷（双侧，直刺0.3寸）、曲池（双侧，直刺1寸）、扶突（双侧，沿皮向下，且稍斜向食管，深2寸）。

中风

病例一：杨某某，男，67岁，长垣县满村宜邱村人。

初诊：1976年9月11日。

主诉：左侧半身不遂3日。

现病史：自述有高血压病一年余，血压190/100 mmHg，去年曾患左侧半身不遂，用针灸、火罐等治愈。今年农历八月十五（中秋节）又突然致发左侧半身不遂，口眼向左㖞斜，语言謇涩，脉弦，舌苔白，体胖，面红润，血压170/90 mmHg。

诊断：中风。

处方：当归12 g、川芎3 g、生地黄15 g、白芍12 g、桂枝6 g、棉芪15 g、地龙12 g、怀牛膝12g、熟何首乌12g、生杜仲12g、防风9g、独活9g，每日1剂，水煎服，共3剂。

二诊：1976年9月16日，肢体较前好转，手能抬起，腿能站立，并能举步，语言较前清晰，口眼㖞斜等症状均较前有好转，照上方加苍术9g。

三诊：1976年9月27日，诸症明显好转，患侧手能举过头，能拿东西，握力大大增加，语言清晰，能不用拐杖行走50米，脉弦，舌质淡红、舌体胖，多津，血压175/120mmHg，照上方继服3剂而基本告愈。

病例二：于某某，女，35岁，长垣县满村人。

初诊：1975年7月14日。

主诉：牙关紧，口张不开二十余日。

现在症：牙关紧，口张不开，只能张1cm大，吃馍时只能掰开往嘴里塞，一次一点，咀嚼不利，头痛、耳痛且痒，咳嗽吐痰，脉沉弦，舌质绛、舌体胖、苔白。此病原为风寒阻滞经络而引起牙关紧、口不能张、咳嗽吐痰等症。由于误治，郁久化热，致使头痛，耳内痛痒，轰轰耳鸣，听觉不聪等症。

诊断：中风。

治则：祛风通经活络，兼散风寒。

处方：当归9g、川芎3g、全蝎9g、白僵蚕9g、细辛3g、白芷9g、川羌活9g、薄荷12g、菊花12g、苍耳子6g、荷叶12g，每日1剂，水煎服，共服2剂。

二诊：1975年7月16日，服药后口能张4cm大，诸症皆减，照上方3剂。

三诊：张口已如常人，牙关已利，诸症尽除，唯耳轰轰听觉不聪，照上方加板蓝根12g，又服3剂而愈。

病例三：靳某某，男，50岁，长垣县满村公社大杨楼村人。

初诊：1976年8月31日。

主诉：右侧瘫痪3日。

现病史：发病前自感手麻、脚麻、头木、头痛，然后突然发生右侧瘫痪。无其他精神因素。

现在症：语言尚清晰，口眼稍有㖞斜，脉沉，舌苔黄腻。血压100/75mmHg。

诊断：中风（脑梗死）。

治则：活血化瘀、祛风。

处方：当归12g、川芎30g、红花9g、桃仁9g、牡丹皮6g、䗪虫6g、三棱9g、莪术9g、桂枝9g、白僵蚕9g、防风9g、郁金15g，每日1剂，水煎服，共服3剂。

二诊：1976年9月2日，服上药后患侧手能活动，余症亦觉较前好转，照上方加焦山楂15g、丹参12g，水煎服，每日1剂。

三诊：1976年9月22日，右手能抬举，握力增加，口眼㖞斜等其他症状亦减轻，又照上方3剂。但后来由于其他原因，停服中药，改用西药及口腔针治疗，效果不甚明显。

按：此方是治疗脑梗死之有效方，但尚缺乏病例证明，还须进一步实践验证。

头痛

病例一：尹某某，女，35岁，长垣县城关被服厂临时工。

初诊：1974年7月19日。

来时自述3日前有块砖从楣坎落下，击中头部，后即感头痛，治以活血化瘀之法。

处方（七厘散加减）：制乳没（乳香、没药）各9g、血竭12g、红花4.5g、孩儿茶9g、朱砂1.5g、泽兰9g、牡丹皮9g、赤芍9g、肉桂4.5g、制何首乌9g、郁金12g、川芎4.5g，每日1剂，水煎服，3剂而痛止。

按：笔者用此方曾治疗血瘀型头痛六七例（均为在碰击后1个月内治疗者，并且治疗愈早，效果愈好，愈易恢复），均获治愈。

病例二：陈某某，女，21岁，长垣县佘家镇人。

初诊：1969年8月13日。

头痛2个多月，生气则痛，睡觉多惊，自述为受惊所致。胃脘部亦痛，关尺脉弦，舌苔薄白，不欲食，口干，小便黄，治以镇肝熄风、养血安神之法。

处方（镇肝熄风汤加减）：当归10g、白芍10g、生熟地黄（生地黄、熟地黄）各10g、代赭石10g、龙骨30g、牡蛎20g、珍珠母20g、远志10g、陈皮10g、石斛10g、麦冬10g、川楝子10g，每日1剂，水煎服，共服3剂。

二诊：1969年8月15日，头痛止，睡觉惊亦止。胃脘部仍痛，不欲食，喜冷食，如水果类。脉稍减，舌质、舌苔正常，照上方继服2剂而愈。

癫痫

病例一：刘某某，男，46岁，滑县慈周寨村农民。

初诊：1970年10月14日。

先头晕再脚轻，躺在床上天旋地转，上边呕吐，少腹下坠，睡数小时后方醒，不定期发作，脉弦，舌质红、苔黄。中医认为是痰热蒙蔽清窍所致。治以清热化痰、开窍醒脑之法。

处方：青礞石15g、竹茹12g、川厚朴9g、槟榔6g、大黄9g、枳实9g、半夏9g、天南星3g、琥珀1.5g、远志21g、陈皮9g、紫苏子9g、代赭石6g、石菖蒲9g、路路通12g、生蒲黄6g。每日1剂，水煎服，共服9剂。

二诊：1970年10月23日，服上药5剂后诸症尽除，再照上方4剂以根除。1972年7月6日来告曰，从服上方9剂后，近两年来未复发。

病例二：刘某某，女，13岁，滑县慈周寨村人，为病例一之女。

初诊：1970年10月23日。

先头晕，后不省人事，不能动弹，不能说话，但心里清楚，已4年之久。每隔2个月发作一次，十几分钟即过，犯后头痛，脉弦，舌苔白，为癫痫之证，痰浊蒙蔽清窍所致，治以化痰开窍之法。

处方：青礞石9g、川厚朴6g、槟榔3g、竹茹9g、大黄6g、枳实3g、半夏6g、天南星3g、生蒲黄3g、路路通6g、石菖蒲9g、代赭石6g、紫苏子6g、陈皮9g、远志10g、琥珀9g，每日1剂，水煎服，共服4剂。

二诊：1972年7月6日，服上方4剂后已一年又八个月未犯病，最近又犯，以前为每隔两个月犯一次，现在犯得勤且重；以前犯时心里清楚，现在心里也不清楚了，犯后仍头痛，脉弦，舌苔薄黄。再照上方加生龙牡（龙骨、牡蛎）各20g，3剂，余药药量亦加大，后来追访服上药后已两年未犯。

治疗癫痫方

僵蚕30g、全蝎30g、酸枣仁30g、甘草24g、广陈皮30g、石菖蒲30g、炙远志30g、茯苓30g、天竹黄30g、胆南星30g、钩藤30g、生龙牡（龙骨、牡蛎）各60g、生石决明60g、明天麻30g，共研细面，每服3g，每日3次，温开水送服。

抑郁型精神病（癫症）

病例：王某某，男，15岁，长垣县樊相公社漏粉庄学生。

初诊：1969年10月31日。

其父为大队干部，在政治斗争中曾受到冲击，每听人议论其父，或与孩子们吵嘴，骂其父如何如何……以致其精神受到刺激，最后达到每见人在说话，便怀疑在议论其父，常失眠，入睡则梦见群众批斗其父。精神萎靡，不欲言语，人问之欲答不答。"重阳则狂，重阴则癫"，此为癫症，阴盛阳虚是也。当以温阳化痰。

处方：制附子6g、肉桂3g、淫羊藿10g、远志10g、琥珀3g、炒酸枣仁15g、天竹黄10g、青礞石10g、大黄10g、川贝母10g、五灵脂10g。

二诊：1969年11月4日，精神转佳，话较前多，脉沉细，舌质淡红，苔薄白。上方去大黄、青礞石、五灵脂，加半夏10g、胆南星5g、陈皮10g、巴戟天10g，并于每晚睡前加服25mg氯丙嗪1片，氯丙嗪片剂规格：每片5mg，12.5mg，25mg，50mg。共4剂药，治疗7日而愈。1969年11月13日下午追访，和其他儿童一起采草，欢跳如常。

眩晕（内耳眩晕病）

病例：肖某某，女，50岁，长垣县樊相公社韩寨村农民。

初诊：1976年4月5日。

主诉：头晕、呕吐一年余。

现在症：头晕呕吐，不定时发作，原来较轻，近来发作较频且重，健忘，心里难受，发热，白带多。

诊断：眩晕（内耳眩晕病）。

处方：半夏12 g、茯苓12 g、白术12 g、紫苏9 g、藿香9 g、白芥子6 g、炒莱菔子12 g、厚朴9 g、青礞石15 g、黄芩6 g、天竹黄9 g，每日1剂，水煎服，共服3剂。

二诊：1976年4月13日，头晕、呕吐已止，心热、心里难受大减，仍健忘，白带多。照上方加炒扁豆12 g、炒莲子15 g，3剂。

三诊：1976年5月5日，诸症皆除，脉沉，舌苔薄白、舌质淡红，为病已愈。为巩固疗效，再以上方（4月13日方）3剂。

按：据笔者实践体会，治疗精神病，青礞石是一味好药，不管是精神分裂症、癔病，还是癫痫，又或是其他类型的神经病，用之往往取效；治疗精神病，总以祛痰为本。属热者清热化痰，属寒者温化寒痰。在上两条原则之基础上，再根据具体情况随症加减。这样用药无不效者。

功能性子宫出血（漏证）

病例：张某某，女，37岁，长垣县脑里乡油坊寨农民。

初诊：1975年3月17日。

主诉：月经淋漓不断一个月余。自述由生气受惊吓所致，脉沉滞，舌苔白。

诊断：功能性子宫出血（漏证）。

本病为生气受惊所致，为实证，当以行气活血祛瘀，兼以镇惊安神之法。

处方：当归30 g、川芎30 g、赤芍12 g、郁金15 g、香附15 g、五灵脂15 g、蒲黄12 g、桂枝5 g、乌药9 g、红花12 g、莪术12 g、青皮5 g、川楝子3 g，每日1剂，水煎服，共服3剂。

二诊：1975年3月24日，子宫出血基本不见，仍时而有之，但较前少得多，脉弦细，舌苔白。照上方加磁石12 g以镇惊，加茜草炭9 g以止血。后病即愈。

更年期子宫出血

病例：王某某，女，51岁，长垣县城关公社南街农民。

初诊：1971年3月12日。

月经十余日一行已三个多月，在新乡某医院检查为子宫颈息肉、更年期子宫出血症，无子宫肌瘤。中医认为多为脾不统血所致，因年老脾虚，脾脏统血功能失调，致使月经当停不停，出血不止。治以健脾止血之法，方用归脾汤加减。

处方：党参10 g、炒白术10 g、当归10 g、炙甘草6 g、茯神15 g、远志10 g、炒酸枣仁15 g、木香3 g、龙眼肉15 g、芡实10 g、茜草炭15 g、棕榈炭10 g、熟地黄10 g、山萸肉10 g、枸杞10 g、艾叶炭5 g，每日1剂，水煎服，共服7剂。同时肌内注射西药三合激素。

二诊：1971年3月25日，子宫出血止，照上方加降香15 g，4剂，仍肌内注射三合激素。共服药7剂，注射三合激素9支，子宫出血止，追访已三年未犯。

乳腺炎（乳痛）

病例一：孙某某，女，36岁，长垣县城关公社南街农民。

初诊：1970年7月18日。

两乳房硬痛十余日，按之硬痛如石，发热恶寒，生气则加剧，脉弦，舌质红、苔白。此西医名乳腺炎，中医名乳痛，乃气滞血瘀所致。

处方：当归12 g、赤芍15 g、王不留行60 g、白芷6 g、全瓜蒌15 g、漏芦12 g、穿山甲9 g、夏枯草9 g、天花粉12 g、地骨皮9 g、郁金12 g、青陈皮（青皮、陈皮）各12 g、制乳没（乳香、没药）各3 g、通草9 g，每日1剂，水煎服。

二诊：1970年7月19日，发热恶寒止，疼痛亦止。硬块消减大半，脉缓，照上方继服1剂而愈。

病例二：周某某，女，32岁，长垣县电厂工人。

初诊：1969年9月21日。

主诉：乳房胀痛一日。哺乳时自觉突然乳汁不通，此后即觉乳房胀痛，发热恶寒，乳房望之红肿，自述热痛，按之胀，有肿块，拒按。

此证多为气滞血瘀所致，治以解毒散结、消肿止痛之法。

处方：王不留行15 g、穿山甲9 g、当归10 g、白芷10 g、全瓜蒌12 g、通草6 g、漏芦10 g、金银花20 g、连翘20 g、牡丹皮10 g、赤芍10 g、桂枝6 g、丝瓜络10 g、蒲公英30 g、紫花地丁30 g，1剂而愈。

按：近年来笔者曾用上方治疗乳腺炎数十例，效果颇好，少者一二剂，多者三四剂，即可治愈。

上方如把金银花以下药味减去，即为通乳妙方，后来亦用它治疗几十例该类病证，均取得满意效果。不过在临床实践时，还应据情况在上方（王不留行、穿山甲、当归、白芷、全瓜蒌、通草、漏芦七味药）基础上加味：气血虚者，加黄芪、党参、熟地黄、茯苓；气滞者，加香附、郁金、枳壳；因外感者加解表药，因寒者加桂枝或肉桂。

癥瘕

病例：詹某某，女，23岁，长垣县张寨公社佳堤农民。

初诊：1971年4月2日。

月经先后不定，经前腹痛，少腹部有块如杯，胃痛恶心，头晕，心慌心跳，少腹下坠，困乏无力，面色暗黄而浮肿。已婚三载而不育，脉沉，舌质红、苔薄黄。为瘀血滞留，新血不生，瘀血滞留则少腹下坠，有块如杯；经前腹痛，月经先后不定，面色暗黄浮肿，新血不生则心慌心跳，头晕无力。当以破瘀生新之法。

处方：当归10 g、赤芍10 g、川芎10 g、熟地黄10 g、鳖甲12 g、生龙牡（龙骨、牡蛎）各10 g、山萸肉10 g、炮山甲9 g、牡丹皮10 g、黑栀子3 g、柴胡10 g、茯苓20 g、生地黄10 g、三棱10 g、莪术10 g、小茴香10 g、肉桂3 g、五灵脂10 g、泽兰15 g，每日1

剂，水煎服，共服3剂。

二诊：1971年4月8日，胃痛止，头晕减，余症如前，照上方加夏枯草10 g、大黄10 g、黄芩10 g、桃仁10 g、䗪虫10 g、虻虫6 g，1剂。不服汤药时服用大黄䗪虫丸，每日3丸。

三诊：1971年4月27日，诸症皆减，仍无力心慌，再照4月8日方3剂，继用大黄䗪虫丸。数月后月经转为正常，诸症尽除，一年之后生一子，母子身体健康，母亲面色红润，身体颇为壮实。

卵巢囊肿蒂扭转

病例：梁某某，女，24岁，长垣县脑里公社油坊寨农民。

初诊：1975年1月11日。

主诉：腹痛十余日。

现在症：腹痛，白天恶寒，夜间发热，呈慢性痛苦病容，身体虚弱，腹痛剧烈，难以忍受。月经28天±2天，白带多。检查：体温36.8 ℃，右下腹子宫右侧5 cm处有肿块如鹅卵大，按之痛甚。肿块处穿刺抽出鲜血3 mL，化验证实为血液，无其他物。血常规：白细胞13×10⁹/L，中性粒细胞80%，淋巴细胞20%。曾在当地公社卫生院肌内注射青霉素、链霉素十余日不见好转，故转至县医院诊治。

诊断：经过外科、妇科、中医科会诊，确诊为卵巢囊肿蒂扭转。

西药：青霉素、链霉素，常规肌内注射，控制感染。

中药：当归12 g、川芎9 g、赤芍12 g、生地黄9 g、乌药12 g、刘寄奴15 g、败酱草15 g、桂枝9 g、山慈菇12 g、红花3 g、黄柏5 g、薏苡仁30 g、三棱9 g、莪术9 g、白花蛇舌草30 g，每日1剂，水煎服，共服3剂。

二诊：1975年1月18日，腹痛已止，肿块缩小1/3，按之仍痛。血常规：白细胞5×10⁹/L，中性粒细胞60%，淋巴细胞40%。用上药后效果显著，仍照上方3剂。

三诊：1975年1月24日，肿块如枣大，服上药后腹痛已止，由于中途停服中药，昨天晚上又痛，脉弱，舌苔薄白，仍照上方3剂。

追访：1975年9月3日，笔者在黄河抢险时访其爱人，称自服1月24日中药3剂后，患者腹痛已止，白带亦无，肿块消失，为病已愈。中西药均停用。此后并未复发。紧接着就怀孕了（第二胎），现怀孕已7个月，胎儿发育正常。

附件炎

病例：张某某，女，30岁，长垣县武邱公社神台庙农民。

初诊：1975年3月6日。

左少腹痛，左侧卵巢部位压痛，白带多，月经期痛经，诊为卵巢炎。

处方：当归12 g、赤芍12 g、生熟地黄（生地黄、熟地黄）各15 g、川芎3 g、党参

15 g、茯苓12 g、炒白术15 g、炙甘草3 g、川续断12 g、败酱草12 g、白花蛇舌草12 g、山药15 g、黄芪15 g、乌药12 g、刘寄奴12 g，共服3剂，水煎服，每日1剂。

二诊：1975年3月14日，左少腹痛已止，照上方继服3剂而愈。

妊娠水肿

病例：王某某，女，34岁，长垣县城关卫生院医生。

初诊：1970年6月14日。

主诉：妊娠6个月浮肿。

下肢肿，按之如泥，脉沉滞，舌苔白、舌质红。中医认为妊娠水肿是脾虚所致，当以健脾利湿、养血清热安胎。

处方（八珍汤加减）：炒白术30 g、炒山药45 g、党参15 g、茯苓12 g、黄芩6 g、柴胡9 g、桑寄生12 g、神曲9 g、鸡内金9 g、泽泻12 g、熟地黄24 g、当归9 g、杭白芍15 g、枸杞9 g、甘草6 g，每日1剂，水煎服。

2剂药后肿消大半，4剂药后肿消完全，再2剂药巩固疗效。共服8剂药而愈。分娩时母子身体均很好。

羊水过多

病例：林某某，女，30岁，长垣县面粉厂职工。

初诊：1971年2月22日。

怀孕6个多月（第三胎），恶心呕吐，失眠多梦，不能进食，不能平卧，早晚都是坐着或站着，卧则撑胀难忍，痛苦异常。经县医院妇产科检查为羊水过多所致，服双氢克尿噻利水症状加剧，脉弱，舌苔薄白。本病为脾虚运化功能失调所致，当以健脾利水之法，方用逍遥散（汤）加健脾安胎药。

处方：当归4.5 g、白芍12 g、柴胡21 g、茯苓15 g、炒白术60 g、半夏1.5 g、党参15 g、川续断9 g、甘草6 g、白豆蔻15 g、山药30 g、炒白扁豆12 g、香附9 g，生姜、大枣为引，每日1剂，水煎服，共服2剂。

二诊：1971年2月24日，呕吐止，稍能进食，睡眠转佳，脉弱，舌苔薄白，照上方加陈皮9 g，2剂，水煎服。

三诊：1971年2月26日，大便干，余症同前，上方加肉苁蓉10 g、柏子仁10 g、郁李仁10 g，1剂，水煎服。

四诊：1971年2月28日，诸症均愈，唯饭后腹胀，照2月26日方4剂。

追访：服完2月26日方后，又服药9剂，呕吐止，睡眠佳，腹胀愈，食欲转好，能够舒服地平卧睡觉，诸症皆愈，健康上班工作，9个多月时顺产得双胎女孩，母女均健康。

产后感染

病例：李某某，女，25岁，长垣县苗寨公社东庙村农民。

初诊：1976年6月8日。

产后两月余，发热，微恶寒，少腹疼痛拒按，恶露不绝，面色黄白，贫血面容，乏力倦怠，头痛，牙痛，脉弱，舌苔黄。血常规：白细胞$14.6 \times 10^9/L$，中性粒细胞80％，淋巴细胞20％。

本病盖因产后不洁，导致细菌侵入子宫内部，所引起之产后感染，俗称"产后风"，是产后病里较险恶的一种。本病的治疗原则，当为活血祛瘀（消炎）、行气止痛，兼以清热解毒（消炎）。

处方：当归9ｇ、牡丹皮9ｇ、益母草15ｇ、赤芍9ｇ、川芎6ｇ、红花3ｇ、刘寄奴12ｇ、大黄5ｇ（后下）、蒲黄9ｇ、丹参12ｇ、炮姜2ｇ、乌药12ｇ、延胡索9ｇ、五灵脂12ｇ、白芷9ｇ、菊花15ｇ，每日1剂，水煎服，共服3剂。

二诊：1976年6月11日，服上药症状减轻，上方去炮姜、大黄、蒲黄，加焦山楂15ｇ、广木香3ｇ、黄柏10ｇ，每日1剂，水煎服，共服6剂。

三诊：1976年6月19日，少腹痛已止，发热恶寒、子宫出血等症亦止。但仍咽喉肿痛，右侧牙痛，脉弱，舌苔黄。血常规：白细胞$10 \times 10^9/L$，中性粒细胞45％，淋巴细胞55％。

产后感染已愈，但患者所产婴儿未成活，致使肝郁化火（同时亦有肝血不足，阴虚火旺之象），牙痛喉痛，投以逍遥丸柔肝解郁、补血和胃，以善其后。

产后受风脖筋疼

病例：赵某某，女，27岁，长垣县城关公社王庄人。

初诊：1971年3月12日。

脖子痛已5日。疼痛难忍，呼叫不止，不能转侧，卧不能寐。自述由产后十余日，汗出，因生气外出受风所致。曾用西药止痛剂无效，以产后发痉治疗亦无效。此为产后受风所致，风寒阻滞经络，故以脖子疼痛强硬，当以补血祛风之法。

处方：桂枝9ｇ、白芍15ｇ、葛根12ｇ、藁本9ｇ、川芎3ｇ、荆芥穗9ｇ、防风9ｇ、钻地风12ｇ、熟地黄20ｇ、当归9ｇ、秦艽15ｇ、阿胶12ｇ（烊化），1剂，水煎服。同时针刺天柱、风池穴。

二诊：1971年3月16日，脖子已不痛，现脖子和肩酸木，照上方1剂。

前后共服2剂而诸症皆愈。之前由于诊断治疗错误，误作产后发痉治疗，毫不见效；之后认证正确，取效神速，可见正确的诊断是治愈疾病的基础。

产后腹痛（儿枕痛）

病例：尹某某，女，26岁，长垣县城关公社杨庄农民。

初诊：1970年11月24日。

腹痛一日，自述由产后七日，因孩子夭亡生气所致。腹痛甚剧，在床上翻滚。疼痛是由气滞血瘀所致，当治以活血行气、温经散寒，方用生化汤加减。

处方：当归12g、川芎12g、桃仁9g、益母草12g、炮姜12g、红花3g、延胡索21g、五灵脂12g、肉桂3g、黄芪12g、陈皮12g、青皮9g、党参9g，水煎服，服此药1剂后即痛止。

产后痢疾

病例：曹某某，女，26岁，长垣县丁寨公社罗张寨农民。

初诊：1976年9月25日。

主诉：大便脓血二十余日。

现病史：患者产后四十余日，第二胎。原为产前子痫入院。生双胎女孩，后又患糖尿病，化验尿糖（＋），随后又继发痢疾，服西药痢特灵、合霉素十余日无明显效果，经妇产科病房医生提议，改用中药治疗。

现在症：大便黄如糜，日十余次，里急后重，腹痛，头晕头痛，失眠，极度贫血，面色黄白、枯燥，极度乏力，脉沉细，苔黄少津，恶心，不欲食，恶露不绝。

检查：听诊心肺（－）。

诊断：产后痢疾。

处方（白头翁汤加减）：焦山楂30g、陈皮9g、茯苓12g、黄柏6g、白术15g、白头翁12g、槟榔6g、阿胶15g（烊化）、甘草6g、炒白扁豆12g、防风9g。

二诊：1976年10月4日，服上方4剂后，大便正常，每日1次，成形，腹痛大减，食欲增加，但仍感头晕头痛。由于某医生投以何首乌、钩藤、菊花、牡蛎、珍珠母等药，又致发恶心呕吐，大便稀溏，腹痛，头晕头痛。大概是由于患者受凉或服药寒凉，败伤胃气所致。在产后痢疾治疗不彻底的基础上合并急性胃肠炎了。改用藿香正气汤加白头翁汤3剂，呕吐、腹痛、腹泻等症状均除。

处方：藿香9g、大腹皮12g、紫苏6g、茯苓15g、陈皮9g、白术6g、焦山楂15g、白头翁6g、阿胶12g（烊化）、半夏6g、广木香3g，每日1剂，水煎服，共服3剂。

三诊：1976年10月8日，痢疾已愈。腹痛、呕吐已止。食欲增加，恶露减少，化验尿糖（－），痊愈出院。为巩固疗效，嘱咐患者回家后继服10月4日方3剂。服中药期间，没有服任何西药。

小儿麻痹后遗症（早期）的治疗

小儿麻痹症又名脊髓灰质炎，开始发热易与其他病的发热相混，早期不易发现，往往到出现瘫痪（即瘫痪期）才被发觉。此时如能及时正确地治疗，仍可"回狂澜于既倒"，若拖延下去，预后不堪设想。

笔者治疗的几例本证患儿，均发现于瘫痪期与恢复期。治疗原则用活血祛风、强筋壮骨，佐以清热解毒，均取得满意疗效。

处方：连翘4.5 g、桑寄生9 g、川续断4.5 g、防风4.5 g、怀牛膝3 g、当归3 g、苍术3 g、木瓜3 g。药量可随年龄、病情增减。

病例一：宁某某，男，1.5岁，长垣县眼镜厂职工家属。

初诊：1973年8月25日。

曾于数日前发热一次，愈后三四天又发热，于是于1973年8月25日就诊。体温39.2 ℃。血常规：白细胞11.6×10^9/L，单核细胞2%，淋巴细胞26%，多核细胞71%，嗜酸性粒细胞1%。疟原虫（－）。患儿病前原来会跑，现两腿发软，站立困难，已不会走路。

诊断：小儿麻痹瘫痪期。

处方：连翘5 g、桑寄生9 g、川续断9 g、防风5 g、怀牛膝3 g、当归3 g、苍术3 g、木瓜3 g，每日1剂，水煎服。3剂而愈。

病例二：邢某某，男，2.5岁，长垣县城关公社吕楼大队邢庄人。

初诊：1973年8月18日。

代诉：右下肢瘸行7日。前曾发热，热退后即瘸。检查右下肢肌肉松弛无力，较左下肢稍细，精神活泼，余（－）。

诊断：小儿麻痹后遗症。

处方：同上方。

二诊：1973年8月21日，服上方3剂后，瘸行好转，患儿右腿肌肉松弛，但较前好转，照上方又服药3剂而愈。

病例三：王某某，男，2岁，长垣县城关公社杨庄大队人。

初诊：1973年8月7日。

代诉：左侧下肢瘸十余日。前曾发热，热退后下肢即瘸。

处方：同上方，2剂而愈。

病例四：张某某，女，4岁，长垣县城关公社西关人。

初诊：1973年8月8日。

代诉：发热后十余日，曾在大队卫生室进行过肌内注射，热退后左腿瘸，并有逐日加重之势，病家埋怨是卫生室打针把腿打瘸了。也有医生说是扎着坐骨神经了。

检查：患儿发育良好，营养尚佳，左腿肌肉稍松弛，且较右腿稍细，左侧臀部中央有一个肌内注射之针眼，似在坐骨神经循行线上，按之注射处无硬块，无疼痛，说明注射处并无炎症。据患儿母亲叙述，患儿并未再次发热，病史不像小儿麻痹。

诊断：本病一方面可能是小儿麻痹后遗症，另一方面也可能是发热时扎针扎到坐骨神经上去了，致使坐骨神经受损，功能欠佳，肌肉稍松弛无力。但不管是哪一种原因引起，左腿轻度麻痹是肯定的，属于中医里"痿躄"一病，治以补肝肾、壮筋骨，佐以清热解毒、祛风胜湿之法。

处方：连翘9 g、桑寄生9 g、川续断6 g、牛膝6 g、当归6 g、苍术3 g、木瓜5 g、防风6 g。服12剂后患儿的父母高兴地来报喜："痊愈了。"

此外，长垣县城关公社干部刘某之女，4岁，因患本病腿瘸3个多月，曾多方治疗无效，服上方十余剂而愈。笔者用此方曾治疗小儿麻痹瘫痪期或恢复期十余例（轻型），均获治愈。

结核性脑膜炎

病例：张某某，女，51岁，长垣县常村公社后大郭村人。

初诊：1975年5月16日。

主诉：头痛、呕吐8日。

现病史：8天前突然发热（体温39.1 ℃），头痛，肌内注射柴胡注射液6支无效，继服头痛粉（西药），自述自此不仅头痛未愈，反增呕吐症状。后经多处治疗，先后肌内注射青霉素、大安（西药，均两三支，且不规则），亦无效。呕吐日趋加重，多日不能进食，在常村卫生院输液两次，仍头痛，高热不退，遂肌内注射氨基比林2支，转至本院。

体检：头颈正常，心肺（-），肝脾未触及，腹部柔软，四肢未发现异常，神志清楚，无神昏谵语，颈项不强直，抬腿法、抬颈法和划足跗法均属（-），对光反射正常，腰部两肾区有明显捶击痛，脉搏84 次/分，体温38 ℃，血压未测。血常规：红细胞3000×10^9/L，白细胞6×10^9/L，中性粒细胞63%，淋巴细胞37%。尿检：白细胞（+），余（-）。

既往史：有小便不利史（但此次无小便不利感）。

诊断：肾盂肾炎。

临时用药：链霉素0.5 g，每日2次，肌内注射。由于呕吐不愿服中药。

二诊：1975年5月18日，用西药两天不见好转，仍发热，头痛，呕吐日重，项强。脑脊液检查：透明，无色。白细胞0.18×10^9/L，淋巴细胞63%，中性粒细胞37%，蛋白定性（±），经中西医会诊，诊断为结核性脑膜炎。

处方：夏枯草15 g、菊花12 g、大青叶12 g、板蓝根12 g、半夏9 g、天竹黄9 g、紫苏6 g、白芷6 g、钩藤12 g、连翘30 g、葛根15 g，3剂，水煎服。同时配合肌内注射西药链霉素，每次0.5 g，每日2次；口服雷米封，每次0.1 g，每日3次。

三诊：1975年5月22日，头项仍强，抬腿法（±），划足跗法（-），头痛较前轻，呕吐已停止一天，脉弱，舌苔由黄转白，体温36.5 ℃，用药同上。

四诊：1975年5月23日，头痛、呕吐、发热均止。用药同上。

五诊：1975年5月26日，诸症好转，头痛、呕吐、发热已止4日，食欲增加，精神好转，脉弱苔白，仍用上药。

六诊：1975年5月30日，自觉诸症皆除，精神很好，食欲倍增，每日可食600 g主食，但仍感无力，脉弱苔白，用药同上。

七诊：1975年6月5日，症状消失已两周，脉弱，苔白、舌质紫，共住院20天，服中药16剂，同时用西药链霉素、雷米封，健康出院。为了巩固疗效，嘱其继续服西药雷米封两个月；同时用夏枯草15g，每日1剂，水煎服，连服1个月。追访至同年12月，一直身体健康，已参加劳动。

无名热

1969年10月1日，笔者本人发热已十余日，早轻夜重，早晨低热或不热，下午或晚上即热至38℃上下，但从不超过39℃。稍恶寒，无力，曾肌内注射链霉素约10g，又服氯霉素多天均无效，化验两次血象排除了伤寒、疟疾，X光透视排除了肺结核，不明发热原因，用西药又无效，无可奈何，自拟中药方，服4剂而热退告愈。

处方：北沙参10g、地骨皮10g、鳖甲10g、知母10g、麦冬10g、百合10g、生山药30g、桔梗6g、当归6g、银柴胡10g、秦艽10g、乌梅10g。

湿温

病例：王某某，女，14岁，长垣县城关公社南街人。

初诊：1971年10月14日。

主诉：发热已月余。

现在症：发热，早轻夜重，下午热势稍重，夜间盗汗，面黄肌瘦，咳嗽，X光透视排除了肺结核，血象正常，西药对症疗法多日无效，用青霉素、链霉素多日亦无效，脉数，苔黑。此病为湿温之邪缠绵于表所致。

处方：知母12g、地骨皮12g、麦冬9g、沙参15g、陈皮9g、滑石18g、半夏9g、薏苡仁12g、草果9g、厚朴花6g、竹叶9g、乌梅9g、银柴胡12g、枳壳9g、藿香9g、云茯苓12g、连翘12g、薄荷15g，每日1剂，水煎服，共服2剂。

二诊：1971年10月16日，热退，盗汗减轻，仍咳，余症皆减。照上方去薄荷，加杏仁9g、生龙牡各15g，每日1剂，水煎服，2剂后痊愈。

消渴（糖尿病）

病例一：郝某某，男，69岁，长垣县佘家公社郝家村农民。

初诊：1975年6月17日。

主诉：口渴，无力，尿多，8个月余。

尿检：尿糖（＋＋＋）。

诊断：消渴（糖尿病）。在各地治疗多次无效。

处方：生山药60g、熟地黄15g、山萸肉15g、泽泻12g、茯苓12g、牡丹皮6g、肉桂6g、制附子4.5g、天花粉9g，同时服西药降糖灵（以前亦服降糖灵，但无效）。

二诊：1975年7月1日，服上方5剂后口渴止，小便次数大大减少。尿检：尿糖（－）。照上药3剂，以巩固疗效。

病例二：程某某，女，42岁，长垣县民政局干部。

初诊：1975年7月16日。

主诉：口渴，尿多半年余。吃得多，但消瘦，无力。尿检：尿糖（＋）。

诊断：消渴症（糖尿病）。

处方：生山药60 g、熟地黄15 g、山萸肉15 g、泽泻12 g、茯苓12 g、牡丹皮6 g、肉桂6 g、制附子4.5 g、天花粉9 g，同时服西药降糖灵。

二诊：1975年8月8日，服药后感觉渴减，喝水较前少，小便次数及量均减少，但由于没有连续服药，加上中间感冒一次，感冒期间曾服止咳糖浆，致使尿糖（＋＋），服上方后又降至（＋），照上方3剂。后曾追访说服药后症状全无，上班工作。但不能连续服药，不能巩固为其一大缺点。

病例三：熊某某，男，38岁，滑县焦虎公社桑楝营人。

初诊：1975年8月6日。

主诉：口渴、尿多4个多月。

现在症：不想动，在某省级医院尿检，尿糖（＋＋＋），确诊为糖尿病。

诊断：消渴（糖尿病）。

处方：同病例二所服处方。

二诊：1975年8月21日，服此方6剂后口渴止，尿量正常，唯稍觉口干，身上自觉较前大为有力，脉沉细，苔白，尿糖（＋＋＋），照上方3剂。

按：此方是金匮要略肾气汤加天花粉而成，用山药60 g为其特点，服药后止渴效果好为其奇功。由于止渴，喝水自然减少，尿量随之减少，这是本方最大的优点、最大的奇功。同时，从这几例患者看，此方有一定的降糖功能。但由于观察病例较少，同时由于患者都没有连续服药，且服药剂量很少，最多者11剂，且是断断续续地用药，故有反复现象。对此方仍需进一步实践、观察、完善。

痿证（多发性神经炎、格林－巴利综合征）

病例：邵某某，男，25岁，长垣县化肥厂工人。

初诊：1975年12月12日。

主诉：两腿不能站立行走已2个月余。

现病史：1975年7月29日左足外伤骨折，在满村公社某村医接骨三次，没有复位。8月21日，开始高热，不能吃饭，并且由患侧从下至上发展疼痛，继而又发展到右侧上下肢疼痛，即入本院治疗（按照多发性神经炎处理）。曾口服强的松，肌内注射强的松龙、青霉素、水杨酸钠、细胞色素C、辅酶A、三磷酸腺苷，半月后痛止，能走50米远；后来改用青霉素、水杨酸钠、强的松片、维生素B12等治疗，20天后，两腿开始发麻，共麻有10天，麻过后两下肢肌肉逐渐萎缩、无力，不能行走，亦不能站立，但知觉正常。1975年11月10日到某医学院神经内科检查：颅神经（－），眼底（－），四肢肌张力偏低。

四肢肌张力：双上肢Ⅳ°、双下肢Ⅲ°。感觉正常，深感觉正常，双上肢肱二、肱三头肌腱反射（＋），肌肉明显萎缩，双下肢腱反射（＋＋），肌肉明显萎缩。

又腰穿做骨髓检查，最后确诊为格林–巴利综合征。

于1975年11月10日再入本院治疗。

现在症：四肢肌肉萎缩无力，尤以两下肢为甚，臀部肌肉亦明显萎缩，不能站立，站则战栗发软，左腿不能抬起。自肌肉萎缩后，四肢不出汗，头面躯干多汗，尤以盗汗为甚，四肢发凉，不能活动，食欲正常，大小便正常，不渴。

检查：体温正常，血压128/90 mmHg，神志清晰，面部肌肉脂肪和病前无变化。脉沉数，舌质红、苔白。

诊断：西医认为是格林–巴利综合征，多发性神经炎；中医诊断为痿证。

西药：维生素B_1、维生素B_{12}、地巴唑等。

中药：知柏地黄汤加味。

处方：生熟地黄各30 g、生山药30 g、茯苓15 g、泽泻12 g、牡丹皮6 g、知母12 g、黄柏9 g、党参12 g、白术15 g、黄精12 g、黄芪18 g、桂枝3 g、苍术15 g、川续断15 g、川牛膝12 g，每日1剂，水煎服，共服3剂。

二诊：1975年11月15日，四肢已开始出汗、变温，余症如前。照上方加熟何首乌15 g、木瓜12 g，服12剂。

三诊：1975年12月31日，四肢肌肉开始生长发育，四肢较前有力，两腿能自行走10米，拄杖能走百余米，仍汗出，夜间盗汗，四肢亦出汗，脉沉数，舌质稍红、苔白，照上方加枸杞30 g，3剂。

此药后又服近30剂，同时服用维生素B_1等，1976年6月追访，肢体发育已接近正常，能自行走路数千米，基本痊愈。

头面痒麻木

病例：刘某某，女，30岁，长垣县城关公社中心街大队人。

初诊：1971年3月6日。

头痒麻木已7日。头脸痒麻木，眼痒痛，自觉眼珠往外冒胀，脉数，舌质红、苔白，曾用西药可的松、安其敏等，无效，又在外地服用中药（不知何药）亦无效。本病为风热上攻所致，当治以疏散风热之剂。

处方：菊花45 g、木贼15 g、薄荷15 g、辛夷9 g、苍耳子9 g、夏枯草12 g、防风9 g、荆芥9 g、升麻6 g、柴胡9 g、川芎3 g、羌活9 g、金银花20 g、连翘20 g、鸡血藤30 g，每日1剂，水煎服，共4剂。

二诊：1971年3月16日，服上药4剂后，左半边头、脸麻木止，唯左眼珠胀痛，照上方夏枯草增至30 g，2剂。

追访：前后共服药6剂，诸症均愈。

急性风湿性关节炎（热痹）

病例：顿某某，男，12岁，长垣县城关公社顿庄学生。

初诊：1975年7月8日。

主诉：全身关节疼痛4个月余。

现在症：右上肢疼痛不能伸展，咳嗽，盗汗。曾服中西药（不知何药）多日无效果。脉数，舌质红、苔白。

检查：听诊心脏Ⅱ级杂音，肺部干性啰音。血常规：白细胞 9×10^9/L，中性粒细胞73%，淋巴细胞26%，嗜酸性粒细胞1%，血沉：25 mm/时。

诊断：热痹。

处方：当归9 g、白芍9 g、川芎3 g、生地黄12 g、防己3 g、滑石9 g、秦艽9 g、白薇6 g、白薢皮6 g、豨莶草9 g、桑枝30 g、甘草3 g，水煎服，每日1剂。

二诊：1975年7月17日，服上药后疼痛减轻，照上方加海风藤、络石藤各10 g，同时加服西药强的松、氨基比林。

三诊：1975年8月4日，各关节疼痛消失，右上肢已能伸直，咳止，盗汗止。血常规检查：白细胞 7.7×10^9/L，中性粒细胞 61%，淋巴细胞39%；血沉4 mm/时。仍面黄，呈虚弱状，脉细稍数，舌质稍红、苔白，照上方继服3剂而痊愈。

腰痛

病例：王某某，男，66岁，长垣县孟岗公社六里庄农民。

初诊：1971年2月12日。

主诉：腰痛十余日。自述为睡觉时受寒所致，醒后即觉腰痛。治以祛风散寒、活血止痛之法。

处方：当归10 g、川芎6 g、白芍10 g、熟地黄10 g、钻地风10 g、千年健10 g、独活10 g、乌梢蛇10 g、续断10 g、金毛狗脊15 g、山萸肉10 g、藁本10 g、桑寄生30 g、桂枝10 g，每日1剂，水煎服，共服2剂。

后患者告曰，服上药2剂而愈。

腓肠肌海绵状血管瘤伴深静脉炎

病例：毛某某，男，53岁，长垣县城关教师。

初诊：1976年4月15日。

主诉：左侧小腿痛11个月。

现在症：（左腿）小腿部硬胀，酸痛，轻度浮肿，静脉曲张，脉沉弦，舌质稍绛、苔薄白。在某医学院检查诊断为：左小腿腓肠肌海绵状血管瘤伴深静脉炎。患者要求中医治疗。来请笔者治疗。治以活血祛瘀、通经活络之法。

处方：当归12 g、川芎30 g、怀牛膝15 g、生地黄12 g、红花9 g、䗪虫6 g、鸡血藤

12 g、木瓜15 g、三棱9 g、莪术9 g、川续断15 g、五加皮9 g、桃仁12 g，每日1剂，水煎服，共服3剂。

二诊：1976年4月24日，服此药自觉症状好转，疼痛大减。

三诊：1976年4月28日。服此方10余剂后疼痛停止，原走路左腿跛，现已行走如常。

坐骨神经痛

病例：李某某，女，42岁，封丘县留光公社西林庄农民。

初诊：1976年3月17日。

主诉：右腿和腰疼痛半年。

现在症：右腿和腰部疼痛，疼痛部位沿坐骨神经循行部位疼痛，脉沉，舌质淡白、苔白腻。

诊断：坐骨神经痛。

处方：当归12 g、白芍12 g、鸡血藤15 g、防风9 g、川羌活9 g、独活9 g、秦艽15 g、川牛膝12 g、桂枝18 g、五加皮12 g、川续断12 g、狗脊12 g，每日1剂，水煎服，共服3剂。

二诊：1976年3月21日，服上药腰、腿疼痛止，照上方加补骨脂12 g、枸杞12 g、甘草9 g，3剂，水煎服，每日1剂。

三诊：1976年4月1日，服3月21日方反而腰腿痛加重，仍用初诊方（即再把补骨脂、枸杞、甘草减去），3剂继服。

四诊：1976年5月3日，坐骨神经痛已止，继服3剂，以巩固疗效。

按：实践证明，初诊方是治疗坐骨神经痛之有效方剂。但加上补骨脂、枸杞、甘草后为什么不仅症状不减，反而增重，笔者认为原因如下：

（1）补骨脂、枸杞、甘草三药有兴奋神经、促使神经敏感度增高的作用。故加上此三味药后疼痛反而加重。

（2）甘草是"和事佬"，加上此药后虽可调和诸药，但会致使整个药力大大降低。

（3）也可能是受凉、劳累等因素影响，致使疼痛加重，与加此三味药物后形成巧合。

头风（三叉神经痛）

病例一：顾某某，女，37岁，长垣县城关眼镜厂工人。

初诊：1970年10月24日。

主诉：右眼眉棱骨痛十余日。痛为阵发性，时痛时止，痛时则疼痛难忍，坐卧不安，流泪，不敢睁眼，痛约一小时始过，过一会儿又痛，如此反复，平时经常头痛，心

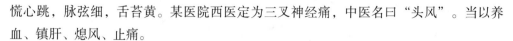

慌心跳，脉弦细，舌苔黄。某医院西医定为三叉神经痛，中医名曰"头风"。当以养血、镇肝、熄风、止痛。

处方：鸡血藤15 g、白芷9 g、钩藤21 g（后下）、夏枯草15 g、天麻9 g，1剂，水煎服。同时服苯妥英钠，每次0.1 g，每日3次。

二诊：1970年10月25日，痛已止，已上班工作，照上方2剂以巩固疗效。1974年12月追访，已四年多未复发疼痛。

病例二：李某某，男，40岁，长垣县水利局职工。

初诊：1969年11月24日。

主诉：头痛牙痛已3日。阵发性，痛如锥挖。

诊断：三叉神经痛。

处方：鸡血藤9 g、禹白芷9 g、钩藤21 g（后下）、夏枯草15 g、天麻9 g，同时服苯妥英钠，每次0.1 g，每日3次。

仅服中药1剂，苯妥英钠0.9 g，即治愈。1974年12月追访，已四年多未痛过。

青光眼、右上眼睑麻痹

病例：王某某，女，49岁，长垣县苗占公社尚寨人。

初诊：1970年7月19日。

主诉：经常头痛，右眼睁不开。经西医眼科检查诊断为青光眼，右上眼睑麻痹。经针刺25次后基本痊愈，头已不痛，右眼基本上和左眼等大。视力原来经西医治疗两个多月，仍是0.5，经针刺后由0.5增至0.7。

针刺穴位：一组为太阳、睛明；一组为阳白透鱼腰、攒竹透眉中。

以上两组穴位间日交替使用。

梦中尖叫

病例：刘某某，男，61岁。

初诊：2011年5月18日。

主诉：梦中尖叫数月。其妻说常被其尖叫声惊醒，叫声尖厉，非常吓人，须将其唤醒，才能制止。问他为何尖叫，他说不知道，只觉得梦中有人惹他生气，他怒斥别人。诊其脉弦细数，舌质暗红、苔薄黄，为肝血不足、肝火旺盛所致。治以滋养肝血、镇惊安神之法。

处方：当归10 g、白芍10 g、生熟地黄（生地黄、熟地黄）各10 g、生龙牡（龙骨、牡蛎）各30 g、夜交藤30 g、炒酸枣仁15 g、炙甘草6 g，每日1剂，水煎服，共服6剂。

二诊：2011年5月26日，脉弦稍数，舌质稍红、苔白。服上药后，已有三夜未尖叫，病情减轻，以上方加柴胡10 g、黄芩10 g，6剂，水煎服。

后来病家告知病已愈。

中医脉诊

脉诊，是中医诊断疾病的一个重要步骤和方法，它与望、闻、问、切合为"四诊"，被广泛应用于临床，在中医诊断学上占有极为重要的地位。

一、脉诊的源流

据史书记载，较早应用脉诊的是扁鹊。《史记·扁鹊仓公列传》在记述扁鹊医疗事迹时，发现扁鹊应用了浮、沉、数、弦、紧、滑、涩、坚、实、长、大、小、弱、乎、鼓、静、躁、代、散等19种脉象。

《黄帝内经》是我国现存最早的医学专著，从中医基本理论、疾病描述、诊断治疗到摄生、针灸等无所不含。至于诊法，《黄帝内经》基本上为后世的"四诊"塑造了雏形。同时，《黄帝内经》是具体描述脉象的第一部书。

从脉诊部位来说，《黄帝内经》有以下几种诊法。

动脉诊法：如《素问·方盛衰论篇》："诊有大方……按脉动静。"由于十二经脉中皆有动脉，故最初诊脉法是十二经都要诊察，即遍诊法。

三部九候法：如《素问·三部九候论篇》："故人有三部，部有三候，以决死生，以处百病，以调虚实，而除邪疾……。"

人迎气口诊法：如《灵枢·四时气》："人迎候阳，气口候阴。"又如《禁服》："寸口主中，人迎主外。"此法比之三部九候法重点突出，方法简便。

气口诊法：气口乃寸口也，寸口乃手太阴肺经脉之大会，而五脏六腑之经脉气血会合于肺，"肺朝百脉"。手太阴肺经起于中焦脾胃，脾胃为各脏腑气血之源，所以全身脏腑经脉气血的情况，都可以从寸口脉上反映出来。如《素问·五藏别论篇》："五脏六腑之气味，皆出于胃，变见于气口。"当然，寸口脉搏最易切按，也是诊脉独取寸口的原因之一。

从脉搏变化来论，《黄帝内经》中记载有大小、长短、滑涩；还有浮、沉、迟、数、坚、紧、缓、急、实、代、细、弱、横、弦、钩、毛、石、营等二十余种脉象。此外，脉分阴阳，如《素问·阴阳别论篇》："……去者为阴，至者为阳；静者为阴，动者为阳；迟者为阴，数者为阳。"这些论述对后世脉学发展有很大影响。

《难经》中论及脉诊部分的内容，不少都是《黄帝内经》中所提到的，但在此基础上又有新的发展。《黄帝内经》中仅提尺寸，而略于关部。《难经》第二难中"从关至尺是尺内，阴之所治也"，明确了关部。第十四难中还说明了从脉搏中可以了解疾病的轻重和病程的长短，特别是尺脉的有无，决定着人体元气的存亡。这些论述在临床上都有重要的实用价值。

张仲景的《伤寒论》和《金匮要略》开创了"脉证合参、二者并重"的诊断原则。

在诊治全身性疾病时，用独取寸口法；在诊治杂病时，尤其在诊治脾胃病时，应参诊"趺阳脉"；在诊治妇人病时，还应参诊"少阴脉"；在诊治重危、复杂病证时，大部分都要兼诊两处以上的脉，并提出脉象分阴阳两大类。例如，"凡脉大、浮、数、动、滑，此名阳也；脉沉、涩、弱、弦、微，此名阴也"。在脉象种类上，张仲景在前人脉学的基础上，应用了缓、紧、浮、静、数、急、促、洪、大、微、弱、涩、细、沉、迟、和、结、小、动、滑、虚、疾、芤、弦、平、代、革、脱、实、伏等30种脉象。

我国第一部脉学专著——《脉经》，是晋王叔和所著。该书总结了晋以前的脉学成就，并结合临床实践，对前人所遗留下来的一些悬而未决部分加以补充，使脉学规范化。书中把脉象定为24种，即浮、芤、洪、滑、数、促、弦、紧、沉、伏、革、实、微、涩、细、软、弱、虚、散、缓、迟、结、代、动。另外，其中还提出了八组脉象的相类，以便区别对照，不使人混淆和重复。除此之外，《脉经》还对双手六脉所主脏腑问题，提出了比较明确的定位诊断。

另外，五代高阳生的《脉诀》、宋代崔嘉言的《四言脉诀》、金元时期施发的文图并举的《察病指南》，以及元代滑寿的《诊家枢要》、朱丹溪的《脉诀指掌病式图说》等都是继《难经》《脉经》之后的一些论述脉法的专辑。但这些著作有的文辞古奥、不便习诵，有的不够全面、不利深研，因而明代李时珍撰《濒湖脉学》一书，将脉象分为27种。《濒湖脉学》全书共分《四言诀》和《七言诀》两部分，其中《四言诀》近似一般概论，综述了脉搏的生理、产生机制及切脉方法等；《七言诀》近似各论，主要论述各种脉象的不同形态和主病。该书问世后，无论是初学者习读，还是老中医阅读，都能浅者得其浅，深者得其深，因此流传甚广，成为学习脉法登堂入室的"阶梯"。后世的一些著作，如《医宗金鉴·四诊心法要诀》和《四诊抉微》，以及清代周学霆的《三指禅》等书中的切脉法，大都以此为蓝本。

二、脉诊的意义

脉诊即是根据脉搏的常与变来测知人体的健康状况，也就是以常人无病的脉象，来分析患者的病脉；并根据病脉来推断、探讨病变的部位、性质和病情的发展转归等。

脉诊部位：历来普遍采用的切诊部位是寸口，即切按患者桡动脉腕后浅表部位，寸口分寸、关、尺三部。掌后高骨（桡骨茎突）的部位为关，关前（腕端）为寸，关后（肘端）为尺。左寸候心、膻中，左关候肝、胆，左尺候肾、小肠、膀胱；右寸候肺、胸腔，右关候脾、胃，右尺候命门、大肠。

脉诊方法：患者取坐位或仰卧位，手臂与心脏近于同一水平位，直腕仰掌，放于案上或床上，腕下要实，不能悬着。切脉常法是三指平布寸、关、尺三部，同时切脉，谓之"总按"。切脉时常运用三种不同指力以体察脉象，即举（轻至皮肤）、按（重至筋骨）、寻（中等度用力至肌肉）。正常脉象即平脉，一息（一呼一吸）四五至（脉跳四五下），其形态有三个特点：一是有神，即脉象和缓有力；二是有胃气，即脉来去从容，节律一致；三是有根，即尺部沉取，仍有一种从容不迫、应指有力的气象。

三、二十八脉的形态与主病

在脉学发展过程中，由于历代医家对切脉体会不同，故对脉象的命名方法也各有所异。《濒湖脉学》提出二十七种脉象，《诊家正眼》又增加疾脉，成二十八脉，为现代医学界所普遍采用。这二十八种脉象主要是通过脉位、形态、节律、脉的气势和通畅程度等来辨认的。现连同它们的主病分述于后。

浮：举之不足，按之有余。如水漂木。主病：浮而有力多表证，无力而浮是血虚。

沉：轻取不应，重按乃得。主病：主里证。有力为实，无力为虚。

迟：一息三至，来去缓慢。主病：主寒证。有力为冷积，无力为虚寒。

数：一息六至，来去较快。主病：主热证。有力为实热，无力为虚热。

滑：往来流利，如盘走珠。主病：主痰饮、食滞、实热等。

涩：往来涩滞，如轻刀刮竹。主病：主精伤、血少、伤津亡阳、血痹、气滞。

虚：浮大迟软，按之空虚。主病：主气血双亏，尤多见于气虚。

实：坚实有力，举按皆然。主病：主实证。

长：超过三部，如循长竿。主病：主气逆、火盛、癫痫、疝气、痰浊诸疾。

短：形状短缩，不及三部。主病：主气血俱损。若痰饮、食积阻碍气道，也可见短脉。

洪：形大满指，来盛去衰。主病：主阳热亢盛、阴血虚少。

微：极细而软，似有似无。主病：主气血亏虚。

紧：绷急弹指，状如切绳。主病：主寒、痛。

缓：从容和缓，一息四至。主病：缓不为病，若病者，必兼其他脉象，即多属兼脉为病。

芤：浮大中空，如按葱管。主病：主失血。

弦：端直以长，如按琴弦。主病：主肝病、痰饮、疼痛。

革：浮弦中虚，如按鼓皮。主病：主亡血、失精、半产、崩漏等。

牢：沉实有力，形大弦长。主病：主沉寒里实、邪气有余。凡疝、癥、癥瘕、积聚一类的病多见牢脉。

濡：浮细而软，轻取即得。主病：主虚证、湿邪。

弱：沉细而软，重按欲绝。主病：主气血双虚诸证。

散：浮散无根，至数不齐。主病：主阳虚不敛、气血耗散、脏腑衰竭。

细：形细如线，应指显然。主病：主气血双虚、诸虚劳损，又主湿病。

伏：推筋着骨，重按始得。主病：主厥证、邪闭、痛极等。

动：滑数如豆，独显关部。主病：主惊、痛。

促：脉来急促，数中一止。主病：主气滞血结、食积痰停、阳热亢盛，又主虚脱。

结：脉来迟缓，迟中一止。主病：主阴盛气结、寒痰瘀血。

代：迟中一止，良久复来。主病：主脏气衰微。

疾：脉来急疾，一息七八至。主病：主亢阳无制、真阴垂绝。

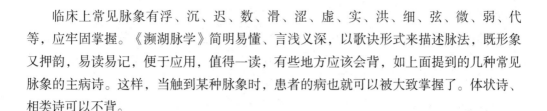

临床上常见脉象有浮、沉、迟、数、滑、涩、虚、实、洪、细、弦、微、弱、代等，应牢固掌握。《濒湖脉学》简明易懂、言浅义深，以歌诀形式来描述脉法，既形象又押韵，易读易记，便于应用，值得一读，有些地方应该会背，如上面提到的几种常见脉象的主病诗。这样，当触到某种脉象时，患者的病也就可以被大致掌握了。体状诗、相类诗可以不背。

四、脉诊注意事项

四季正常脉象：人的生理活动与自然界有着密切关系，四季的变化对脉象也有一定的影响。春天出现弦脉，夏天出现洪脉，秋天出现浮脉，冬天出现沉脉，只要带有和缓之象，都是正常的，并非病脉。

脉搏与人体的关系：人有男女老幼、高矮胖瘦之分，而脉搏也随体质不同而有所异。一般女性较男性脉搏濡弱而稍快；少壮者脉多实大；老年脉多濡弱；婴儿脉多急数；身高则脉长，矮小则脉短；瘦人脉多浮，胖人脉多沉。这也是各型体格人的正常脉象，不应视为病脉。妇女经前脉多实，妊娠脉多滑，也属正常脉象。

脉搏与情志的关系：人的情志变化也往往引起脉象改变。一般喜则伤心而脉缓，怒则伤肝而脉急，恐则伤肾而脉沉，悲则伤肺而脉短，惊则气乱而脉动。切脉时应注意到这一点。

劳逸、饮食对脉搏的影响：速行则脉必急，剧动者脉必洪，久逸者脉必沉，脑力劳动的人脉必弱于体力劳动者，酒后脉多数，食后脉多洪缓有力，长久饥饿脉多弱而无力。

另外，还须注意"反关""斜飞"两种异位脉，因脉管畸形所致，不作病论。

临床上虽然脉搏可以作为洞悉癥结、决疑辨危的依据，但机体发病是千变万化的，因此临床上常有脉证不符的现象。临证时当明辨脉证的真伪，决定取舍，或舍证从脉，或舍脉从证。总之，病情多变化，诊脉要灵活，更应四诊合参，才能从舍得宜，做出正确诊断。

［刊授医学，1985（4）：5-7］

胃痛辨证论治体会

关键词 胃脘痛　中医药疗法

胃痛又称胃脘痛，是以胃脘部或近心窝处疼痛为主症的病证。它包括现代医学中所说的胃炎、胃痉挛、胃神经官能症、胃及十二指肠溃疡等引起的疼痛。

笔者业医30载，所遇胃脘痛患者较多，现将辨证论治体会汇总如下。

寒实型

辨证要点：胃痛拒按，遇冷发作，或遇冷则甚，喜温神疲，四肢易凉，脉象沉紧，舌质淡白。

辨治体会：本型系由寒邪阻滞、中气不行所致。故治疗当从温中散寒、行气止痛两方面着手。宜用良附丸（《良方集腋》）加减。常用高良姜、制香附、青皮、陈皮、广木香、当归、炮姜、枳壳、檀香、厚朴、紫苏、桂枝、白芍等。

典型病例：赵某，男，49岁，农民。胃痛十余日。患者十余年前因经常捕鱼，受冻过甚，致发胃痛。后虽经治疗痛止，但遇冷则发。此次又因受凉引起胃痛发作，拒按，喜热食，小便清长，食欲不振，胸脘痞闷，咳吐稀痰，口渴，右脉紧，左脉滑，舌苔白。患者原有胃寒宿疾，近日又感寒凉，寒凝气滞，致发胃痛。治以温中散寒、行气止痛之良附丸加减：高良姜18g，香附9g，檀香9g，广木香4g，当归12g，陈皮9g，半夏9g，茯苓12g，甘草4g。服药期间忌食生冷食物，2剂胃痛减，4剂胃痛止，胸脘宽畅，咳止渴停，诸症皆除。又服3剂，随访5年，未再发作，饮食正常，体格健壮。

虚寒型

辨证要点：胃痛隐隐，喜温喜按，泛吐清水，神疲纳差，大便稀溏，脉象虚弱，舌淡、苔白。

辨治体会：本型病因一是脾虚，二是胃寒。由于脾运无力，必然导致水饮留滞，所以治疗时应从健脾、温胃、化饮三方面着手。宜用黄芪建中汤（《金匮要略》）、良附丸合二陈汤（《和剂局方》）加减。常用黄芪、党参、桂枝、白芍、陈皮、茯苓、半夏、白术、炮姜、高良姜、砂仁、厚朴、吴茱萸、附子、荜澄茄、炙甘草等。

典型病例：张某，女，47岁，农民。胃脘疼痛5年，不定期发作。发作时胃痛隐隐，喜温喜按，先冷后热，如疟疾状，发热恶寒，四肢抽搐疼挛，不渴，脉象沉细，舌淡、苔白。胃痛发作时先热后冷，如疟疾状，说明患者气弱血虚，正合《伤寒论》"血弱气尽，腠理开，邪气因入，与正气相搏，结于胁下，正邪分争，往来寒热，休作有时"之论。胃痛发作时四肢挛急，说明血不养筋，病属阴属寒。不渴，脉沉细，舌淡白等，又是属阴属寒的佐证。治宜补养气血、温和脾胃、散寒止痛。方用黄芪建中汤、良附丸合二陈汤加减：黄芪24g，党参12g，桂枝9g，白芍10g，高良姜12g，炮姜9g，香附6g，荜澄茄9g，檀香9g，陈皮6g，茯苓12g，炒白术15g，当归12g，炙甘草6g，2剂后胃痛即止，诸症皆除。又服2剂以巩固疗效。

郁热型

辨证要点：痛势急迫，心烦易怒，泛酸嘈杂，口干口苦，脉象弦数，舌红、苔黄。

辨治体会：本型多由过食辛温，或嗜酒无度，或肝气郁结，日久化火，火性急迫，犯胃而发生疼痛。治疗应从疏肝、泄热、止痛三方面着手。宜用瓦楞楝子汤（笔者经验方）加减。本方由煅瓦楞子、川楝子、当归、白芍、茯苓、白术、柴胡、黄芩、枳壳、乌贼骨、浙贝母等组成，具有疏肝泄热、和胃止痛等作用。

典型病例：孔某，男，48岁，干部。胃脘疼痛一周余。饭后及饥饿时均痛，不思饮食，口干口苦，心烦易怒，胃中嘈杂，性多忧思，嗜好烟酒，酒后痛甚，脉象弦数，舌红、苔黄，诊为郁热型胃痛，治宜疏肝泄热、和胃止痛。方用瓦楞楝子汤加减：煅瓦楞子30 g，川楝子10 g，白芍10 g，当归10 g，柴胡10 g，茯苓10 g，白术10 g，黄芩3 g，枳壳9 g，乌贼骨10 g，浙贝母10 g，竹茹6g。服药期间忌烟酒及辛辣刺激性食物，7剂而愈。

气滞型

辨证要点：胃脘胀满，攻痛连胁，时常叹息，喜揉喜按，心烦易怒，脉象沉弦，舌苔薄白。

辨治体会：本型多由情志不舒，肝郁气结，横逆犯胃，气机阻滞，胃失和降，从而致发胃痛。沈金鳌《杂病源流犀烛》说："胃痛，邪干胃脘病也。唯肝气相乘为尤甚，以木性暴，且正克也。"治疗重点应从疏肝理气着手，佐以健脾和胃。宜用柴胡疏肝散（《景岳全书》）或逍遥散（《和剂局方》）加减。常用柴胡、当归、白芍、青皮、陈皮、延胡索、枳壳、香附、广木香、檀香、沉香、茯苓、白术、高良姜等。

典型病例：牛某，男，22岁，农民。胃脘疼痛1年余，痛连左胁，恶心，痛甚时不能进食，脉弦，苔白。诊为气滞型胃痛。治宜疏肝理气、和胃止呕。方用柴胡疏肝散加减：柴胡4.5 g，枳壳12 g，白芍10 g，香附9 g，檀香9 g，广木香6 g，陈皮10 g，茯苓10 g，当归9 g，藿香9 g，紫苏叶6 g，服3剂胃痛大减，又3剂告愈。

血瘀型

辨证要点：胃痛拒按，痛有定处，食后较甚，或吐血，或便黑，脉涩舌紫。

辨治体会：本型多由饮食不节，气血瘀滞于胃腑，或胃黏膜脉络损伤致发疼痛。治疗重点应从活血化瘀、行气止痛两方面着手。宜用檀香灵脂汤（笔者经验方）加减。本方由檀香、五灵脂、蒲黄、大黄、降香、阿胶、白及、三七参、延胡索、枳壳、当归、白芍、柴胡等组成，具有活血行气、止血止痛的作用。体质较好而无出血征象者，重用大黄；有出血征象者去大黄、延胡索，加乌贼骨、鱼鳔胶珠；血虚者加熟地黄、枸杞；气虚者加党参、黄芪、白术等。

典型病例：工某，女，58岁。胃痛8年，加重7天，拒按，食后痛甚，痛有定处，大便干而黑，脉涩舌紫。证属血瘀，治宜活血化瘀、行气止痛。方用檀香灵脂汤加减：檀香10 g，五灵脂10 g，川大黄15 g（后下），生蒲黄10 g，焦山楂20 g，降香10 g，阿胶10 g（烊化），白及10 g，三七粉6 g（冲服），延胡索10 g，枳壳10 g，当归10 g，白芍12 g，柴胡6 g，服1剂便溏色黑，腹痛隐隐；服3剂胃痛止，腹痛减；又3剂后诸症皆除。

水饮型

辨证要点：胃脘疼痛，泛吐清水，活动可闻及胃中水液荡击声，不渴，喜温，脉象沉弦，舌淡、苔白，舌边有齿印或舌体胖嫩。

辨治体会：稠者为痰，稀者为饮，再稀者为水。三者程度不同，实为一体。治疗应据《金匮要略》"病痰饮者，当以温药和之"的原则，重点从温通中阳、攻下逐水、行气止痛三方面着手，宜用牵牛半夏汤（笔者经验方）加减。本方由牵牛子、半夏、炮姜、高良姜、木香、枳壳、香附、巴豆、大枣等组成。方中炮姜、良姜温通中阳，半夏燥湿化痰，牵牛子、巴豆攻下逐水，木香、枳壳、香附行气止痛，大枣调和诸药。合而用之，共奏良效。

典型病例：刘某，女，15岁，农民。胃脘疼痛6年。饭后疼痛加剧，按之益甚。活动时胃脘部有振水声，大便溏泻，泻后稍觉松快，继而又感胃满疼痛；面部呈痛苦表情，营养欠佳，发育不良，身材矮小，月经未行，语言无力，脉象细弦，舌淡、苔白。《金匮要略·痰饮咳嗽病脉证并治》云："其人欲自利，利反快，虽利，心下续坚满，此为留饮欲去故也。"由此可知，患者系由留饮于胃所致。治宜温中逐饮、行气止痛。方用牵牛半夏汤：牵牛子15 g，姜半夏6 g，炮姜6 g，高良姜9 g，广木香6 g，枳壳9 g，制香附3 g，巴豆1粒（捣碎），大枣3枚。服药1剂，泻下黑色稀便，胃痛立止。痼疾已去，中气未复，再投以温中健脾之品以调养，即半夏12 g，陈皮15 g，藿香9 g，佩兰9 g，良姜12 g，香附6 g，炒白术15 g，炒山药30 g，炒扁豆9 g。服药3剂，病告痊愈。随访2年，未见复发。

虫积型

辨证要点：胃脘慢痛，伴有阵发性疼痛，恶心呕吐，或吐蛔，或便蛔虫，脉象沉弦，舌有紫点（儿童明显）。

辨治体会：若为蛔虫引起，可先用乌梅丸（《伤寒论》）安蛔止痛，再用化虫丸（《和剂局方》）加使君子等驱虫。也可配合西药驱虫。如蛔虫团聚，阻塞肠道，引进满腹剧痛，可用大承气汤（《伤寒论》）加使君子、冬瓜子、桃仁、槟榔、鹤虱等，或日服生大豆油100～150 mL（儿童酌减）驱虫。

食积型

辨证要点：胃痛拒按，食则加剧，恶食，嗳气，泛酸，或伴呕吐，脉实或滑，舌苔厚腻。

辨治体会：本型多见于消化功能较弱的儿童和老人。治宜消导化食、健胃止痛。单纯伤食者用保和丸（《丹溪心法》）；伤食兼风寒或暑湿者用藿香正气散（《和剂局方》）。

[中医研究，1996，9（3）：35-37]

萎炎散治疗慢性萎缩性胃炎56例

关键词 胃炎 萎缩性 医药疗法

笔者于1992年10月至1995年12月采用萎炎散治疗慢性萎缩性胃炎56例，并设对照组观察，效果满意，现报告如下。

一、临床资料

诊断标准依据《临床疾病诊断依据治愈好转标准》（人民军医出版社，1991年）。上腹部疼痛，胀满，消化不良，食欲不振；胃镜及病理检查提示有慢性萎缩性胃炎。胃黏膜固有腺体萎缩。减少1/3以内者为轻度，减少1/3~2/3者为中度，减少2/3以上者为重度。

将86例患者，随机分为两组。治疗组56例，对照组30例。治疗组中，男46例，女10例；年龄31~40岁者10例，41~50岁者16例，51岁以上者30例；病程1年以下者8例，1~3年者38例，3年以上者10例；病情轻度者26例，中度者24例，重度者6例。对照组中，男21例，女9例；年龄31~40岁者2例，41~50岁者10例，51岁以上者18例；病程1年以下者5例，1~3年者17例，3年以上者8例；病情轻度者14例，中度者13例，重度者3例。

二、治疗方法

治疗组服用自拟萎炎散：当归10 g，白芍12 g，茯苓12 g，白术15 g。柴胡6 g，檀香10 g，郁金10 g，三七10 g。白及10 g，黄连10 g，鱼鳔胶珠10 g，阿胶珠10 g，煅瓦楞子15 g，枳壳10 g，青皮10 g，广木香6 g。上药共为细末，密封备用。每次6 g，每日3次，30日为1个疗程。

对照组服用维霉素。每次1 g，每日3次。

两组均服用3个疗程（90天）后进行疗效评定。

三、治疗结果

治愈：临床症状消失，食欲正常；胃镜所见及黏膜组织学改变基本恢复正常。好转：临床症状基本消失或减轻；胃镜所见及黏膜组织学改变减轻，或病变范围缩小。无效：临床症状稍有减轻或减轻不明显；胃镜所见及胃黏膜组织学改变不减轻。治愈及好转者均有胃黏膜固有腺体萎缩逆转。依据上述疗效标准进行评定。结果治疗组56例中，治愈22例，好转28例，无效6例，总有效率为89.3%；对照组30例，治愈3例，好转15例，无效12例，总有效率为60%。经统计学处理（$P<0.01$），治疗组的疗效明显高于对照组。

四、典型病例

张某某，男，56岁，干部。胃脘胀满疼痛2年余。消化不良。食欲不振，心烦易怒，口干口苦。胃中嘈杂，常太息，脉象弦数。舌暗红、苔黄腻。嗜烟酒。有高血压病史，曾服多种西药无效。后经胃镜检查，诊为慢性萎缩性胃炎（重度）。服用萎炎散，每次6g，每日3次。同时让患者戒烟酒，少吃辛辣刺激性食物。服1个疗程后临床症状基本消失，胃镜所见病变范围缩小，胃黏膜固有腺体萎缩减轻。服2个疗程后，临床症状完全消失，经胃镜检查，病变部位消失，胃黏膜固有腺体萎缩基本恢复。为巩固疗效，嘱其继服2个疗程。后随访3年，未见复发。

五、讨论

该病属于中医"痞满""胃痛"范畴，多由气滞血瘀、脾胃湿热、精血亏损所致。萎炎散中的当归、白芍、郁金、三七，活血化瘀兼养血；枳壳、青皮、柴胡、檀香、木香，疏肝除胀且止痛；茯苓、白术、黄连，健脾和胃清湿热；白及、三七、阿胶、鱼鳔，止血生肌又生精；瓦楞子散痰结；郁金解气血壅滞。诸药合用，气滞可散，血瘀可行，湿热能清，精气能充。胃黏膜得以修复，故能够除胀止痛。

[中医杂志，1996（7）：418]

肝病的治法、选药及用量

辨证论治是中医治病的精髓。没有辨证的施治不是中医的施治。一张好的中医处方，有理法方药，有辨证论治，治病方能效若桴鼓。兹就笔者多年来论治肝病的一己之见，总结如下，供同道参考。

一、治法选药

肝病在不同的类型、不同的患者及不同的发展阶段，治疗方法是不同的。总的说来，治肝常用的有疏肝、健脾、化瘀、清热、解毒、利湿、软坚、养血等方法。

疏肝就是理气，或称解郁。肝病患者，多有性情改变、烦躁易怒、腹胀胁痛、时常太息等肝郁症状，所以治疗时多采用疏肝解郁的方法，常用药物有柴胡、青皮、陈皮、枳壳、枳实、厚朴、郁金、香附、川楝子、木香、香橼等。

健脾与益气和胃密不可分，凡健脾药均有益气和胃的作用。肝为东方木，脾胃为中原土。肝病最易累及脾胃，出现食欲不振、消化不良、腹胀厌油、下肢浮肿（或有腹水）等症状。所以在治疗肝病时，常加用一些健脾和胃的药物，如茯苓、白术、泽泻、山药、黄芪、黄精、人参（或党参、太子参）、炒薏苡仁、炒扁豆、炒莱菔子、炒麦芽等。

化瘀就是活血，破瘀即是破血。肝病患者多有血瘀症状，如肝脾肿大、肝区疼痛、舌质绛紫等。治疗时除疏肝理气外，尤应强调活血化瘀，常用药物有当归、赤芍、丹参、牡丹皮、益母草、郁金、延胡索、莪术、蒲黄、五灵脂、焦山楂、王不留行、泽兰、刘寄奴等。

清热解毒法多用于肝炎的初期或慢性肝炎的急性发作期，表现为发热恶寒、浑身乏力、口干口苦、渴喜冷饮、尿黄脉数等症状，常用药物有茵陈、大黄、黄柏、黄芩、黄连、栀子、板蓝根、虎杖、马鞭草、铁树叶、龙胆草、败酱草、金银花、连翘、蒲公英等。

利湿和利水密不可分。利尿作用弱者称为利湿，利尿作用强者称为利水。肝病患者多有湿盛表现，如阳黄患者表现为湿热；阴黄患者表现为寒湿；慢性肝炎患者多表现为脾虚湿盛；肝腹水患者表现为水湿停留。所以利湿（包括利水）也是治疗肝病常用的方法。行气利水多选用大腹皮、陈皮、香附、厚朴等；健脾利湿多选用茯苓、泽泻、薏苡仁、山药、炒扁豆、白术、鲤鱼、党参、黄芪等；温阳利水多选用桂枝、木瓜、生姜皮、干姜、麻黄等；活血利湿多选用泽兰、瞿麦、车前子、萆薢、猪苓、滑石、冬瓜皮、西瓜翠衣、赤小豆等。

软坚就是软肝缩脾，也就是促使肝纤维化的吸收，治疗肝脾肿大。此法多用于肝脾肿大患者或肝硬化患者，常用药物有鳖甲、穿山甲、鸡内金、瓦楞子、赤芍等。

养血即补血、养阴。慢性肝炎患者多有肝血不足的现象，如爪甲枯燥、面容憔悴、多梦头晕等，所以要适当配合滋养肝血的药物，如当归、白芍、丹参、生熟地黄、熟何首乌、生山药、枸杞子、山萸肉、黄精等。

以上八法，不是齐用，而是根据病情选用其中的几法。如治疗黄疸型肝炎（以阳黄为例）以清热、解毒、利湿为主；治疗慢性肝炎以疏肝、健脾、化瘀为主；治疗肝硬化以软坚、养血、健脾、化瘀为主；治疗肝腹水以利水、软坚、健脾为主。

二、用药剂量

中医治病巧妙之处，在于配伍。配伍得当，疗效就高；否则，疗效就差。配伍之巧有二，一是药味之间的配合，二是各药剂量的多少。前者多为人们所重视，后者多被人们所忽略。其实同一个处方，由于各种药物的用量不同，所产生的效果差异是很大的。古代医家（如张仲景）用药组方，一般是四五味，或七八味，对于每味药的用量也十分讲究。所以虽然药味少，药量小，但疗效却很好。治疗慢性肝病，不宜用大剂量（一般说来，急性肝炎可用大剂量，慢性肝炎宜用小剂量）。临床实践证明，慢性肝病大剂量用药，不仅无益于病，反而会加重病情。慢病应该缓治，应该用小剂量慢慢调理。行气药用量过大会伤气，化瘀药用量过大会伤血，补益药用量过大会壅塞，清热药用量过大会伤胃……治疗慢性肝炎，要时时顾护胃气，只要胃气健旺，饮食正常，就容易治疗；如果胃气损伤，饮食不佳，治疗就比较棘手。总之，药量一定要适中，要恰到好处。

[中国中医药信息杂志，1996，3（7）：34]

温经通络汤治疗雷诺氏病（血痹）

雷诺氏病的病因至今不明。中医根据症状将其归入"血痹"范围，认为多由寒凝血瘀、脉络阻滞所致。由于血流不畅，瘀血阻滞脉络，肢端供血供氧不足，致使肢端发凉、发麻、疼痛、发绀，甚或发黑坏死。

本病的临床表现可分为三个阶段。

（一）局部缺血期：手指、足趾、外耳或鼻尖突然变白、发凉，患处发麻疼痛。经一段时间后，或逐渐患处变红、变热并伴有跳痛感而自行缓解，或逐渐加重而进入局部缺氧期。

（二）局部缺氧期：患处明显发绀，亦伴有感觉障碍及皮肤温度降低，最后进入坏死期。

（三）对称性坏死期：双侧指或趾尖端（经多次发作）呈对称性表皮转现黑色，发生坏疽。

本病治疗原则，笔者的体会是温经通络、活血止痛。方用温经通络汤（经验方）。近年来用此方治疗数十例，取得满意效果。

温经通络汤：当归15 g、川芎12 g、红花9 g、桂枝21 g、附子3 g、血竭9 g、制乳没（乳香、没药）各3 g。

典型案例：孔某，女，22岁，长垣县城关公社孔场村农民。1975年7月31日就诊。两手麻木、疼痛、色黑紫已半年余。头晕头痛（感觉头轻），血压正常，月经正常，发育及营养良好，其他检查未发现明显异常。脉弦，舌质红、苔白。诊为血痹（雷诺氏病）。治用温经通络汤水煎服。2剂后两手疼痛大减，颜色由黑紫变为红润，说明局部缺血缺氧情况改善。嘱其继服4剂，诸症皆除。随访一年余未见复发。

［中西医学刊，1982（试刊号）：50］

高压性气胸（喘证）

高压性气胸又名张力性气胸或活门性气胸，多发生于肺裂伤。患者有严重的呼吸困难，发绀，甚至休克。气管和纵隔向健侧移位极为明显，气体常由胸膜腔挤入纵隔和皮下组织，很可能有头颈、上肢、胸部等处的皮下气肿。肺组织裂伤时有咯血。X线可见大量气胸或血气胸，纵隔显著移位。

此病极为凶险，处理不好，死亡率很高。笔者曾用中西医结合、非手术治愈一例，特介绍如下。

齐某，男，61岁，长垣县干部。1975年4月4日初诊。

主诉：咳嗽气喘已3月余。

现在症：咳嗽气喘，吐白痰，失眠（主要是日夜咳嗽所致），食欲不振。右胸突出，胸骨肋骨变形，胸呈桶状，左腿不能伸直，伸直则喘甚、呼吸困难，呈蜷曲俯卧式（以左腿蜷曲顶着胸俯在床上），日夜如此，稍变换姿势则呼吸困难、喘不接气。常出虚汗，曾在某地区医院经X线检查后诊断为：①右侧胸膜炎（水气胸），②肺气肿；脉象弦数，舌苔白腻。

既往史：有肺结核病史。

同意兄弟医院的诊断意见。

西药：用雷米封（每日3次，每次0.1 g，口服）；链霉素和卡那霉素交替使用（每日2次，每次0.5 g，肌内注射）；庆大霉素（每日2次，每次4万μ，肌内注射）。

中药用小青龙汤（本方消胸腔积液甚好）加减：炮姜1.5 g、桂枝6 g、杭白芍9 g、半夏9 g、五味子12 g、川贝母9 g、炙款冬花9 g、炙桑白皮9 g、山药15 g、高丽参6 g、茯苓12 g、乌梅4.5个、熟地黄15 g、黄芪15 g、石菖蒲15 g、橘红15 g、葶苈子3 g、大枣10枚，水煎服，每日1剂。

20天后咳喘大减，食欲倍增，日可进食斤余，并能吃鸡蛋十余个。已能坐起和下床活动，同时能自己步行四五米，病情显著好转。

但4月30日，即入院后的第26天，患者由于理发和自己如厕引起感冒，加重了咳喘，咳嗽吐痰不利，食欲顿减，自汗，失眠（咳嗽和呼吸困难所致）。用上法（中、西药均同前）治疗无效，病情逐日加重。5月13日病情骤然恶化，呼吸极度困难，面色苍白，发绀，脉数而微弱，血压降低，气管向左侧移位，头、胸和上肢等处有皮下气肿，大汗出如水洗，经中西医会诊、X线检查后诊断为：①高压性气胸；②肺结核；③右侧胸膜炎（胸水消失）；④肺气肿。用水封瓶引流排气解压，病情不仅不减，反咳喘益甚，呼吸更加困难。气息奄奄，汗出如洗，生命危在旦夕。然而神志清楚，没有咯血，只是因呼吸极度困难和喘促而无力言语。

根据病情发展，笔者考虑可能是由于肺气肿、肺结核剧烈咳嗽导致肺裂伤，由肺裂伤又引起高压性气胸。因此治疗时应从两方面着手：第一，先把肺裂伤口补住，变高压性气胸为闭合性气胸，然后使胸膜腔内的气体慢慢自行吸收；第二是止咳，以免剧咳再度将伤口震开。针对这两个方面，西医方面除输氧外，别无他药可用。中医方面拟定处方如下。

处方：白及9 g、百合15 g、生山药15 g、高丽参9 g、黄精12 g、川贝母9 g、杏仁6 g、五味子9 g、款冬花9 g、紫菀9 g、麦冬6 g。水煎加梨膏服，每日1剂，水煎服，早晚分服。

用此法治疗，患者病情迅速好转。

5月30日（即用此方治疗的第15天）诊：咳嗽发喘大减，睡眠好转（夜眠3～4小时），自汗止，呼吸困难、发绀、皮下气肿等全部消除，食欲增加，每日进食约500 g，并吃鸡鱼肉蛋等，食量已和健康时相同。脉象沉细，舌质淡红、苔白。病症基本痊愈。继用上方，高丽参易党参，并加乌梅9 g，服法同上。

7月7日诊：能自己下地行走，能两腿伸直面朝上仰卧（左腿蜷曲顶着胸俯卧已七个多月），咳喘基本停止。仍继服上药。

8月6日，患者痊愈出院。此时能自己步行二三千米路，常自己散步，看戏、看电影，食欲睡眠均好，咳喘基本消失，面色红润，体重增加。嘱其以后注意避免受凉、咳嗽。两年后追访，身体一直健康。

按：此病例开始时属于"心下有水气"（胸膜炎、闭合性水气胸），所以用小青龙汤加减奏效。后来由于受凉等因素导致咳嗽加剧→肺部裂伤→高压性气胸形成。

自高压性气胸形成后，主要是用中药治疗的。其经验有三。第一，先将肺部裂伤补住，变高压性气胸为闭合性气胸。第二，止咳。咳嗽既是肺裂伤的直接原因，同时又是裂伤愈合的最大障碍。这两点是治疗该病的关键。第三，药物的选用。高压性气胸很快出现虚脱、呼吸衰竭和循环衰竭（阴阳离决）的症状，所以用高丽参以补气救急，黄精、山药、五味子、百合辅之；用白及收敛肺部裂伤，百合、山药、五味子等辅之；用杏仁、款冬花、紫菀、麦冬、五味子、百合、川贝母等止咳、平喘、化痰。这里应着重强调提出的是，白及有补合肺裂伤的作用。

白及有止血作用，对于肺结核咯血、支气管扩张咯血、消化道出血、尿血均有治疗作用，外用治疗外伤出血等，这在以前均有报道。根据临床实践，笔者认为，白及一药，不仅有止血作用，而且有收敛生肌的功能，如胃溃疡、十二指肠溃疡、肺空洞等疾病，用它治疗后临床症状均有改善。

理论来源于实践，又验证于实践。这例肺裂伤所引起的高压性气胸的治愈，再一次证明白及有愈合伤口、收敛生肌的功能，适用于外裂伤口及内部脏器的裂伤。实践同时证明，对于白及的用法，不仅研面外用可以收敛愈合伤口，研面内服亦可以愈合内脏伤口，水煎服也可以愈合内脏裂伤。

［河南中医学院学报，1978（2）：10-11］

瘀胀综合征

要说"瘀胀综合征"可能还有不少人不知道呢。但是如果说"原发性水肿"可能就为大家所共知了。

"瘀胀综合征"是笔者命名的，以其有瘀胀、自主神经功能紊乱、内分泌失调等综合症状而得名，多见于30岁以上的女性。

这种病在临床上常常见到，但又往往由于缺乏正确的治疗而经久不愈。

本病有称"甲状腺功能低下"者，有称"类哥兴氏综合征"者，有称"功能性水肿"者，有称"神经性水肿"者，有称"内分泌性水肿"者，还有称"原发性水肿"者等，名称颇不一致。

目前西医对本病的病因、病机、病理等方面尚缺乏统一的认识，而且在治疗方面也缺乏有效的疗法，因此笔者就从中医的观点谈谈对本病的认识和临床体会。

笔者认为，本病的病因、病机是由于气、血、水三者功能紊乱和失调，也可以概括为四个字：虚、瘀、滞、留。

（1）虚："久病多虚"。本病患者多属久治不愈的"老病号"，迁延日久，其气必虚。"心主神明"，心气不足，则心慌心跳、失眠多梦、心悸心烦；"脾主运化水湿"，脾虚则周身瘀胀水肿；"肺主气"，肺气不足，则动辄发喘；"肺主皮毛，主卫外""汗为心之液"，心肺气虚，卫表不固，则动辄汗出；"肾为先天之本，为作强之官，主纳气、主生殖"，肾气不足，则阳痿遗精（或月经不调），神疲倦怠、形寒肢冷、动则喘嘘……

（2）瘀："气为血之帅，血为气之母，气行则血行，气不行则血瘀"。气郁往往导致血瘀。多数患者脉象沉弦、细涩、舌质紫暗，都是瘀血征象。有些患者四肢麻木、手足发凉，也是血流不畅、循环不好的缘故。

（3）滞：患者多有心胸狭小，多焦善虑的共性。点点小事，反复揣测，不能排解，昼思夜想，凝结心头。大小事件，越积越多，整天思这想那，一幕一幕，如放电影一般。由于诸多事件的压力，心情不舒，肝郁气滞，情绪低沉，长吁短叹（常太息）；或胸腹胀满，或两胁下痛。

（4）留：气滞又往往导致水留。水液潴留，充斥经髓，故致周身瘀胀、水肿。

本病的临床表现，可随患者而异，但有两点是共同的：一是瘀胀，二是自主神经功能紊乱和内分泌失调等方面的表现。

瘀胀特点：患者多肥胖，全身瘀胀。上半天面部瘀胀、眼泡浮肿，患者往往诉说面部"糗得慌""如涂上一层糨糊"；下半天腹胀、四肢瘀胀，有的腹部撑胀得不能弯腰，有的指胀如棍，不能握拳。下肢肿胀，按之凹陷，较之其他水肿略有弹性，较易复原。言其水肿，似有不妥，说成瘀胀，倒更确切。

自主神经功能紊乱和内分泌失调等方面的表现：心慌心跳、心悸心烦、失眠多梦、倦怠神疲、意乱健忘、胸闷气短、多汗发喘、头目眩晕、视物昏花，胸胁痛，常太息，或大便溏薄，或食欲不振，或小便不利，或夜尿增多，或胃满肢冷，或肢体麻木，或腰肌酸痛，或月经不调，或宫寒腹冷，或白带增多，或性欲改变，或致发不孕……

脉象多沉弦，或沉细，或涩，或滑；舌体多胖，边有齿痕，舌质或暗紫，或淡白，舌苔多白苔或白腻苔。

现代医学检查如血、尿、粪常规检查，心电图检查，基础代谢检查，生化检查等大致正常，或即使不正常亦无器质性病变（西医往往找不到病源，定不了病名）。

本病的治疗，笔者有以下几点意见。

第一，医者要做耐心细致的思想工作，使患者具有乐观主义精神。

从长期的临床实践中发现，本病患者多是经济条件比较优越、生活较为舒适、感情脆弱、不能经受刺激的人。身体稍有不适，或精神稍有不快，常昼思夜想，放不下心来，唯恐出现不测，小心翼翼，忧心忡忡。一分病，忧积成三分，三分病，忧积成九分，如此下去，如负絮过河，包袱越背越重，经久不愈。

解除患者思想上的疙瘩，是治疗本病非常重要的一环。古代枚乘所写的《七发》，就是通过做思想工作，治疗心理疾病的一篇好文章，同道们不妨一读。

第二，要求患者意志坚强，加强体育锻炼或参加体力劳动。

生活条件较为优裕的人，如果不参加体力劳动，平素又不注意锻炼身体，就容易发生肥胖，同时循环系统、神经系统、内分泌系统等也容易发生功能紊乱和其他病变，顽强地进行体育锻炼和体力劳动是治疗本病最好的方法。

第三，在中医药治疗方面，单纯补虚或单纯行气、化瘀、利水都是不行的。单纯补虚会导致更加撑胀，单纯行气、化瘀、利水会更伤气血，虚上加虚，不少中医医生（包括笔者自己）在这方面碰过不少钉子，受过不少的教训。

笔者在长期医疗实践中，从大量的病案里，总结出"虚、瘀、留、滞"的四字病机，并根据这四字病机，提出了"补、破、利、疏"的四字疗法，分述如下。

（1）补：前面说过，本病多有虚的表现，因此治疗时要用补法，即是"虚者补之"之义。补什么呢？这要视具体病情而定，气虚者补气，药用党参、黄芪之属；血虚者补血，熟地黄、枸杞之属；阳虚者壮阳，淫羊藿、巴戟天之属；阴虚者滋阴，辽参、鳖甲之属；肺虚而喘者，可用百合、山药、黄芪、五味子之属补气敛肺；脾虚而肿者，可用白术、党参、茯苓、山药、泽泻、薏苡仁之属健脾利湿；心脏气血不足，心悸心烦、失眠多梦、多汗易惊者，可用酸枣仁、龙眼肉、浮小麦、生龙骨、麦冬、丹参之属；肾气不足，表现腰酸腰痛、畏寒恶风、形寒肢冷、神疲倦怠者，可用附子、桂枝、川续断、狗脊、杜仲、巴戟天、淫羊藿、肉苁蓉之属……

（2）破：本病患者多具有血瘀征象，所以治疗时要佐以破血（活血化瘀）药物，如丹参、三棱、莪术、郁金、延胡索、当归、牡丹皮、桂枝、䗪虫、山楂等。

（3）利：本病患者多具有湿的见证，如瘀胀、困重、水肿、舌体胖、边有齿痕、脉沉弦等，因此治疗时要用利湿药物（最好选用健脾利湿、行气利湿和化瘀利湿的药物），如山药、茯苓、白术、泽泻、薏苡仁、炒扁豆、大腹皮、川厚朴、瞿麦、牛膝、生蒲黄、生山楂等。

（4）疏：本病患者往往还有肝郁气滞的见症，如多焦虑、常太息、胸胁痛、易怒、脉弦等，所以治疗时要佐以疏肝理气药物，如柴胡、香附、郁金、陈皮、广木香、川厚朴、大腹皮等。

这四个方面要同时应用，有所侧重。单纯地补会使患者腹胀、瘀胀更甚，单纯地破、利、疏会使患者更觉心慌、气短、乏力……

根据这"四字法则"，笔者自拟了"三和汤"（即调整气、血、水三者关系，使其和平之义），治疗本病。

处方（三和汤）：党参、黄芪、茯苓（或泽泻）、薏苡仁（或炒扁豆）、山药、当归、白芍、桂枝、三棱、莪术、郁金、䗪虫、山楂、柴胡、大腹皮、广木香。

此外，在有生殖系统疾病表现（如男子阳痿遗精、性欲减退，女子月经不调、白带清稀、冲任失调）的时疾，可在"三和汤"基础上酌情加减。

典型病例：王某，女，42岁，农民。

初诊：1977年4月4日。

食欲不振已有数月。常不欲食，即使勉强进食，亦不过一碗稀粥而已。浑身乏力，身体肥胖，周身瘀胀，瘀胀尤以四肢及面部表现较为突出，按之无坑，弹性尚好。失眠多梦，记忆力差。常太息，欲悲哭，腰酸腰痛，经期正常，经色黑紫，白带较多，脉象沉细，舌质淡白、舌苔白。

除妇科检查有慢性盆腔炎外，其他检查如心电图、血常规、尿常规等均未发现异常。

诊断：瘀胀综合征。

治法：补气、破瘀、疏肝、利水。

处方（三和汤加减）：党参、黄芪、白术、茯苓、薏苡仁、炒扁豆、当归、桂枝、牡丹皮、山楂、三棱、莪术、柴胡、刘寄奴、广木香、炒酸枣仁。

二诊：1977年4月8日，自觉瘀胀减轻，周身松快舒适，食欲改善，食量增加，照上方继服3剂。

三诊：1977年4月12日，瘀胀基本消除，食欲倍增，睡眠好转，精神舒畅。再依据"补、破、疏、利"的原则用三和汤药方，配制丸剂令服，一个月后痊愈。

小结

（1）瘀胀综合征是以周身瘀胀、神经官能症、内分泌失调为主要表现的慢性疾病，多见于30岁以上的女性，患者多有体质肥胖和神经敏感的特点。

（2）瘀胀综合征的病因、病机目前各家说法不一，可能与自主神经功能紊乱或内分泌失调等因素有关。按照祖国医学的观点，本病与气、血、水三者的功能紊乱及失调有关，或者说系由"体虚、气滞、血瘀、水留"所致。简言之，就是四个字：虚、瘀、滞、留。

（3）瘀胀综合征的治疗。针对"虚、瘀、滞、留"的四字病机，提出了"补、破、疏、利"的四字疗法，并根据这个疗法，提出了具体方剂——"三和汤"。

（4）瘀胀综合征是自古以来就有的顽症，为什么过去没有总结出一套正确的治疗方法呢？因为此病多生于生活优裕、安逸舒服之家，这些人总把参芪、鹿茸、熟地黄、鱼肉之类补益剂作为"贵品"，把大黄、芒硝、三棱、莪术之类作为"贱品"。当然他们只能用"贵品"，不愿用"贱品"。为他们服务的大夫们，也畏于权势，投其所好，不敢投用这类峻剂（这类例子是不胜枚举的）。这些是本病虽由来已久，但治法仍寡于今的原因。

随着广大人民群众生活水平的提高，安逸舒适的生活给一些人造成了染此病证的条件和环境，此病有上升的趋势。因此，积极开展对此病的讨论，迅速寻找治疗此病的有效方药，是符合人民群众的意愿和要求的。

（第一届全国中医学术会议，1978，北京）

金石通淋汤治疗泌尿系感染（淋证）

泌尿系感染包括肾盂肾炎、肾皮质多发性脓肿、输尿管炎、膀胱炎、尿道炎、尿道憩室合并感染、尿道旁腺炎等。临床症状以尿频、尿急、尿痛、血尿、脓尿、尿细菌培养阳性为其共性；骤然发热、恶寒、腰酸腰痛、肾区叩击痛、尿镜检可发现少量蛋白（＋）~（＋＋＋＋），以及白细胞管型、全程性暗棕色尿、条状血尿等症状为肾盂肾炎的个性；以明显的尿路刺激、下腹痛、腰痛、鲜红色尿、终末血尿（前尿道出血可呈滴血或初血尿）等症状为膀胱炎、尿道炎的个性。

泌尿系感染患者中，女性较多，尤以新婚和生育妇女为多见。

从临床症状看，泌尿系感染属于祖国医学的"淋证"范畴。祖国医学对本病的病因、病机、症状、分型和治疗禁忌等，都早有较深刻的认识。目前一般将淋证分为热淋、血淋、膏淋、劳淋、石淋等五类，泌尿系感染多属于热淋、血淋、膏淋。

泌尿系感染的病因、病机，祖国医学认为由于湿热蕴结于下焦，膀胱气化不利，以致小便困难，点滴涩痛。火热迫血妄行，故有血尿（血淋）。严重时也可以引起无尿（尿潴留、癃闭），或出现严重脓尿，或合并乳糜尿（膏淋）。

从此种意义上讲，热淋、血淋、膏淋不仅病因、病机基本相同，临床表现亦大体相仿。所不同的是，热淋无肉眼血尿，只有镜下血尿；血淋有较明显的肉眼血尿，膏淋有乳白色或米泔样尿。

既然"湿热"是泌尿系感染的病因，那么在治疗上应以清热、解毒、利湿、通淋为原则。根据这个原则，笔者自拟了一个基本方，叫"金石通淋汤"（金钱草、石韦、木通、滑石、车前子、萹蓄、瞿麦、灯心草、竹叶、金银花、连翘、蒲公英、甘草），来治疗泌尿系感染。本方随症加减，效果甚佳，兹介绍如下。

一、热淋

症见尿频，尿急，尿时点滴不畅，淋沥涩痛，小便黄赤（但无肉眼血尿），口苦口渴，或发热恶寒，或腰酸腰痛，或大便秘结，或小腹坠痛，脉数，舌红、苔黄腻。尿镜检可发现大量脓球、白细胞、红细胞，或少量蛋白和管型；血液常规化验可有白细胞计数增高，尤其是中性粒细胞增高。

辨证：湿热蕴结下焦，膀胱气化不利。

治疗：清热、解毒、利湿、通淋，以金石通淋汤为主方。

典型病案：管某，女，25岁，工人。

初诊：1975年9月29日。

主诉：小便不利半个月余。有尿急、尿频、尿痛感，小便淋沥涩痛，腰酸痛，微发热，面黄瘦弱，左侧肾区叩击痛。曾肌内注射青霉素、链霉素4日不效。

检查：体温37.5 ℃，血压100/80 mmHg，尿镜检：蛋白（++），白细胞（++），红细胞（+），脓球（++++）。脉沉细无力，舌绛、苔薄黄。

诊断：热淋（急性肾盂肾炎）。

治疗：金石通淋汤（处方略），3剂。

二诊：1975年10月4日，小便时涩痛已止，腰酸痛及肾区叩击痛等症均已消除，体温正常，脉细、舌苔白。尿常规镜检：上皮细胞（+），其余（-）。病已痊愈，为巩固疗效，再嘱其服上方3剂。

二、血淋

症见小便热涩刺痛，尿血鲜红或紫红（有肉眼血尿），小腹下坠引痛，舌红、苔黄，脉数有力（其他症状略同热淋）。如病程迁延日久，血尿可反转为淡红色，疼痛不甚。湿热蕴结于膀胱，热炽及血，灼伤血络，迫血妄行，故而尿血。治以清利湿热、凉血止血之法。方以金石通淋汤、小蓟饮子为基础加减。

典型病例：尹某，男，40岁，长垣县樊相公社尹庄村人。

初诊：1973年8月29日。

现在症：小便不利，点滴淋沥，热涩刺痛，尿频尿急，小便色红，发热畏寒，腰酸腰痛，肾区叩击痛。尿常规镜检：蛋白（+++）、红细胞（++++），证属血淋（急性肾盂肾炎）。治以清热利湿、凉血止血之法。

处方：金钱草30 g，石韦12 g，滑石18 g，甘草3 g，小蓟9 g，蒲黄炭9 g。

二诊：1973年9月4日，服上方3剂后，淋沥涩痛已止，小便已不红，泌尿系统症状基本消除，唯腰痛口渴，脉弦舌红。余热未清，肾阴已亏，于清热利尿剂中加重滋补肾阴药物的量。

处方：金钱草9 g、生山药45 g、熟地黄15 g、枸杞12 g、狗脊12 g、川续断15 g。

服3剂后，诸症皆除，尿常规镜检，各项指标均转正常，病已告愈。

三、膏淋

膏淋除具有热淋的一般症状外，主要还有尿如米泔或牛乳等特殊症状。如日久不愈，疼痛虽减，形体却日渐消瘦。

湿热阻滞下焦，膀胱气化不利，不能分化清浊，以致清浊混淆，脂液下注，小便混浊如米泔，治用清热化湿之法，方用金石通淋汤加减。

典型病例：赵某，女，48岁，长垣县西关农民。

初诊：1971年3月21日。

现在症：小便热涩刺痛已3日。寒热往来，小腹下坠胀痛，淋沥热涩，小便混浊，如米泔样，为湿热蕴结于下焦所致，名为膏淋（膀胱炎）。以金石通淋汤和小柴胡汤为基础化裁。

处方：金钱草30 g、石韦10 g、滑石12 g、车前子10 g、萹蓄10 g、瞿麦10 g、竹叶

10 g、灯心草3 g、金银花20 g、连翘20 g、大黄6 g（后下）、黄芩6 g、柴胡6 g。每日1剂，水煎服。此方共服4剂，诸症尽除。

四、因泌尿系感染而引起癃闭者

泌尿系感染如因脓液或血块阻塞尿路，即可引起小便不通，亦即癃闭（无尿、尿潴留）。祖国医学认为本病的发病机制，一是由湿热互结、阻滞下焦所引起；二是由瘀血凝聚、阻塞尿路所引起。治宜清热利湿、活血化瘀。方以金石通淋汤合桃仁承气汤为基础化裁。

典型病例：傅某，男，38岁，长垣县满村公社三观庙村农民。

初诊：1976年2月。

现在症：小便癃闭数日。小腹膨隆，欲尿而不能尿，难受异常。西医诊断认为是由泌尿系感染所致。肌内注射青霉素、链霉素，同时用导尿法治疗十余日，不见好转。转请笔者诊治。诊其脉弦而数，察其舌苔黄腻，小腹胀痛，小便癃闭不通，导出尿液为深黄色，为湿热蕴结膀胱所致。投以金石通淋汤2剂而便通。但仍小腹痛，尿时涩痛，考虑为"膀胱蓄血"所致。方用金石通淋汤合桃仁承气汤加减。

处方：金钱草30 g、石韦15 g、瞿麦10 g、车前子10 g（包煎）、萆薢10 g、桃仁10 g、当归10 g、大黄10 g、桂枝6 g。每日1剂，服8剂后病愈。

[河南中医学院学报，1978（2）：10-11]

利用流体力学原理调整血压

防治心血管疾病，尤其是防治高血压和低血压疾病，研究一下血液在血管中的流动力学很有意义。

一、理论根据及公式推导

流体力学告诉我们：流体在管子中流动，其流量（Q）等于平均流速（v）乘以过流断面积（S）。

①$Q=vS$ (1)

又因为$S=\pi r^2$（圆面积公式），所以式（1）又可写作

$Q=v\pi r^2$ (2)

或$v=Q/\pi r^2$ (3)

根据海根–泊稷叶方程式

②$\Delta P=8nLv/r^2$ (4)

（式中ΔP表示管子两端的压强差，n表示流体的黏滞系数，L表示管子的长度，v表示流体的平均流速，r表示管子的半径）。将式（3）代入式（4）则

$$\Delta P=8nLQ/\pi r^4 \tag{5}$$

式（4）说明：黏滞流体在管道中做片流运动时，管子两端的压强差与黏滞系数成正比，与管子长度成正比，与平均流速成正比，与管子半径的平方成反比。

式（5）说明：黏滞流体在管子中做片流运动时，管子两端的压强差与黏滞系数成正比，与管子长度成正比，与流体流量成正比，与管子半径的四次方成反比。

血液属于流体，且属于黏滞流体。血液在血管中流动，受多种力学因素影响，如心肌收缩力、舒张力、血管弹力、各种外周阻力、重力等，同时血管粗细不等，人在站立时，血管又多不在水平位置上。所以血液在血管中流动的力学原理远比其他流体复杂得多。但是，血液既属流体，一些流体力学的基本原理还是大体适用的。

假如血液在血管中做片流运动，从主动脉端a流到腔静脉端b，a、b两端的压强差

$$\Delta P=P_a-P_b \tag{6}$$

式（6）中P_a表示a点血液对血管壁的压强，P_b表示b点血液对血管壁的压强，而P_b甚小，可忽略不计，所以式（6）又可写作

$$\Delta P=P_a \tag{7}$$

血压是指血液对血管壁的侧压而言，P_a就是主动脉血压。如果以血压为考虑的中心，那么海根–泊稷叶方程式可写成

$$P_a=8nLv/r^2 \tag{8}$$

$$或 P_a=8nLQ/\pi r^4 \tag{9}$$

式中P_a是主动脉血压（或泛指动脉血压），n表示血液黏滞系数，L表示血管长度（或从动脉血压测量处至腔静脉端之血管长度），Q表示单位时间的血流量（也是单位时间的心输出量），v表示平均流速。式（8）、式（9）明确地表示了动脉血压与血管长度、血管半径、血液黏滞性、血流速度（或心输出量）的关系。从式（8）、式（9）可得出以下结论：血液在血管中流动，动脉血压与血液的黏滞系数成正比，与血管长度（系指自动脉血压测量处至腔静脉端之血管长度）成正比，与血液平均流速成正比，与血管半径的平方成反比。或者说，血液在血管中流动，动脉血压与血液黏滞系数成正比，与心输出量成正比，与血管长度（系指自动脉血压测量处至腔静脉端之血管长度）成正比，与血管半径的四次方成反比。

动脉血压的调节，取决于Q（或v）、n和r的调节，以及在神经、体液、内分泌作用下它们之间的相互协调。

二、临床应用

理论来源于实践，又服务于实践。根据上面的原理，如果血压偏高，就要设法减小Q（或v）、n，或加大r；如果血压偏低，就要设法增加Q（或v）、n，或减小r。

中药里一些补气养血的药物多能增加动脉血量、增加血液浓度（黏滞性）；一些温补心阳的药物多能增强心肌收缩力，加速血液循环，从而增加心输出量Q或增加血液流速v，所以多具有升压作用。

人在静的时候，尤其是在睡眠的时候，血压偏低，是因为这个时候大量的血贮藏于肝脾，参加循环的血量减少（Q 或 v 也相应地减小）；人在剧烈活动时，参加循环的血量增加（Q 或 v 也相应地增加），所以血压升高。

一些镇静药物不仅对中枢神经有影响，而且能够间接地减少血液循环量（使 Q 或 v 相应地减小），所以能降低血压。

一些利尿药物能降低血管内血量，排出钾、钠及其他一些氯化物等，改变血液的成分（减少血液的黏滞性），所以有降压作用。

一些扩张血管的药物能增大血管半径，一些降低血脂、软化血管的药物既能降低血液黏滞性，又能增大血管半径，所以也有降压作用。

当然，人就像是一台极其复杂、灵敏的机器，血压受到神经、体液、内分泌等多种因素的影响。有时是在神经、体液、内分泌的作用下，先使 n、r、v（或 Q）发生变化，再使血压发生变化。

在临床中，应根据中医辨证施治理论，视病情的具体需要选用药物。低血压患者选加补气养血、温补心阳的药物，高血压患者选加镇（或滋）肝熄风（亦即镇静）的药物和降低血脂、扩张血管、利尿降压的药物。这样，既不脱离祖国医学辨证施治和整体观念的特点，又不排除现代科学知识对临床的指导意义。

典型病例一（低血压）：陈某，女，32岁，农民。

初诊：1973年8月18日。

主诉：头晕、恶心一个月余。周身乏力，心慌气短，脉象弱，舌淡白、苔薄白。听诊心肺正常，血压84/60 mmHg，余未发现异常。考虑病证由低血压引起，诊断为"低血压病"。

根据心慌气短、脉弱乏力等特点，判断该例低血压主要是由于心肌收缩力弱、心输出量不足所引起。根据公式 $P_a = 8nLQ/\pi r^4$，治疗时应用增强心肌收缩力、增加动脉内血量（亦即补养气血、温补心阳）的药物。

处方：党参、茯苓、白术、山药、黄精、熟地黄、枸杞、白芍、附子、桂枝、荜拨、生姜、大枣。水煎服，每日1剂。

方中党参、茯苓、白术、山药、黄精、熟地黄、枸杞补气养血，既可增大 Q（或 v），又可增大 n；附子、桂枝、荜拨温补心阳，增强心肌收缩力，有增大 v（或 Q）的作用，合而用之，共成升压之功。

服3剂后，患者头晕、恶心均止，仍感浑身乏力，别无不适感。脉弱，舌淡红、苔薄白。血压升至100/74 mmHg，转为正常，头晕、恶心亦止，说明这例患者的头晕、恶心同低血压是因果关系，同时也证明用增强心肌收缩力、增加动脉内血量和增加血液黏滞性的药物能够治疗低血压。又照上方继服3剂，诸症皆除，随访2年，一直健康。

典型病例二（高血压）：张某，男，70岁，农民。

初诊：1970年7月12日。

现在症：头晕欲倒，左半边身麻木，血压205/110 mmHg，诊断为高血压病。《黄帝内经》云："诸风掉眩，皆属于肝。"本病系由肝阴不足、肝阳上亢所致，治用养血熄风、镇静降压之法，方用镇肝熄风汤加减。

处方：当归10 g、生地黄10 g、赤芍10 g、牛膝10 g、地龙10 g、蛀虫10 g、乌梅10 g、苦参10 g、茯苓20 g、生龙牡（龙骨、牡蛎）各30 g、赭石15 g、郁金10 g、川楝子10 g、玄参10 g，4剂，水煎服，每日1剂。

方中当归、生地黄养血安神；龙骨、牡蛎、赭石镇静安神，减小 Q；地龙、牛膝利尿，减小 Q；郁金、蛀虫活血化瘀，既增大 r，又减小 n。合而用之，共成降压之功。

二诊：1970年7月20日，头晕减轻，其他症状亦减，血压170/90 mmHg。照上方继服2剂，追访一年，血压未有回升。

三、结论

能够调整血压的药物，就其药理作用讲，无不直接或间接地影响着三个因素：Q（或 v）、n、r。能够降低血压的药物要么是使 n、Q（或 v）减小，要么是使 r 增大，能够升高血压的药物要么是使 n、Q（或 v）增大，要么是使 r 减小。

往往一种药物既有增大 n、Q（或 v）的成分，又有增大 r 的成分；或者既有减小 n、Q（或 v）的成分，又有减小 r 的成分。如果一种药物的升压成分所引起的血压升高恰恰和它的降压成分所引起的血压下降相抵消，那么该药即既无升压又无降压作用。如果升压成分所引起的血压升高大于降压成分所引起的血压下降，那么，该药即具有升压作用。反之，亦然。

关于利用流体力学原理调整血压的研究，是一个新课题。本文只做了一些初步的探索，临床应用更感不足，尚待进一步探讨，并在实践中加以验证。

[河南中医学院学报，1978（3）：14-17]

礞石愈痫丸治疗癫痫196例

1991年3月至1995年3月，我们采用礞石愈痫丸治疗癫痫196例，并与鲁米那治疗的168例做对照，疗效满意，报告如下。

一、临床资料

诊断标准采用《临床疾病诊断依据治愈好转标准》（人民军医出版社，1991年）。将364例癫痫患者随机分为两组。治疗组196例，男126例，女70例；年龄12～58岁，平均28岁；病程0.25～50年，平均7.2年；按发作类型分，大发作36例，小发作69例，运动性发作43例，感觉性发作35例，自主神经发作8例，精神运动性发作5例；发作频率12次/天～1次/150天，平均1次/32天。对照组168例，男108例，女60例；年龄12～46岁，平均2.5岁；病程0.3～30年，平均6.4年；按发作类型分，大发作28例，小发作58例，运动性发作34例,感觉性发作3例,自主神经发作9例,精神运动性发作6例;发作频率10次/天~1次/120天,平均1次/28.2天。

二、治疗方法

治疗组服用礞石愈痫丸(方药组成:青礞石、代赭石、石菖蒲、天南星、天竺黄、路路通、半夏、远志、橘皮、茯苓、厚朴、紫苏子、槟榔、大黄、琥珀、郁金、生蒲黄、竹茹、猪胆汁。配制方法:先将青礞石和代赭石加水煎煮2小时,滤取药液,与猪胆汁混合。其余药物共为极细粉末,用上述药液做成绿豆大水丸,晾干,密封备用)。成人每次口服6 g,每日3次;未成年人及年老体弱者酌减。对照组服用鲁米那,成人每次口服30 mg,每日3次;12~16岁患者每次服25 mg,每日3次;17岁以上患者按成人量给药。两组患者均服药3个疗程(每个疗程3个月,共9个月)后进行疗效观察比较。

三、结果

疗效标准参照同前及《最新国内外疾病诊疗标准》(学苑出版社,1991年)。近愈:发作完全控制,精神症状消失,近8个月内无复发者。显效:发作频率减少75%以上,精神症状基本消失。好转:发作频率减少50%~70%,遗留智能障碍和性格改变。无效:发作频率减少50%以下。两组均在服药满9个月时进行疗效评判。治疗组196例,近愈38例,显效66例,好转72例,无效20例,总有效率为89.8%;对照组168例,近愈32例,显效50例,好转61例,无效25例,总有效率为85.1%。两组疗效无显著差异($P>0.05$)。1年后对两组近愈病例进行随访,治疗组38例中有1例(2.6%)复发,但程度较轻;对照组32例中有22例(68.8%)复发,程度较重,两组比较有显著差异($P<0.01$)。说明治疗组疗效较持久巩固。同时,治疗组未发现明显副作用,而对照组则有嗜睡、头晕等不良反应。

体会:中医学认为,痰饮、火热、惊恐是致发癫痫的三大主因,其中痰是最主要的,治痰即是治痫。礞石愈痫丸中,青礞石、代赭石重坠降痰;厚朴、槟榔、枳实、橘皮、紫苏子理气消积祛痰;半夏、天南星燥湿化痰;竹茹、天竺黄、猪胆汁清热化痰;远志、路路通、郁金、石菖蒲开郁化痰;大黄、琥珀、生蒲黄化瘀利湿;茯苓健脾利湿,使体内水湿之邪得以从二便排出,以绝生痰之源,故疗效较佳。

[中国中西医结合杂志,1996,16(12):750-751]

双黄清下汤治疗过敏性紫癜48例

笔者于1993年10月至1995年5月采用双黄清下汤(自拟)治疗过敏性紫癜48例,并与西药强的松治疗的18例做对照,疗效满意。

一、临床资料

诊断标准采用《临床疾病诊断依据治愈好转标准》（人民军医出版社，1991年）。近期内有病毒、细菌或寄生虫感染、疫苗注射、食品、药品、植物花粉过敏，寒冷刺激，虫咬伤等诱发因素；临床表现以反复出现阵发性皮肤紫癜为主，紫癜对称分布于四肢及臀部，可伴有腹痛、便血、鼻衄、关节肿痛及血尿、浮肿等；实验室检查血象及骨髓象正常，偶见嗜酸性粒细胞增加；肾型可见尿蛋白、红细胞和颗粒管型；而腹型可有大便下血或大便潜血阳性；出血时间、凝血时间及血小板计数均正常。

将66例过敏性紫癜患者随机分为两组，治疗组48例，对照组18例。治疗组男26例，女22例；年龄1～5岁30例，6～10岁12例，11～15岁4例，16～20岁2例。对照组男10例，女8例；年龄1～5岁10例，6～10岁5例，11～15岁2例，16～20岁1例。

二、治疗方法

治疗组用双黄清下汤［方药组成：金银花15 g、连翘10 g、生地黄12 g、大黄10 g（后下）、玄参10 g、紫草10 g、赤芍10 g、知母10 g、旱莲草6 g、牡丹皮6 g、生山药15 g）］，水煎服，分早晚两次服，每日1剂。对照组服用强的松，每次10 mg，每日3次。儿童剂量酌减。服药期间嘱食清淡食物。以上两组均按5天为1个疗程，治疗3个疗程后进行疗效观察比较。

三、结果

疗效标准仍参照《临床疾病诊断依据治愈好转标准》。治愈：皮肤紫癜消退，其他临床症状消失，近期内无新的紫癜出现。有效：紫癜明显消退，其余临床症状明显减轻。无效：皮肤紫癜消退不明显，或消退后又再次出现，其余症状无明显改善。治疗组48例，治愈26例，好转21例，无效1例，总有效率为97.9%；对照组18例，治愈1例，有效9例，无效8例，总有效率为56%。经统计学处理（$P < 0.01$），两组疗效有显著性差异。治疗组疗效明显高于对照组。

四、讨论

过敏性紫癜是一种变态反应性疾病，主要累及毛细血管壁而发生出血症状。笔者采用双黄清下汤治疗此病，疗效显著，总有效率达97.9%，与西药强的松（总有效率为56%）比较，有显著性差异。治疗组不仅疗效高，而且副作用小，疗效巩固，不易反复。而对照组则副作用较大，疗效不巩固，容易反复。

本病属于中医"发斑"范畴，多由风毒侵入肌肤，或温热邪毒入于脉络，迫血溢于脉外，发为紫癜。临床表现除上述皮肤紫癜等症状外，还多伴有指纹紫（小儿）、舌绛红、舌苔黄、口干渴、咽干痛、尿黄赤、流鼻血等实热征象。故应用清热、泻下、解毒、凉血的方法治疗。双黄清下汤中金银花、连翘清热解毒，大黄清热泻火，生地黄、玄参、牡丹皮、赤芍、紫草、旱莲草清热凉血，知母、生山药清热润燥、滋养肺胃。诸药合用，泻火中有养阴，祛邪而不伤正，故而疗效颇佳。

本病多见于儿童及青少年，多为实热证，虚寒证较少。故不要轻易用温热药。体质较弱者可用北沙参、西洋参、生山药、麦冬之类益气养阴药予以辅佐。

[河南中医，1996（4）：239]

《秘单验方集锦》选摘

经闭

处方一

方药组成：红花、当归尾、苏木、肉桂心、紫葳、白芷、赤芍、刘寄奴、炙甘草。

主治：经闭。

处方来源：开封市中医院崔光华大夫传授。

按语：此方不可轻易使用。在用其他治法不效时，用此方投之辄效。但此方只能应急，不能根治，服药月经则行，停药则止。如要根治，还须根据具体情况，在此基础上灵活加减，辨证治疗。

处方二

方药组成：大黄、五灵脂、红花、百草霜。

制作方法：前三味约以7∶2∶1配方，共研细面，加入百草霜适量，拌匀，水为丸，如绿豆大，干后包装备用。

服法：每次服6～9g（40～60粒），每日2次。

主治：癥瘕，经闭。

适应证：一切气滞血瘀所致的胃脘痛，以及闭经、痛经等妇科实证，均可服用。

禁忌：虚证。

处方来源：此方名黑虎丸，又称"毛家药"，系长垣县毛怀新祖传秘方。所制成药畅销全国，颇享盛誉。后来，毛家献出此方，由制药厂大量生产，改名"调经健胃丸"。但由于改变了方药组成，疗效受到影响。

按语：黑虎丸在方药组成上有"老四样"和"新七样"之别，所谓"老四样"是祖传秘方之原貌；"新七样"，是后人在原方基础上加入当归、川芎、香附而成。但"老四样"较"新七样"收效快，疗效高，故现仍按"老四样"配方。

经行吐衄

方药组成：川牛膝30g，车前子15g（布包），泽兰10g，生赭石9g。

制用方法：水煎服，于行经前三天开始服药，直至经期过去。

主治：月经期吐衄。

处方来源：民间验方。

乳汁不通（或乳汁缺少）

方药组成：王不留行、穿山甲、血见仇、当归尾、黄芪头、白芷、全瓜蒌、漏芦、通草。

体虚者，加党参、茯苓、熟地黄；表虚自汗者，加地骨皮，黄芪量加倍；因气而得者，加陈皮、香附。

为易记忆，有歌一首如下：通草花，王不留，穿山甲，血见仇，当归尾，黄芪头，香白芷，全瓜蒌，漏芦煎服乳常流。身体弱，气血虚，再加参苓大熟地黄；自汗出，表不实，倍加黄芪地骨皮，生气得，常太息，快加香附与陈皮。

主治：乳汁不通，乳汁缺少。

适应证：随症加减，可用于一切乳汁不通、乳汁缺少证。

禁忌：忌食大麦芽，勿生气。

处方来源：河南中医药大学杨毓书教授从一位民间老中医处所得。

口眼㖞斜（颜面神经麻痹）

方药组成：猪牙皂角、醋、麝香。

制用方法：研牙皂500 g为细面，密封备用。米醋150 mL，铜锅煮沸，加入牙皂适量，边加热边搅动，四五分钟，即成黄褐色糊状药膏，取7～8层纱布敷料一块（大小据患处而定），摊上药膏，药膏上撒麝香，趁热（以不烫伤皮肤为度）敷于患侧面部，胶布固定，每日一换。

如在敷此药前针刺太阳、下关、颊车、地仓等穴，效果更佳。

主治：口眼㖞斜（颜面神经麻痹）。

适应证：风寒外邪、阻滞经络所致的口眼㖞斜（外风），病程愈短，疗效愈好。如超过百天，或已经火针治疗过，则疗效较差。

内风（脑溢血后遗症，脑血栓形成等）则不适宜。

禁忌：适当避风，治疗期忌房事。

处方来源：开封市中医院名老中医胡云鹏祖传秘方。

高热惊厥

方药：活地龙（即蚯蚓，以白颈者为佳，俗称臭地龙）100条，白糖125 g。

制法：地龙洗净，与白糖同置大茶缸内，数小时后，取渗出液饮之。

用法：上述量一日服完，每次20～30 mL。

主治：高热惊厥。

适应证：乙脑，高热昏迷，抽搐，尿闭，精神分裂等。

处方来源：原周口地区中医院刘海涵副主任医师的经验方。

跌打损伤

方药组成：当归3 g，川芎3 g，肉桂3 g，附子3 g，乳香2.5 g，没药2.5 g，大黄30 g（后下），芒硝24 g，泽兰3 g。

方歌：当归川芎共泽兰，肉桂附子各一钱，乳香没药八分用，大黄一两硝八钱。

制用方法：将上药入砂锅内，加水800 mL，待煎至剩水约400 mL时，纳入大黄，再煎半分钟，端下静置放温，去渣存汁，顿服。

主治：跌打损伤。

适应证：跌打损伤初期，局部瘀血，疼痛，未用下法者，均可用之。

禁忌：跌打损伤后有内出血，或外部出血不止者，禁用；年老体弱者，慎用。

按语：方中桂附温经活血，硝黄寒凉通下活血；当归、川芎、乳香、没药、泽兰通经活血止痛。诸药合用共奏活血化瘀、改善血液循环、消肿止痛之功。

处方来源：河南中医药大学石冠卿教授自一位民间老中医处所得。

关于《伤寒论》中"伤寒"概念的探讨

《伤寒论》是后汉医学家张仲景所撰，它是我国第一部将医学理论与方药结合起来的著作。自《伤寒论》问世以来，注解和研究《伤寒论》者不下三百家，是中国古今医籍中被注解和研究最多的一部书。

由于《伤寒论》文辞古奥，历代注家对某些内容认识颇不一致，其中对"伤寒"二字的解释就分歧很大。尤其是温病学说诞生以后，对"伤寒"所包括范围的争论达到高潮，仅列举有代表性的几家如下。

吴有性：伤寒"其传法与温疫自是迥别""温疫与伤寒，感受有霄壤之隔"。

张九芝："在太阳为伤寒，在阳明为温病。"

王履："夫伤于寒，有即病焉，有不即病焉……即病谓之伤寒，不即病者，谓之温与暑。"

闵芝庆："欲发明伤寒与诸病相异，故论伤寒，而略言诸病耳。"

汪琥："盖伤寒之外皆杂病……伤寒之中，最多杂病。"

丹波元胤：伤寒"所以为外感之总称，盖寒为天地杀厉之气，亘于四时，而善伤人，非温之行于春，暑之行于夏，各王于一时之比。是以外邪之伤人，尽呼为伤寒"。

任应秋："伤寒病，就是被邪伤而害病，是很广泛的，包括多种疾病而言……""伤寒病，既是泛指一般的疾病而言，那么，'伤寒论'就应该是'疾病论'了"。

…………

综合各家所述，可概括为以下几种意见。

（1）伤寒是外感风寒而致的疾病，伤寒与温病迥异。

（2）温病就是伤寒，伤寒包括温病。

（3）伤寒为外感之总称，凡外邪伤人，皆为伤寒。

（4）伤寒泛指一切疾病，包括杂病。

究竟对于《伤寒论》中"伤寒"的概念怎么理解，这是需要进一步探索的问题。

一、从撰写《伤寒论》所参考的书籍来理解"伤寒"的概念

张仲景在《伤寒论》自序中说："勤求古训，博采众方，撰用素问九卷、八十一难、阴阳大论、胎胪药录，并平脉辨证，为伤寒杂病论合十六卷。"可见张仲景写《伤寒论》时，参考了《素问》《难经》等书。而《素问》《难经》对"伤寒"的概念是怎样解释的呢？《素问·热论篇》说："今夫热病者，皆伤寒之类也。"就是说，伤寒包括热病。《难经·五十八难》说："伤寒有五，有中风、有伤寒、有湿温、有热病、有温病，其所苦各不同。"本句有两个"伤寒"，前一个"伤寒"是广义的，包括湿温、热病、温病等；后一个"伤寒"是狭义的，指的是外感风寒而发病。

《伤寒论》对"伤寒"二字的运用是与《素问》《难经》一致的。有时是指狭义的伤寒，如《伤寒论·太阳篇》说的"太阳病，或已发热，或未发热，必恶寒，体痛、呕逆，脉阴阳俱紧者，名曰伤寒""伤寒，脉浮紧，不发汗，因致衄者，麻黄汤主之"。有时则指广义的伤寒，如"伤寒有热，少腹满，应小便不利，今反利者，为有血也，当下之，不可余药，宜抵挡丸""伤寒，脉微而厥，至七八日。肤冷，其人躁无暂安时者，此为藏厥"。

由此可见，无论是《素问》《难经》，还是《伤寒论》，都是把伤寒分作广义和狭义来解释的。狭义的伤寒是专指外感风寒所致的疾病而言，不包括温病在内；广义的伤寒则是包括温病在内的，范围较广泛的一类疾病。

二、从"寒"字来理解"伤寒"的概念

中西惟忠说："伤寒也者，为邪所伤害也。谓邪而为寒，盖古义也。故寒也者，邪之名也。而邪之伤害人，最多端矣……"又说："寒也者，邪之名也。而义之所岐，凡五焉，有指邪气者，有指痰饮者，有指吐利者，或对热，或对温，如曰伤寒。"

任应秋说："寒字，是可以作'邪'字讲的。例如《孟子·告子篇》说：'吾见亦罕矣，吾退而寒之者至矣。'这个'寒'字就作'邪'字解。"

笔者是同意上面两家意见，将"伤寒"中的"寒"字作"邪"字解的。

"寒"就是"邪"，"伤寒"就是"伤邪"。那什么是"邪"呢？邪主要是指四时不正之气。"邪"即是感受四时不正之气而发病。《灵枢·根结》说："真气稽留，邪气居之也。"《灵枢·贼风》说："贼风邪气伤人也，令人病焉。"这几处的"邪""邪气"都是指四时不正之气。丹波元胤把"邪"说为"天地杀厉之气"，也是

这个意思。就这个意义上说，"伤寒"就是感受四时不正之气而发的病。

三、从张仲景撰写《伤寒论》的时代背景和动机来理解"伤寒"的概念

东汉末年，由于连年战乱和统治阶级的残酷剥削，人民生活极端困苦，体质下降，疫疠流行蔓延。据史书记载，元嘉元年（151年）正月，京都大疫；二月，九江、庐江大疫。延熹四年（161年）正月，瘟疫大流行。建宁四年（171年）三月，瘟疫大流行。熹平二年（173年）春正月，大疫。光和二年（179年）春，大疫。光和五年（182年）二月，大疫。中平元年（184年）正月，"疫气流行"。中平二年（185年），正月，大疫。建安元年至建安十年（196—205年），南阳一带连年瘟疫流行。这些瘟疫的流行，夺去了无数人的生命。有些地方数百里不见人烟，农村一片荒芜。"出门无所见，白骨蔽平原"，就是当时凄凉景象的真实写照。

张仲景的家族，也不免其祸：二百余众，不到十年，"其死亡者，三分有二"。这样大量地、迅速地造成死亡的疾病，显系流行性的急性传染病。

生活在这个时代里的张仲景，目睹这种惨状，悲愤至极，决心征服它。于是"勤求古训""博采众方"，撰成了《伤寒论》。

从这些情况看来，当时严重威胁人民群众生命，而为张仲景所要征服的"伤寒"，既不是单纯的外感风寒，也不是一般疾病，而是具有传染性的，能够造成大流行的一类疾病。

四、通过对"卒""杂"的考证来理解"伤寒"的概念

仲景原著的书名是《伤寒卒病论》还是《伤寒杂病论》，历代医家也有争论。笔者认为，最初是以《伤寒卒病论》之名流传于世的。查考《唐书艺文志》《新唐志》十卷，以及陈振孙、严器之、刘完素等人提及《伤寒论》时，都写作《伤寒卒病论》。郑佐指出："伤寒卒病论，卒读仓卒之卒，诚书之初名，此其有据也。但不知'卒病'二字，漏落于何时。俗尚苟简，承袭久远，无从可稽矣。"

由此可见，仲景之作最初以《伤寒卒病论》之名流传是没有多大疑问的。至于什么时候经谁之手开始将"卒"字改成"杂"字，已无从考究了。后世医家将"卒"字改成"杂"字，其理由：一是虽自序首题曰"伤寒卒病论"，然而自序中却写的是"伤寒杂病论"；二是经王叔和整编过的《伤寒论》里面，确实夹杂着对杂病的论治。到底是自序中"卒"错写成了"杂"，还是"杂"错写成了"卒"，笔者认为，自序首题曰"伤寒卒病论"是正确的，自序里出现的"伤寒杂病论"，杂是卒的误写。卒，是急的意思。卒病，就是急病，也就是突发、初发之病。第一，题目抄错字的情况是比较少有的，而文章中抄错字的情况却是司空见惯的。第二，仲景要征服、要论述的是起病卒然、变化迅速、使医者措手不及的"伤寒急病"，重点不在于论杂病。诚如闵芝庆所

说："欲发明伤寒与诸病相异，故论伤寒，而略言诸病耳。"郑佐也说，张仲景写伤寒的原因和目的是"愤伤寒之不明，戚宗族之非病，论以辨明伤寒"。第三，《伤寒论》397条中，有83条明确写着"伤寒二三日……""少阴病，得之二三日……"这样的条文，可见指的是急病、初发之病。第四，《黄帝内经》中就是把急病称作卒病的。如《素问·玉机真藏论篇》说："然其卒发者，不必治于传……"这里的"卒发"就是"卒病"。《黄帝内经》里还经常用"卒然"一词，如"卒然而痛""卒然逢疾风暴雨"等。大抵秦汉时代是用"卒"字代"急"字的。

在《伤寒论》中，仲景甚至把霍乱也摒除在"伤寒"之外，如第383条说："伤寒，其脉微涩者，本是霍乱，今是伤寒，却四五日，至阴经上，转入阴必利，本呕下利者，不可治也。"这里仲景为什么将霍乱摒除在伤寒之外，不得而知。然而仲景的"伤寒"（即使是广义的）也不包括所有的疾病，这一点倒是十分明确的。况且仲景在自序中明文交代："……其死亡者，三分有二，伤寒十居其七。"如果"伤寒"与"疾病"同义的话，那么另"十分之三"是什么呢？由此可见，"伤寒"就是卒病，亦即急病，而非慢性杂病。

必须指出的是，《伤寒论》中有些治伤寒的方剂确是可以用来治杂病的。一千多年来，历代医家不仅用《伤寒论》中的方剂治伤寒，而且也用来治杂病。正如王履所说："夫仲景之法，天下后世之权衡也，故可借焉以为他病用。"喻昌也说，《伤寒论》如果"引申触类""治百病而有余能"。但不能据此就认为伤寒包括杂病。

综上所述，《伤寒论》中的伤寒，与《素问》《难经》中的伤寒基本一样，都有广义和狭义之分。狭义的伤寒是指单纯的外感风寒而发病，不包括温病；广义的伤寒则是包括温病、传染病在内的，发病较急的（或初发的）因感受四时不正之气而引起的一切疾病（不包括杂病）。

［河南中医，1981（4）：8-10］

《伤寒论》"六经"研究

摘要 张仲景的《伤寒论》，是以"六经"作为辨证提纲的。本文对"六经"概念、"六经"辨治、"六经"传经等问题进行了深入的研究，提出了个人的见解，阐述了研究结论。

一、"六经"概念

所谓"六经"，就是太阳、少阳、阳明三阳经和太阴、少阴、厥阴三阴经，合为"六经"。

"六经"在不同的书中有不同的含义。在《针灸甲乙经》中，"六经"指经络。每一经又分为手足，实际上成了十二经。如手太阳小肠经、足太阳膀胱经；手阳明大肠

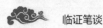

经、足阳明胃经；手少阳三焦经、足少阳胆经；手太阴肺经、足太阴脾经；手少阴心经、足少阴肾经；手厥阴心包经、足厥阴肝经。在运气学说中，"六经"就气化而言的。如子午少阴君火、丑未太阴湿土、巳亥厥阴风木、寅申少阳相火、卯酉阳明燥金、辰戌太阳寒水。古人根据阴阳之气的不同，分为3个阶段：阴气初生叫"少阴"，大盛叫"太阴"，消尽叫"厥阴"；阳气初生叫"少阳"，大盛叫"太阳"，盛极叫"阳明"。张子和说："以六气考之，厥阴为初之气，少阴为二之气，太阴为三之气，少阳为四之气，阳明为五之气，太阳为终之气。此顺也。逆而言之，正与此合。缘伤寒为病，逆而非顺也。"陆九芝也说："六经提纲皆主气化，六经为标，六气为本。"在有些书中，"六经"是指脏腑而言的。如章炳麟说："少阴病者，心病也……阳明病者，胃肠病也……少阳病者，三焦病也。"在《素问·热论篇》中，六经指热病的症候群。

《伤寒论》中的"六经"，其含义与上面这些都不相同，它是把伤寒这类疾病的症候群分为六类，分别以太阳、少阳、阳明、太阴、少阴、厥阴来命名。《伤寒论》中的太阳证和阳明证，分别囊括了《素问·热论篇》的三阳证候和三阴证候，而《伤寒论》中的少阳证和三阴证，在《素问·热论篇》里没有提到。

《伤寒论》中的"六经"，是病证变化深浅轻重的符号。体质壮实者多三阳证，虚弱者多三阴证。所以日本人喜多村说，"六经"乃借以标明表里虚实寒热之界限，阳刚阴柔，阳动阴静，阳热阴寒，阳实阴虚。凡病之属阳属热属实，谓之三阳；属阴属寒属虚，谓之三阴。换言之，凡体内机能亢进者为阳，衰退者为阴。病在于表，实则为太阳，虚则易陷于少阴。病在半表半里，为少阳，虚则易陷于厥阴。病入里，实为阳明，虚则易转入太阴。此乃六经病型转变之规律和三阴三阳所代表证候的大略情形。近人陈邦贤教授、任应秋教授和金寿山教授等也都认为《伤寒论》中的六经是代表六个不同的证候群。

二、"六经"辨治

（1）太阳病

主要证候：在《伤寒论》中，以下3条是太阳病的主要证候。

"太阳病，脉浮，头项强痛而恶寒。"（第1条）

"太阳病，发热汗出，恶风，脉缓者，名为中风。"（第2条）

"太阳病，或已发热，或未发热，必恶寒，体痛呕逆，脉阴阳俱紧者，名为伤寒。"（第3条）

由此可见，"太阳病"的脉证主要是发热（或未发热）、恶寒（或恶风）、头项强痛、体痛、出汗（或无汗）、甚或呕逆、脉浮（浮紧或浮缓）等。

治疗提纲：发热恶寒，周身酸痛，无汗而喘，脉浮紧者，用麻黄汤。若兼有项强者，加葛根；若汗出气喘，发热不退，则去桂枝加石膏（亦即麻杏石甘汤）。

发热恶风，自汗出，脉浮缓者，用桂枝汤。若项背强痛者，加葛根（亦即桂枝加葛根汤）；若气逆作喘者，加厚朴、杏子；若发汗之后，汗出不止，恶风，小便难，四肢微急，难以屈伸者，加附子（亦即桂枝加附子汤）；若汗出后身疼痛，脉迟者，加人参；若汗仍不止，加龙骨、牡蛎（亦即桂枝加龙骨牡蛎汤）；若下之后，脉促胸满者，去芍药；若下之后，微恶寒者，去芍药加附子。

发热恶寒，身疼痛，脉浮紧，不出汗而烦躁者，用大青龙汤。

发热恶寒，咳嗽气喘，干呕不渴者，用小青龙汤。

以上这些都是用的汗法。在用汗法的同时，张仲景还强调了汗法的禁忌证和注意事项，指出咽喉干燥、疮家、衄家、淋家、汗家、亡血家等，属阴不足，当禁用（或慎用）汗法，以免发生他变。

发汗（或吐下）以后，恶寒已解，但仍发热，心烦不得眠，反复颠倒，胸中懊恼，或心中结痛，用栀子豉汤；若少气者，用栀子甘草豉汤；若呕者，用栀子生姜豉汤；若心烦腹满，卧起不安者，用栀子厚朴汤。

在《伤寒论》太阳篇内，张仲景还附列了下列各方：下瘀血用桃仁承气汤、抵当汤或抵当丸；治结胸用大、小陷胸汤；治水肿用十枣汤；治心下痞诸泻心汤；治痞满噫气用旋覆代赭石汤。这些方剂临床应用都很有效，但对六经病证均不适宜。

（2）阳明病

主要证候：在《伤寒论》中，以下5条是阳明病的主要症状。

"阳明之为病，胃家实是也。"（第185条）

"伤寒三日，阳明脉大。"（第191条）

"阳明外证云何？答曰：身热，汗自出，不恶寒，反恶热也。"（第187条）

"伤寒，若吐若下后，不解，不大便五六日，上至十余日，日哺所发潮热，不恶寒，独语如见鬼状。若剧者，发则不识人，循衣摸床，惕而不安，微喘直视。脉弦者生，涩者死。微者，但发热谵语者，大承气汤主之。若一服利，则止后服。"（第217条）

"阳明病，汗出多而渴者，不可与猪苓汤。以汗多胃中燥，猪苓汤复利其小便故也。"（第227条）

从以上5条可以看出，身热、便秘、出汗、不恶寒，反恶热、燥渴、谵语、脉大等，是阳明病的基本证候。

治疗提纲：大热、大渴、大汗出、脉洪大或谵语者，用白虎汤。气津消耗者，加人参。心烦腹胀满者，用调胃承气汤。若潮热、谵语、腹大满不通者，用小承气汤。若潮热谵语，腹满而痛，或绕脐痛，内有燥屎者，用大承气汤。津液不足，大便不通，燥粪迫近肛门，干涩难出，又不能攻下者，可因势利导，用外导法（蜜煎导法或猪胆汁导法）。

若津液不足，大便秘结，虽多日不大便而无所苦，体质尚可者，用麻子仁丸润下。

在《伤寒论》阳明篇内，还附列了如下各方：身热发黄，用茵陈蒿汤，或栀子柏皮汤，或麻黄连翘赤小豆汤（临床上3方合用或随证加味疗效更高）。口干舌燥，饮水多，小便不利者，用猪苓汤滋阴清热利导。

（3）少阳病

主要证候：在《伤寒论》中，以下3条是少阳病证的提纲。

"少阳之为病，口苦咽干目眩也。"（第264条）

"伤寒五六日，中风，往来寒热，胸胁苦满，嘿嘿不欲食，心烦喜呕，或胸中烦而不呕，或渴，或腹中痛，或胁下痞硬，或心下悸，小便不利，或不渴，身有微热，或咳者，小柴胡汤主之。"（第98条）

"本太阳病，不解，转入少阳者，胁下硬满，干呕，不能食，往来寒热，尚未吐下，脉沉紧者，与小柴胡汤。"（第267条）

由此可以看出，少阳病的主要证候是往来寒热，胸胁痞满，心烦喜呕，嘿嘿不欲食，口苦咽干目眩等。

治疗提纲：寒热往来、胸胁痞满、嘿嘿不欲食、心烦喜呕、口苦咽干目眩者，用小柴胡汤；若胸中烦不呕，去半夏、人参，加瓜蒌实；若渴，去半夏加瓜蒌根；若腹中痛，去黄芩加芍药；若胁下痞硬，去大枣加牡蛎；若心下悸，小便不利，去黄芩加茯苓；若不渴，外有微热，去人参加桂枝；咳者，去人参、大枣、生姜，加五味子、干姜；若兼有大便不通者，用大柴胡汤。

（4）太阴病

主要证候：《伤寒论》的第373条"太阴之为病，腹满而吐，食不下，自利益甚，时腹自痛。若下之，必胸下结硬"，是太阴病证的提纲。

这就是说，腹满、呕吐、食不下、下利、腹痛等是太阴病的主要症状。

治疗提纲：腹满自利、脉弱者，当用理中汤温中散寒止利。下利不止，四肢不温，为脾肾阳虚，当用四逆汤温中回阳。下利不止，服温药不效者，为下焦滑脱，当用赤石脂禹余粮丸固涩止利。

（5）少阴病

主要证候：在《伤寒论》中，以下2条是少阴病证的提纲。

"少阴之为病，脉微细，但欲寐。"（第281条）

"少阴病，恶寒，身倦而利，手足逆冷者，不治。"（第295条）

这就是说，"脉微细、但欲寐"是少阴病的常见症状；"恶寒、身倦而利、手足逆冷"是少阴病的危重征象。

治疗提纲：

1）寒化证：

脉微细，但欲寐，手足寒，身体痛，下利者，用附子汤、四逆汤、通脉四逆汤或白通汤等回阳救逆强心。

四肢沉重酸痛，小便不利，或下利，或呕者，用真武汤温肾化气利水。

腹痛下利不止，便脓血者，用桃花汤温阳固涩。

下利，手足冷，呕吐，头痛，烦躁者，用吴茱萸汤降逆和中。

2）热化证：

烦躁不得安卧者，用黄连阿胶汤。

下利，咽痛，胸满，心烦者，用猪肤汤。

少阴病兼有咽痛者，用甘草汤，或半夏汤，或桔梗汤。

少阴病兼有咽中伤、生疮、不能言语、不能出声者，用苦酒汤。

（6）厥阴病

主要证候：在《伤寒论》中，以下3条是厥阴病证的提纲。

"伤寒，脉微而厥，至七八日肤冷，其人躁无暂安时者，此为藏厥。"（第338条）

"伤寒发热四日，厥反三日，复热四日？厥少热多看，其病当愈。四日至七日热不除者，必便脓血。"（第341条）

"伤寒厥四日，热反三日，复厥五日，其病为进。寒多热少，阳气退，故为进也。"（第342条）

这就是说，厥阴病的主要症状是厥冷。

治疗提纲：神昏，厥逆，肢蜷，爪青，舌质淡，脉沉微者，此为寒厥，用附子汤或四逆汤等回阳救逆。神昏，厥逆，抽搐，舌干燥，无苔，脉细数者，此为藏厥，用黄连阿胶汤、炙甘草汤等加用犀角、羚羊角等治疗。蛔厥，腹中痛，吐蛔或久利不止者，用乌梅丸。热痢下重者，用白头翁汤。手足厥冷，脉细欲绝，属于贫血者，用当归四逆汤。四肢厥冷，泄利下重，属于气郁者，用四逆散。

三、"六经"传经

什么是传经呢？传经就是由这一经的症状变为另一经的症状，同时病机、病理随之发生改变。

过去有不少人认为，传经是有规律、按顺序、以固定格式传变的。即"一日太阳，二日阳明，三日少阳，四日太阴，五日少阴，六日厥阴，七日再太阳，八日再阳明……"这样传变的。这种伤寒"日传一经""次第相传"的说法是主观臆测的、缺乏科学根据的、与临床实践不相符合的，更不是仲景的原意。

病情的恶化与好转，病程的延长与缩短，是由机体抵抗力和免疫功能的强弱、外邪的盛衰、饮食调养、医疗情况和其他一些环境条件决定的。因每个人的内外环境条件不可能完全相同，所以"传经"也不可能完全一致、千篇一律。柯韵伯就反对那种"日传一经、次第相传"的说法。他说："旧说伤寒日传一经，六日至厥阴，七日再传太阳，八日再传阳明，谓之再经。自此说行，而仲景之堂，无门可入矣。夫仲景未尝有日传一经之说，亦未有传至三阴而尚头痛者。曰头痛者，是未离太阳可知矣。"（《伤寒论注·伤寒总论》）章太炎也反对这种次第相传的说法，他说："病有发热恶寒者，发于阳也；无热恶寒者，发于阴也。发于阳者七日愈，发于阴者六日愈。"（《卒病新论·卷五》）这就明确指出了"病有发于阴者"，不必尽由阳经传来。"六日愈""七日愈"，说明没有再继续传经，不一定全都要传经。

对于"传经"的问题，根据临床实践，笔者认为：第一，伤寒有传经者，有不传经者。所谓传经者，就是这一经的症状消失之后（或不消失），另一经的症状就相继出现了；所谓不传经者，就是得病之后，只出现这一经的症状，经过正确地、及时地治疗后（或自身抵抗力较强），很快就痊愈了，没有再出现其他经的症状。第二，伤寒的"传经"，是客观存在的。急性病在发展过程中，病机、病理不断发生变化，疾病从一个阶段发展到另一个阶段，病机、病理、病症也发生变化，这就是"传经"。第三，"传经"不是固定的，不是每个人都尽相同的，也不是"一日太阳，二日阳明，三日少阳……"这样"日传一经""次第相传"的。有的是按"太阳→阳明→少阳→太阴→少阴→厥阴"这样的传变顺序，有的是由太阳直接传至少阳，而没有经过阳明经症状，有的则是由太阳直接传至太阴、少阴或厥阴，而不出现阳明、少阳等症状。第四，伤寒并不一定都起于太阳，也不一定六经传遍。有的可直接起于少阳，有的可直接起于阳明，有的则直接起于太阴、少阴或厥阴，叫作"直中"。有的传至阳明则止，有的传至少阳则止，有的传至太阴则止，不必六经传遍。有的则始终停留在某一经的症状上，并不出现其他经的症状。第五，伤寒，有的是两三经的症状同时出现，或者这一经的症状还没有消失，而其他经的症状就相继出现，这种现象叫"合病"或"并病"。第六，《伤寒论》是在医疗实践中总结出来的理论，它与临床实践有着密切的关系，对实践有着指导意义。研究《伤寒论》中的六经，也不能离开医疗实践，凡临床经验丰富的医生，都会认识到伤寒"日传一经""次第相传"是不切合实际的主观想象。

（国际张仲景学术思想研讨会，2004.9，南阳）

祖国医学论环境与健康

人在自然环境中生活，无时无刻不受自然环境的影响，也无时无刻不给自然环境以影响。早在两千多年前，《黄帝内经》就已形成了"天人合一"的、人与自然界息息相关的理论概念。古人在生存与生活的斗争中，认识到自然环境的异常变化往往使人发生疾病，也认识到饮食、居处、声音、情志等的失常都能致病，并提出了一些防治措施。这些关于环境与健康有密切关系的论述，是祖国医学宝库中的珍宝之一。

今天，随着我国社会主义现代化建设的迅速发展，环境保护工作作为社会主义建设事业的一个具有战略意义的组成部分，被提到议事日程上来，显得越来越重要了。我们要善于汲取发达的资本主义国家由于工业化而出现的公害泛滥的教训，及其消除污染的经验；同时认真汲取祖国医学对环境科学的论述。这对于开拓我国自己的环境保护道路，努力发展环境科学，有着非常重大的意义，下面分几方面来阐述。

"六气"与健康

人在自然环境中生活，自然环境的变化对人体有着非常显著的影响。古人把一年的气候变化分为风、寒、暑、湿、燥、火，称为"六气"；把异常的气候变化，称为"六淫"。"六气"适度，人体能够适应，对健康有益。"六淫"超过人体适应能力，对健康有害。人们掌握了这些气候变化的规律，并设法适应它们，就能预防疾病，保持身体健康。反之，疾病就要发生了。所以《素问·四气调神大论篇》说："阴阳四时者，万物之终始也，死生之本也，逆之则灾害生，从之则苛疾不起，是谓得道。"

疾病的发生，与四季气候变化有关，如春季多病鼻衄、风温（呼吸道热性病）；夏季多病洞泄、寒中（受凉而致的腹痛腹泻）；秋季多病风疟；冬季多病痹厥（关节疼痛发凉、厥逆等）。不同的年份，气候有太过和不及，对人体亦有不同的影响，如《素问·气交变大论篇》说："岁木太过，风气流行，脾土受邪。民病飧泄食减，体重烦冤，肠鸣腹支满……岁火太过，炎暑流行，肺金受邪。民病疟，少气咳喘，血溢血泄注下，嗌燥耳聋，中热肩背热……"

另外，日月星辰的运行对人体亦有着明显的影响。《素问·八正神明论篇》说，天温日明，则人的血气盛，卫气浮于外；天寒日阴，则人的血气凝滞，卫气沉于里。月始生，人的血气开始旺盛，卫外之气运行；月郭满，血气充实，肌肉坚实；月郭空，肌肉减弱，经络亦虚。《灵枢·岁露论》也说："故月满则海水西盛，人血气积，肌肉充，皮肤致，毛发坚……虽遇贼风，其入浅不深。至其月郭空，则海水东盛，人气血虚……遇贼风则其入深……"

怎样才能适应气候变化保护身体健康呢？首先要把握气候变化的规律，古人通过长期观察，发现气候变化，寒暑往来，是互相制约的，应用五行生克制化的关系归纳成运气学说，根据这一理论能大体上推断出气候变化的迟早，平年、太过与不及的发生，几千年来不少灾害年份与这种理论相应，但亦有不相符合的，说明这一理论还不完善。然而它却反映了自然环境是有规律的，而且在不断变化着，这些变化与星辰日月运行有着密切的关系，这对我们今日发展环境科学，认识环境，保护和改造环境是可以提供借鉴意义的。

既然人体的生理、病理变化明显地受着外界环境的影响，那么在治病时也应因时制宜。正如《素问·五常政大论篇》所说的"必先岁气，无伐天和"，才能取得理想的疗效。掌握了气候变化的规律，对四时不正之气就能早加防备，《黄帝内经》说："虚邪贼风，避之有时。"这就是古代预防医学的萌芽。

地理环境与健康

居处环境是人类生活、工作时刻不能脱离的。水土对人体的健康有着极其重要的影响。我国古代劳动人民在与自然做斗争中，不断地认识自然环境，适应自然环境，同时也不断地在力所能及的范围内改造自然环境。

《左传》有"土厚水深，居之不疾。土薄水浅……其恶（疾病）易觏（结成）"的论述。《管子》中提出春季要挖除井中的积垢淤泥，换以新水，并疏通沟渠排除积水。古人早在两千多年前就已经知道居处环境对人体的健康有着很大的影响，并采取了有益于健康的卫生措施。《黄帝内经》中对人和地理环境的关系有许多论述，如《素问·异法方宜论篇》说，东南滨海傍水，气候温暖，多病疮疡；北方寒冷，多生寒证；南方炎热，雾露较多，多病挛痹……

古人还认识到，西北方的人体魄强壮，耐风寒而不胜暑热；东南方的人，体魄较弱，胜暑热而不耐风寒。处于高寒地域的人，发育较迟，寿命较长；处于低热地域的人，发育较早，寿命较短。即所谓"阴精所奉其人寿，阳精所降其人夭"。治疗疾病也要考虑到地理环境因素。如地势高而寒凉的地带，人的腠理开少而闭多，病者多寒在外而热在内，治疗时，应表散外寒，清其内热。地势低而温热的地带，人的腠理开多而闭少，病者多气泄于外，寒盛于内，治疗时，应收敛其气，温暖其中。所以《素问·五常政大论篇》说："西北之气，散而寒之；东南之气，收而温之，所谓同病异治也。"

与地域有关的疾病，在中医文献中首推"瘴气"，尤其是在岭南地区，古人称为"瘴乡"。所谓瘴气，包括由空气污染所致的瘴气，如雾露瘴气、桂花瘴、烟瘴等；山水源被污染所致的瘴气，如毒水瘴；与地势、气候有密切关系的传染病，如瘴疟（恶性疟疾）、瘴痢（暴发痢疾）等；还有地域性营养不良性疾病，如瘴毒脚气等。

再者外地人初来"不服水土"，如北方人去江南，东南方人去西北，往往发生疾病，这也是地理环境对人体影响的结果。

《素问·六元正纪大论篇》说："至高之地，冬气常在；至下之地，春气常在。"人们为了更好地生活，以达到健康长寿的目的，也在不断地改造自然环境，美化环境。如我国历代在各地山清水秀的地方建立了许多游览、避暑场所。山上比较凉爽，灰尘、污染物比平地少得多，有利于人体健康。人工种植松、柏等常绿树木及花草，既能防止水土流失，又能净化空气。修筑亭台楼阁，可使风景更加明媚宜人，如泰山、黄山、峨眉山、庐山等旅游胜地都是保护环境、改造环境的杰作。

饮食与健康

祖国医学对饮食与健康的认识是很深刻的。如《素问·藏气法时论篇》说，人体以"五谷为养，五果为助，五畜为益，五菜为充，气味合而服之，以补精益气"。

饮食能养人，也能伤人。如果吃得过饱，超过了肠胃的承受力，就会引起消化不良、脘腹胀满等证。如果长期地过食肥甘厚味，会生内热，继而发生痈疽疮毒。正如《素问·生气通天论篇》所说："高粱之变，足生大丁，受如持虚。"同时，过食肥甘的人，往往身体肥胖，继而发生肢体麻木的血痹证。

《素问·六节藏象论篇》说"地食人以五味"，祖国医学所谓的五味有时泛指饮食。五味偏嗜也会影响健康，发生一系列疾病。如《素问·五藏生成篇》说："是故多食咸，则脉凝泣（涩）而变色；多食苦，则皮槁而毛拔；多食辛，则筋急而爪枯；多食酸，则肉胝而唇揭；多食甘，则骨痛而发落，此五味之所伤也。"《素问·生气通天论篇》也说："是故味过于酸，肝气以津，脾气乃绝。味过于咸，大骨气劳，短肌，心气抑。味过于甘，心气喘满，色黑，肾气不衡。味过于苦，脾气不濡，胃气乃厚。味过于辛，筋脉沮弛，精神乃央。"这都说明五味过偏，会导致某些疾病，甚至危及生命。

五声、五音与健康

所谓五声，就是呼、笑、歌、哭、呻。所谓五音，就是角、徵、宫、商、羽。五声和五音对人体健康都有一定的影响。

现代医学研究已经证实，美好的音乐可以使人精神愉快、健康长寿。调查还表明，音乐家的平均寿命比一般人要长，特别是音乐指挥的平均寿命更长。而过于强烈的声音（噪声）对健康是有害的，它对于神经系统、心血管系统、内分泌系统、消化机能，以及视觉、智力等都有不同程度的损害。

我们的祖先早就认识到噪声对人体的危害了，如枚乘在《七发》中写道："纵耳目之欲，恣支体之安者，伤血脉之和。"

"久耽（嗜）于乐，日夜无极，邪气袭逆，中若结辖（塞），卧不得瞑，恶闻人声，精神越渫，百病成生。久执不废，大病乃倾。"这里所说的就是长期噪声刺激所致的神经系统的症状，与现代医学的研究结果是一致的。

总之，祖国医学对于环境科学的论述是很多的，这里谈及的仅是凤毛麟角，积极地发掘、整理这些遗产，对发展我国的环境科学，是大有益处的。

［中医研究，1984（1）：271-299］

苏东坡之死与张子和攻下

关键词　张从正攻下考证　中医药学文献

苏东坡（1037—1101年）是北宋文学家，张子和（约1156—1228年）是金代医学家，苏东坡死后55年张子和才出生，苏东坡之死与张子和攻下有什么关系呢?这要从苏东坡的死因说起。

关于苏东坡的死因，《宋史》中未曾提及，而清代医家陆以湉在《冷庐医话·慎药》中却讲得十分清楚："士大夫不知医，遇疾每为俗工所误。又有善谈医事，研究不精，孟浪服药以自误。如苏文忠公事，可悯叹焉! 建中靖国元年，公自海外归，年六十六。渡江至仪真，舣舟东海亭下。登金山妙高台时，公决意归毗陵（今常州市），复与米元章游西山，逭（huàn，进也）署南窗松竹下。时方酷暑，公久在海外，觉舟中热不可堪，夜辄露坐，复冷饮过度，中夜暴下，至旦疲甚，食黄芪粥觉稍适。会元章约明日为宴。俄瘴毒大作，暴下不止。自是胸膈作胀，却饮食。夜不能寐。十一日发仪真，十四日疾稍增，十五日热毒转甚，诸药尽却，以参苓瀹汤而气寖（qǐn，渐渐之意）止，遂不安枕席。公与钱济明书云：'某一夜发热不可言，齿间出血如蚯蚓者无数，迨晓乃止。困惫之甚。细察病状，专是热毒根源不浅，当用清凉药。已令用人参、茯苓、麦冬三味煮浓汁，渴即少啜之，余药皆罢也。'……二十一日竟有生意，二十五日疾革（病重），二十七日上燥下寒，气不能支，二十八日公薨。余按：病暑冷饮暴下，不宜服黄芪。迨误服之，胸胀热壅，牙血泛溢，又不宜服人参、麦冬。噫，此岂非为补药所误耶!"从以上可以看出，苏东坡系由误补而死。

唐宋时期，滥用温补药物的风气盛行。一些达官贵族，妻妾成群，"醉饱之余，无所用心，而因致力于床笫"。为了满足其淫欲之需要，便大服温补药物。轻则草木，重则丹石，或乌头、附子，或硫黄、乳石，或方士丹药。以欲竭其精，以耗散其真。造成阴液耗伤，内热炽盛，"百病交起，万疾俱生"，引起疮疡、掉眩、肿满、愤郁等病证，甚至暴喑而死。许多喜补而恶攻，以为补药都是好药，泻药都是坏药，给予补药则喜，给予泻药则烦。一些医生，为了取利，投患者之所好，不问虚实寒热，一律投以补剂。即使把病治坏了，医者也不自责，反说"吾用补药也，何罪焉?"患者也不自悟，反说医生"以补药补我，彼何罪焉?"社会上下，医患之间，形成了一种"以用补药平稳，以服补药为荣"的社会风气。苏东坡知识渊博，多才多艺，善谈医学，在《东坡志林》《上皇帝书》《教战守策》《苏学七方》等著作中，均有大量的医药内容。就连这样一个人，尚因误补而死，其他人就可想而知了。可见时弊之严重。

张子和是一位具有真才实学、远见卓识的医学家，他看到唐太宗、唐宪宗以"高明之资，犹陷于流俗之蔽，为方士燥药所误"；韩愈、元稹以经纶之才，犹因滥用补药"死于小溲不通、水肿"，认识到时弊之严重，决心矫正时弊，造福民众。他最先提出"药邪致病"的病因学思想，指出用药不当或长期无病服药，均可造成阴阳偏胜，偏胜则病。提出了与"滋补"针锋相对的"攻邪论"。

首先，他认为人体之所以发病，是邪气侵犯的结果。指出"病之一物，非人身素有之也。或自外而入，或由内而生，皆邪气也"。因此，治病首当攻其邪气，特别是在疾病的早期，更应以"速去病邪"为要务。否则，若"先论固其元气，以补剂补之"，势必使得"真气未胜，而邪气已交弛横鹜而不可制矣"。

其次，他强调机体以气血畅通为贵。一旦气血壅滞，"积聚陈莝于中，留结寒热于内"，就要发生疾病。因此张氏主张"治病首先祛邪"。通过祛邪，达到"陈莝而肠胃洁，癥瘕尽而营卫昌""使上下无碍，气血宣通"之目的。可见，祛邪是促进气血流畅的重要手段，是通向康复的必由之路。

张子和虽然强调攻邪，但也并非不用补法。他对补法有独到见解，且使用十分慎重。他提出了"下之为补""平之即补""补分寒热""补唯虚损""攻补兼施""食补为主"等补法理论，既是对当时滥用温补的抨击，又是对补法错误认识的纠正，虽然在学术观点和治疗方法上不无偏颇，但对匡正时弊确实产生了重要影响。

［河南中医，1995，15（4）：248-249］

张子和补法研究

关键词 张从正补法 研究中医药学文献 金朝

张子和是我国金元时期著名医学家。当时，病家喜补恶攻、医家滥用热燥的陋习甚浓，使许多人无病变有病，轻病变重病，甚至导致死亡。针对这种时弊，张子和针锋相对，提出治病当先攻邪。他善用汗、吐、下三法，被称为"攻邪派"。其实，他对补法也是很健长的。该补的，他一定要补；不该补的，他绝对不补。正如他自己所说："余尝用补法，必观患者之可补者，然后补之。"在《儒门事亲》所载的261首内服方剂中，补剂有99首（其中纯补17首，攻补兼施82首），占38%。《儒门事亲》所载的179个病例中，曾用补法调理者30例，占17%。

张子和在补法的应用上，十分有分寸；在对补法的认识上，有不同于常人的独到见解。

下之为补。张氏认为，腑以通为用。能够使得腑气畅通，就是补益脏腑了。"肠者，畅也"，他十分明确地指出肠胃通畅对于健康的重要性。他还认为，积聚癥瘕是造成气少血衰的重要原因；破除积聚癥瘕，就等于补养气血。所以他认为对于肠胃积滞和癥瘕患者来说，下法就是补法。他说："《黄帝内经》之所谓下者，乃所谓补也。陈莝去而肠胃洁，癥瘕尽而营卫昌。不补之中，有真补存焉。"现代医学研究证明，肠胃积滞使得免疫机能低下，肠胃通畅使得免疫机制活跃，抵抗力增强。这与张子和"下之为补"的思想是一致的。这同时说明，在两千多年前，祖国医学就能认识到这一点，是很了不起的。

平之即补。《黄帝内经》云："阴平阳秘，精神乃治。"人体贵在阴阳平衡。只有阴阳平衡，才能保证健康无恙。阴阳双方，任何一方的偏胜或偏衰，都可发生疾病。所以在治病时，应该是补不足而损有余，使人体趋于阴阳平衡。"补不足"与"损有余"是达到阴阳平衡的两种方法，因此都属于补法——平补的内容。所以张子和说："所谓平补者，使阴阳两停，是谓平补。""补之法，大抵有余者损之，不足者补之，是则补之义也。阳有余而阴不足，则当损阳而补阴；阴有余而阳不足，则当损阴而补阳。"在张氏一生的临床实践中，"虽用补法，未尝不以攻邪药居其先"。攻补兼施，使得扶正而不留邪，祛邪而不伤正。在《儒门事亲》记载的99首补剂中，攻补兼施（补不足损有余）者有82首，占83%；书中记载的曾用补法的30个病例，全都是先攻后补的。

补分寒热。对于补法，有些人认识很片面，认为只有服用补益药物才是补，否则就不是补。尤其在金元时期，人们对补法的认识更是狭隘，认为只有热药才是补，寒药则是泻，常服一些天雄、硫黄之类大热之品"补身养体"，结果造成"百病交起，万疾俱生"，甚则"暴暗而死"。张子和郑重指出："古传以热为补，以寒为泻，讹非一日。"他冲破世俗偏见，提出补有寒补和热补之分。凡属滋阴降火之品，都属于寒补药物；凡助阳损阴之品，都属于热补药物。"热则芒硝、大黄损阳而补阴也；寒则干姜、附子损阴而补阳也。岂可以热药而云补乎哉？而寒纺亦有补之义也。"

强调食补。鉴于当时因服"补药"致病致死的事实，张子和告诫人们服药一定要"畏慎"。凡药物（包括补药）久服，必有偏胜，偏胜则病。即使身体十分亏虚，需要服用补剂，也要适可而止，不可常服，不可过量，过则有害。他认为"养生当论食补，治病当论药攻"。"病蠲之后，莫若以五谷养之，五果助之，五畜益之，五菜充之""五味调和，则可补精益气""气增而久，天之由也""补者，以谷肉果菜养体者也""善用药者，使病者而进五谷者，真得补之道也"。他反复强调食补的重要性。

补唯虚损。张子和纯用补药的情况也是有的，但必须是"脉虚下脱，无邪无积之人，始可议补"。这就是说，纯补必备两个条件：一是身体虚损，二是无邪无积。身体没有虚损，是不需要用补药的，否则就会引起"偏胜"之弊。如果从养生的角度，需要补法，也只宜食补，不能药补。有邪有积之人，即使兼有虚弱，也只能祛邪扶正，攻补兼施，不能纯用补药，以免"闭门留寇"之嫌。在《儒门事亲》所载的261首内服方剂中，纯补的方剂有17首，占6.5%。

[河南中医，1990，10（2）：7-8]

第二编

医　史

中国医学史分期问题

摘要 根据中国医学史上对后世医学发展有重大影响的事件、学说和著作这个分期标准，以及对中国医学发展阶段的回顾，提出了新的中国医学史五个分期阶段。

关键词 医学史（中医） 分期

一、对医史分期的几种见解

中国医学史的分期，是一个长期悬而未决的问题。20世纪50年代以来，学者们多次对此问题做了专题讨论，但分歧较大，未能统一。分期大致有以下几种。

（1）按社会性质分期：分为原始社会医学、奴隶社会医学、封建社会医学、半封建半殖民地社会医学、社会主义社会医学。

（2）按朝代分期：分为商代医学、周代医学、秦代医学、汉代医学等。

（3）按时代分期：分上古医学、中古医学、近代医学和现代医学四期。但按上古、中古、近代和现代分期分歧较大，未能统一。

（4）按阶段划分：原始社会为一段，商代至西周为一段，春秋至西汉为一段，魏晋南北朝为一段，隋至两宋为一段，金元至明为一段，清至新中国成立以前为一段，新中国成立后为一段。

此外还有多种分期方法。

二、关于医史分期的标准

大多学者多以历史时代和经济结构为标准划分。笔者认为，作为自然科学的医学，虽与经济、政治有密切的联系，可以相互影响，但它毕竟有其本身的特点和规律。医学的发展节奏和政治、经济的发展节奏，不一定是合拍的。也就是说，医学的发展波形与政治、经济的发展波形，不一定是平行的。任何一种科学的发展，尽管都与政治、经济密切相关，但都具有各自的特殊性，有其各自的独特发展过程。如果将经济结构（或社会性质）作为一切科学（包括医学）的分期标准，显然是不妥当的。

中国医学史的分期标准应该是中国医学发展史上具有重大影响和划时代意义的事件、学说和著作的出现。这种事件、学说和著作足以影响后世医学的发展，有划时代意义，是医学发展的里程碑。以此为标准，可以全面地、系统地、明确地勾画出中国医学发展的主线条，反映出中国医学的发展史。

三、中国医史分期

中国医学明显地存在着这样几个发展阶段：《黄帝内经》以前，没有系统的医学理论，没有医学专著（至少是没有保留下来），一些治疗方药和针灸经验凭借家传口授在民间流传或延传给后人。《黄帝内经》总结前人经验，建立了比较系统的中医理论，指导和推动了中国医学的发展。但其中医学理论与方药是分家的，是两张皮。这样一部洋洋数万言的医学巨著，载述的方药只有几个，难怪有人说是"有医无方"。到了东汉末年，张仲景参考《黄帝内经》《胎胪药录》等书籍，著述《伤寒论》，把医学理论和方药有机地结合起来，创立六经辨证学说，对后世医家有很大影响。《伤寒论》以后的一千多年内，出现的医学著作，多是根据《伤寒论》做文章的，没有跳出伤寒的圈子。即使个别医家反对《伤寒论》理论，如宋代医家窦材，他极力抨击伤寒之说。这些反对者，是用《黄帝内经》攻击《伤寒论》，说《伤寒论》越出了《黄帝内经》之轨。这显然是反对革新的守旧思想。《伤寒论》较之《黄帝内经》，毕竟又前进了一步。从《伤寒论》问世之日起，中国医学就开始了一个医理和方药相结合的新时期。因此后世医家将《黄帝内经》和《伤寒论》《金匮要略》同视为经典著作，把张仲景尊为"医圣"。

后来医学家们从实践中认识到，应用伤寒理论治疗温热病效果不佳，这就促使了"温病学说"的形成。温病学说孕育于金元时期的刘河间、张从正等人的"火热论"以及朱丹溪"阴常不足，阳常有余"的思想，形成于吴有性的《温疫论》，发展于吴鞠通的《温病条辨》和叶天士的《温热论》。温病学说形成之后，中医辨证的方法从《伤寒论》的六经辨证，又逐渐增加了三焦辨证、卫气营血辨证、脏腑辨证和八纲辨证等多种。人们对于温热病病因的认识，也更为深刻。《温疫论》的出世，标志着中国医学又进入了一个新的时期——温病时代。现在有的学者，主张将《温疫论》也列为中医经典著作，道理就在于此。

中国医学和国外医学在秦汉时期就有交流，国外医学中许多好的药物和治法，不断地为我所用，如安息香、补骨脂等中药，就是从外国传入的。中医还从印度、波斯等国家和民族的医学中吸取有用成分，丰富、完善和发展自身。到了清代，西方科学得到相当大的发展，西洋医学也迅速发展。随着西方列强的入侵，中国半封建半殖民地地位的形成，一些洋医生也先后来到中国，西方教会在中国办医院、办学校。落后而腐败的清政府实行摧残和抑制中医的政策，如清政府于道光二年下令太医院永远废止针灸医术。民国时期，蒋介石政府又屡次下令废止中医。中医濒临泯灭的境地。一些医药学校都是讲授西洋医学，西方医学在中国得到迅速传播和发展。官方提倡扶植西医，可中国绝大多数人还在用中医治病，这就造成了在中国同时存在着两种医——中医和西医的局面。西方医学的传入，对中国医学的发展，应该说是好事。但当时的政府，采取了压抑和废止中医的政策，这就人为地限制和阻碍了中国医学的发展。在学术界，当时一些有眼光的医学家，已经认识到两点：一是消灭中医是错误的；二是中医不学习西医，故步自封，是没有出路的。所以有不少中医开始学习和研究西医，清末民初名医张锡纯就是一位杰出的代表，代表作《衷中参西录》。尽管他"参西"有些参的不对，但他仍不愧为一位敢于探索的勇士，是中国医学向现代化迈进的先驱。《衷中参西录》的问世，揭示了中国医学一个新阶段的开始，开辟了中国医学发展的新道路。这条"衷中参西"的道路，是中国医学发展的正确道路。这一点已被近百年来的中国医学史所证明。

一百多年来中国医学大致经历了下面这样几种道路。

抑中重西。此即明地或暗地，公开地或不公开地限制中医的发展，而在人力、物力、财力等方面大力支持和发展西洋医学。

去中存西。此即公开地、明目张胆地制定废除中医的政策和法令，为西洋医学在中国占领阵地和大力发展大开绿灯，扫清道路。

对中医实行"去医存药"政策。此即取消中医理论，保留中药。

搞纯中医。此即主张只学习研究经典著作和传统医学，反对学习西医，也反对中医应用现代科学知识。

实践证明，以上方针都是错误的，都是阻碍中国医学发展的。中国医学的发展道路应该是在中国传统医药学（即中医药学）坚实的基础上，学习和应用包括西医在内的一切现代科学知识（如数学、化学、物理学、生物学、天文学、哲学、社会学等），创建具有中国特色的现代化的中国医药学。

根据上述医史分期标准，以及对中国医学发展阶段的回顾，中国医学史可分为以下五期。

（1）原始阶段：从上古医药活动的出现到《黄帝内经》问世（即春秋战国时期）。

（2）《黄帝内经》阶段：这个时期从《黄帝内经》问世到《伤寒论》问世，即从春秋战国时期至东汉末年。

（3）伤寒阶段：这个时期从《伤寒论》问世到《温疫论》问世，即从东汉末年至1642年。

（4）温病阶段：这个时期从《温疫论》问世到《衷中参西录》问世，即从1642年到1918年。

（5）中国医学现代化阶段：这个时期从《医学衷中参西录》刊行直至现在，以至将来。即从1918年至今，以至将来的一个相当长的历史时期。

［中医研究，1988（1）：38-39］

中国医学发展史略

中国医学目前包括中医和西医两大医疗体系。

中医学是研究人体生理、病理，以及疾病的诊治和预防的一门传统医学。它产生于中国，故称"中医"。它是东方医学的代表，故又被称为"东医"。它与"西医"并为世界两大医学体系。中医是中国人民长期与疾病做斗争的经验总结，内容极为丰富，是中国优秀文化的重要组成部分。那浩如烟海的中医古籍是人类的珍贵文化遗产。

中医学受中国古代哲学思想的影响，并与政治、军事、宗教、文学、艺术、天文、地理、数学、生物等其他学科相互渗透，不断引进域外医药知识，经过长期的医疗实践积累，逐渐形成并发展成独特而完整的中医学理论体系。其内容包括中医基础理论、中医预防医学和中医临床医学三大部分。

中医学历史悠久，源远流长，数千年来它以独特而完整的理论体系、丰富的实践经验和显著的临床疗效，屹立于世界医学之林，显示出强大的生命力。它不仅在历史上为中华民族的繁衍昌盛做出了巨大贡献，至今依然是我们防病治病的不可缺少的重要手段，并对世界医学的发展产生着巨大而深远的影响。

第一节　中医学发展概况

一、中医学理论体系的形成和发展

从考古发现及医学文献来看，中医学的发展大体可分为原始阶段、理论体系形成阶段、理论体系发展阶段和中医学现代化阶段。

（一）原始阶段

这一阶段从远古医药活动的出现至《黄帝内经》问世之前，即从远古至春秋末期（远古—前476年）。这是个漫长的历史时期。我们的祖先在这个漫长的历史过程中，为了生存，不断地与疾病做斗争，不断总结和积累医疗经验，为医学理论的形成奠定了基础。

医学的产生与发展，是与人类的生活活动分不开的。远古时期，人类为了生存，寻找食物，"神农尝百草，一日而遇七十毒"，于是便有了医药。当然，这个"神农"，不只是"神农氏"一人，而是指原始人类的群体。伊尹调烹饪，撰用本草，以为《汤液》，于是就有了汤剂。

酒在医药方面早就有应用，从汉字的结构上看，"醫"从"酉"（酒），生动地体现了医与酒的密切关系。我国是世界上造酒最早的国家之一。至少在公元前21世纪，我们的祖先已能酿造酒。新石器时代晚期的龙山文化遗址中，就发现了专用的陶制酒器。在古代把各种酒统称为"醪醴"，《黄帝内经·汤液醪醴论篇》专门论述了酒在防疾治病中的重要作用。

以上医药活动的出现，均与饮食有关，因此更有了"医食同源"之说。

原始人类在生活劳动过程中，还发现碰撞、烧灼、刺激身体某个部位，可以治病，于是就有了针灸。据考证，针灸起始于新石器时代，其端绪则可上溯到若干万年前的旧石器时代。

中医学的原始阶段是一个漫长的、痛苦的探索和经验积累的过程。

（二）理论体系形成阶段

这一阶段从战国到三国时期（前475—280年）。这一时期，出现了《黄帝内经》《难经》《神农本草经》《伤寒论》和《金匮要略》等经典著作，阴阳学说、五行学说、脏象学说、经络学说、辨证论治等中医基础理论基本形成。

《黄帝内经》简称《内经》，非一时一人之作，大约是春秋战国至秦汉时期，诸多医家进行搜集、整理、综合而成。该书包括《素问》和《灵枢》两部分，共搜集论文162篇，系统地阐述了人体的结构、生理、病理、诊法、治则、针灸、汤液、养生、阴阳、五行、天人相应、形神关系等问题，奠定了中医理论的基础。《黄帝内经》中所论述的医学内容，是当时世界的先进水平。如在人体形态学方面，对人体的骨骼、血脉的长度、内脏器官的大小和容量等均有明确的记载，与现代解剖学大体一致。又如《黄帝内经》中记述食管与肠管的长度比例为1：35，与现代解剖学的1：37接近。在血液循环方面，《黄帝内经》提出"心主血脉"的理论，认识到血液在脉管内"流行不止，环周不休"，这比英国的哈维在1628年发现血液循环早了一千多年。

《难经》，作者佚名，大约成书于西汉时期。书中的"难"字，是质难的意思，即问答之意。全书共有81个问答，故称"八十一难"。该书以问难的方式，阐述了人体的结构、生理、病因、病机、诊法、治则、治法、针灸等问题，尤其在脉诊和针灸方面，其内容较《黄帝内经》更为详细，是一本可与《黄帝内经》媲美的古典医籍。

《神农本草经》成书于汉代，托名神农所著。书中收载中药365种，根据养生、治病和有毒无毒，分上、中、下三品，并分为寒、热、温、凉四性，酸、苦、甘、辛、咸五味，为后世中药的理论体系奠定了基础。

《伤寒论》和《金匮要略》均为东汉张仲景所撰。《伤寒论》或称《伤寒卒病论》，全书22篇，共397法，113方，主要以六经（太阳、阳明、少阳、太阴、少阴、厥阴）辨证为纲，对伤寒各阶段进行论治，堪称第一部治疗急证的专书。《金匮要略》又称《金匮要略方论》，全书3卷，25篇，方剂262首，所述包括内科、外科、妇科等多科病证，以脏腑辨证的方法进行论治。以上两书创立了以"六经辨证"和"脏腑辨证"为主的辨证论治基本法则，最先将中医理论与方药有机地结合在一起，为后世辨证论治及内科学、外科学、妇科学、方剂学的发展奠定了基础。

与张仲景同时代的名医华佗，用麻沸散进行全身麻醉，施行剖腹手术，是世界医学史上最早的记录。

（三）理论体系发展阶段

这一阶段从晋代到《医学衷中参西录》问世（281—1918年）。这一时期中医基础理论有了更大的发展，临床内、外、妇、儿、五官、针灸完成分科，各自向精深发展。

1. 中药学的发展

自汉代以后，在我国历史上，有几次民族大融合时期，如两晋南北朝时期、宋金元时期、明清时期等。在这些民族大融合的时期，大量少数民族内迁，带来了他们的用药经验，加上中外交流日益扩大，引进大量外来药物。炼丹术的盛行，为化学制药创造了条件。这一切，都有助于中药学的发展。从汉代到清末，药学著作保存下来的约有220种，兹将最具代表性者简述如下。

《本草经集注》，梁陶弘景撰。该书在《神农本草经》所载365种药物的基础上，新增药物365种，合为730种。

《新修本草》，唐代苏敬编撰。该书载药844种，附有药图，重视地道药材和外来药物。是由唐代官方组织编写并颁行的国家药典。

《本草拾遗》，唐代陈藏器撰。该书拾《新修本草》之遗，仅矿物药就新增110种，创"十剂"分类法。

《证类本草》，宋代唐慎微撰。该书载药1558种，方3000余首，方论1000余首。

《本草纲目》，明代李时珍撰。该书载药1892种，较《证类本草》新增药物374种，附有药图1000余幅，药方10 000余首，内容丰富，论述广泛，对我国16世纪以前的药物学进行了全面的总结，是我国药物学史上的重要里程碑，影响深远。

《本草纲目拾遗》，清代赵学敏撰。该书载药921种，其中716种为《本草纲目》所未收载或论述不详者。该书总结了1802年以前我国药物学的成就，是继《本草纲目》之后，又一部具有重要价值的药学专著。

《植物名实图考》，清代吴其浚撰。该书收载植物1700余种，对每种植物的名称与实物进行了考证，使其名与实一致，并绘有植物形态图，比较精细而真实，收载植物比《本草纲目》增加500余种，在植物学及药物学界均有很大影响。

2. 方剂学的发展

自汉代以后，方剂学也得到突飞猛进的发展。方剂书籍大量涌现，对于方剂的组成、加工、功效、用法等均有系统论述。截至清末，方剂书籍有530余种之多，现就最具代表性者简述于后。

汉代张仲景所撰《伤寒论》和《金匮要略》共载方剂375首。唐代孙思邈《千金要方》和《千金翼方》共载方剂8200余首，宋代王怀隐的《太平圣惠方》载方剂16 834首，赵佶勒撰的《圣济总录》载方剂近20 000首。明代朱棣勒撰的《普济方》，收载方剂61 739首，堪称集15世纪以前方书之大成，是我国古代最大的一部方剂书籍。

3. 病因学的发展

在古代生产力比较低下、科学技术不很发达的情况下，要比较客观地并尽可能在宏观范围内全面揭示疾病的原因及其发病机制是极其困难的，而我国早在战国时期的《黄帝内经》及汉代张仲景的《伤寒论》《金匮要略》中就有了丰富的病因学知识。但作为病因学的专著，则是出现于7世纪隋代巢元方的《诸病源候论》。该书详细论述了1739种病候的病因和症状，并提出一些新的病因理论。如在"瘟病候"中，认为传染病是由于外界"乖戾之气"所致，有"转相染易"的特点。这一理论后来成为明代吴有性《温疫论》"戾气致病说"的先导，在传染病学史上有着重要意义。到了1174年，陈言著《三因极一病证方论》，进一步阐述了"三因致病说"，他把复杂的病因分为内因（即喜、怒、忧、思、悲、恐、惊，内伤七情）、外因（即风、寒、暑、湿、燥、火，外感六淫）和不内外因，使中医病因学说更加系统化、理论化，一直为后世医家所遵循。金代张从正所撰的《儒门事亲》，提出"药邪致病说"，是对病因学说的一大发展。

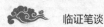

4. 诊断学的发展

在晋代，出现了王叔和的脉诊专著《脉经》，确立"寸口脉法"，归纳24种脉象及其临床意义，具有当时世界先进水平。该书于隋唐时期传到朝鲜、日本，后随丝绸之路传到阿拉伯国家。

宋元时期，崔嘉彦于1189年撰《崔氏脉诀》，该书为四言歌诀，便于习诵，颇为后人重视。施发于1241年撰《察病指南》，以脉诊为主，此外尚有察色、听声、考味等诊法，为现存最早的诊断学专著。滑寿于1359年撰《诊家枢要》，首论脉象大旨及辨脉法，颇多创见，并专门论述了妇人及小儿脉法。杜本在《敖氏验舌法》的基础上，于1341年增补成《敖氏伤寒金镜录》，将各种舌象绘成36种图谱，图下有文字说明，是我国现存第一部文图并茂的舌诊专著，对舌诊的发展，起到承前启后的作用。

明清时期，有1564年李时珍的《濒湖脉学》，1584年吴昆的《脉语》，1668年张登的《伤寒舌鉴》，1723年林之翰的《四诊抉微》，1769年黄宫绣的《脉理求真》，等等。上述著作的出现，反映了这一时期诊断学的发展状况。

5. 内科学的发展

在众多医学著作中，有关内科内容者有数百种之多，如《诸病源候论》收载内科疾病27卷，详列内科病候784条；《千金要方》和《千金翼方》载内科疾病17卷，等等，但均没有明确提出"内科"之名。最先冠以"内科"书名者，当推明代薛己的《内科摘要》，该书对内科学的分科与发展起到重要作用。此后，冠以"内科"名称的著作还有1850年文晟的《内科摘灵》，1925年许半龙的《内科概要》，1941年周禹锡的《内科约编》等。

6. 外科与伤科学的发展

中医外科远在周代已独立成科，当时四科之一的"疡科"就是外科，"疡医"就是外科医生。479—502年，南齐龚庆宣整理的《刘涓子鬼遗方》，是现存最早的外科专书，日本在弘仁时期曾以此书为医学教科书。最早明确指出"外科"名称者，是宋代陈自明的《外科精要》，该书对外科学的分科与发展起到重要作用。此后，影响较大的外科著作还有1531年汪机的《外科理例》，1571年薛己的《外科枢要》，1608年王肯堂的《疡医证治准绳》，1617年陈实功的《外科正宗》，1665年祁坤的《外科大成》，1740年王维德的《外科全生集》，1760年顾世澄的《疡医大全》，1805年高秉钧的《疡科心得集》，1892年马培之的《外科传薪集》等。值得一提的是，1632年陈司成的《霉疮秘录》，是较早论述梅毒病的专书。梅毒病是在15世纪前后，从国外经广东传入我国的，当时称"广病"，后因其外观像杨梅，所以称之为"杨梅疮"。该书对梅毒的传播、治疗及预防方法等做了详细论述，是世界上最早记载应用丹砂、雄黄等砷剂治疗梅毒的珍贵文献。

伤科在我国源远流长，周代"疡医"包括伤科。晋代葛洪的《肘后方》中，首次记载了下颌关节脱位的复位方法，并创用了竹片作夹板的外固定法。唐代蔺道人撰著的《仙授理伤续断秘方》，是我国第一部骨伤科专著。宋元时期，1331年李仲南的《永类铃方》，书中"风损伤析"为骨伤科专篇。1337年危亦林的《世医得效方》一书，对整骨、金镞设专篇论述，所载肱骨骨折正复法与现代相同。危亦林在施行正骨手术前，还用曼陀罗、乌头等药物进行麻醉，日本外科名医华冈青州于1805年使用曼陀罗作为外科麻醉药，被誉为世界麻醉史上的先例，其实此药仅为危氏所用药物中之一种，并且较之危氏晚了约450年。明清时期，1529年薛己撰的《正体类要》，记述了19条正骨手法，介绍了扑伤、坠跌、金创与烫伤等医案，论述简明实用。1840年江考卿著《江氏伤科方书》。江氏治疗跌打损伤常有奇效，并对骨折施行麻醉后切开复位术，进行骨移植治疗粉碎性骨折，取得成功经验。

7. 妇产科学的发展

我国很早就注意到妇女疾病及胎产问题，并积累了一定的经验。甲骨文中的"育疾"是有关妇女胎产疾病的最早记载。战国时期已有专治妇女疾病的"带下医"。马王堆出土帛书《胎产书》论及妊娠十月养胎法，东汉张仲景的《金匮要略》论治的妇科病症有妊娠呕吐、妊娠腹痛、妊娠小便难及妇人脏躁等。隋代巢元方的《诸病源候论》中载有妇人病8卷，总计283论，探讨妇产科多种疾病的病因、病机。唐代孙思邈的《千金要方》更将妇产科列于卷首，广泛论述了带下证、崩漏证、不孕症等多方面内容，尤其强调孕妇卫生，还载有治疗妇科疾病的药方557首，灸法30余条，填补了《诸病源候论》有论无治之缺陷。唐朝末年，昝殷于852年撰《经效产宝》，收载妇女经闭、带下、妊娠、难产、产后诸证等药方378首，为我国现存的第一部妇产科专著。

宋元时期，妇产科很发达，出现一批妇产科专著，如1098年杨子建撰写的《十产论》，详述横产、倒产、坐产、碍产等各种难产及助产方法，是一部较好的妇产科专书，其中转胎手法是世界上异常脱位转位术的最早记载。1237年陈自明著《妇人良方大全》，有调经、众疾、求嗣三门，全面论治妇产科疾病，是一部内容丰富的总结性妇产科专著，并长期被后世所应用。

明清时期，妇产科著述很多，现存有100余种，较著名的有1607年王肯堂编辑的《女科证治准绳》、1827年傅山撰写的《傅青主女科》、1715年亟斋居士撰写的《达生篇》、1856年单南山的《胎产指南》、1877年潘爵的《女科要略》。冠以"妇科"名称的著作最先见于清代，如沈金鳌的《妇科玉尺》、文晟的《妇科杂证》、曾鼎的《妇科指归》、竹林寺僧的《妇科秘方》等。近代如恽铁樵的《妇科大略》、时逸人的《中国妇科病学》等，都反映了妇产科学的成就与发展。

8. 儿科学的发展

中华民族对小儿的养育及疾病防治历来都很重视。战国时期有"小儿医"。晋代《脉经》中已论及小儿脉法。隋代《诸病源候论》中，有小儿疾病6卷255候。唐代《千金要方》述之更详，从小儿洗浴、哺乳和衣着等保育护理，到伤风咳嗽等常见病证的治疗，无不赅备。《外台秘要》更是将唐代以前治疗小儿疾病的丰富经验和有效方剂保存下来。特别是唐代太医署于医科中专设儿科，更为儿科学的独立发展提供了条件。我国现存最早的儿科专书《颅囟经》就出现于唐代。该书最早提出小儿体质属"纯阳"的学

说，首次记载了用烙法断脐预防新生儿破伤风。

宋元时期，儿科已发展成为一个独立的专科，并取得重要成果。1119年钱乙的《小儿药证直诀》为儿科著作的杰出代表，共3卷，上卷为脉证治法，载小儿诊候及方论；中卷载小儿医案23例；下卷载儿科方剂。该书还系统论述了小儿的生理、病理特点，对后世儿科的理论与实践，具有指导作用。1150年刘昉撰写的《幼幼新书》，载有虎口三关指纹检查法，《小儿卫生总微方论》（作者佚名）中载有10种不同指纹的形状及其所主证候，至今被儿科临床所沿用。1294年曾世荣撰写的《活幼心书》是一部较好的儿科专著，载有儿科疾病歌赋75首，儿科疾病论述43篇，以及许多实用的儿科验方。这一时期，还有一些儿科痘疹的专著，如1093年董汲撰写的《小儿斑疹备急方论》、1253年陈文中撰写的《小儿痘疹方论》等。

明清时期，儿科学发展迅速，著述繁多，影响较大的有薛铠的《保婴撮要》，万全的《育婴秘诀》《幼科发挥》《痘疹心法》，王肯堂的《幼科证治准绳》，陈复正的《幼幼集成》等。专论麻疹、痘证、惊风的儿科著作也很多，如1840年张廉的《麻疹阐注》，1853年吴砚亟的《麻疹备要方论》，1884年余林的《刺种牛痘要法》，1886年王廷钰的《儿科痘疹歌》和温存厚的《急惊治验》，1909年张节的《痘源论》等。而冠以"儿科"名称的书只有清代芝屿樵客的《儿科醒》，以论说形式分述儿科诸证，纠正儿科诊治中的种种弊端，故以《儿科醒》为名，颇多有识之见。

9. 五官科学的发展

关于五官科疾病的记载，在我国殷商时代的甲骨文中已有"疾目""疾耳""疾齿""疾自（鼻）"的记载。《后汉书·艺文志》中载有《张仲景口齿经》一卷，惜已散佚。隋代《诸病源候论》详论口腔疾病36种，还介绍口腔保健的导引术，同时对小儿的耳、鼻、喉疾病也有专卷论述。唐代太医署设立的"耳目口齿"专业，专门培养五官科医生，促进了五官科的进步，不仅发明了汞合金补牙，推广了金针治疗白内障，而且还可割眼部赘疣胬肉，拔治倒睫，产生了一批五官科专著，可惜均已亡佚。到了明清时期，五官科分科更细，眼科、喉科、口腔科各自有专科，并有专著出现。在眼科方面，1370年倪维德撰《原机启微》，论述了眼科倒睫、白内障、眼出血、眼睑炎、瞳孔散大等多种眼病的诊治。1644年傅仁宇撰《审视瑶函》，记载眼科病证108种，并有插图，内容丰富，有"眼科大全"之称。1607年王肯堂的《证治准绳》记载眼科病证170余种，是最早记载"色盲"的文献。此外，还有1847年王锡鑫的《眼科切要》，1861年陈国笃的《眼科六要》、1936年陈滋的《中西眼科汇通》等，不仅扩大了诊治眼病的方法和范围，提高了治疗效果，而且明白地将"眼科"冠于书名之中，对于眼科的分科与发展具有重大意义。在口腔科方面，1528年薛己撰著的《口齿类要》，是现存早期的中医口腔科专书。在喉科方面，1675年尤乘编撰的《尤氏喉科秘书》，是早期冠以"喉科"书名的专著。此外，还有1757年张宗良撰写的《喉科指掌》、19世纪末沈善谦撰写的《喉科心法》等，以及百余种治疗喉科传染病的专书，如1869年张绍修的《时疫白喉捷要》、1874年夏春农的《疫喉浅论》、1882年李世方的《白喉全生集》、1897年陈葆善的《白喉条辨》等，均展示了中医喉科的发展状况。

10. 针灸学的发展

自公元前6世纪以来，不少古代文献都有关于运用砭石（石针）治病的记载。《黄帝内经·灵枢》中就有丰富的针灸治病的内容。

晋代皇甫谧撰的《针灸甲乙经》，系统地整理人体腧穴，厘定腧穴349个，阐明针灸操作方法及禁忌，针对200余种病证按病论穴，是一部承前启后的针灸专著。其以"针灸"作为书名，对于针灸学的分科与发展有重要意义。唐代名医孙思邈十分重视针灸，他说："针灸而不药，药而不针灸，尤非良医也。"他所撰著的《千金要方》中，记载经外奇穴200多个，最有影响的是"以痛为穴"的阿是穴，至今为临床所广泛应用。

宋元时期，针灸学有很大发展，仅北宋时期就有针灸著作30余种，较著名的有1027年王唯一研制成功的"针灸铜人"，并著成《新铸铜人腧穴针灸图经》，铜人体表刻穴657个，可以按穴论病，是针灸史上的又一个里程碑。1165年王执中撰《针灸资生经》，分述临床各科193种病证，是宋代以前所未有的一部因证配穴的临证针灸专著。1341年滑寿撰《十四经发挥》，对经络理论和腧穴通考有较深的研究，对针灸学发展有一定影响。1226年闻人耆年撰著的《备急灸法》，是灸治疗法的专著。

明代针灸学继续有所发展。1443年，明政府敕令专人模仿宋代铸造针灸铜人。这一时期，还出现了一些有影响的针灸著作，如1439年徐凤的《针灸大全》，1530年汪机的《针灸问对》，1529年高武的《针灸聚英》，汇集了16世纪初期以前针灸文献的理论与治疗经验，同时论述了高武本人的学术见解，对一些迷信观点做了一些批判，是一部重要的针灸学专著。1601年杨继洲的《针灸大成》论述了经络、穴位、针灸手法与适应证，介绍了应用针灸与药物综合治疗的经验，保存了此前大量古代针灸文献，是一部很有影响的针灸学专著。清代中期以后，清政府以"针刺火灸，究非奉君之所宜"的谬论，于1822年下令："太医院针灸一科，着永远停止"。针灸学术的发展，受到影响。但因为它具有多方面的优越性，所以在民间仍广泛流传应用。

"推拿"又称按摩，明代文献开始有"推拿"名称。熊运英编撰的《推拿广意》，对前人的推拿理论与经验进行全面总结，并详细介绍推拿手法与图解，是一部具有实用价值的推拿专著。推拿疗法不仅成人使用，也推广到小儿，如龚云林的《小儿推拿秘旨》、周于蕃的《小儿推拿秘诀》、1843年周松龄的《小儿推拿辑要》、1889年张振鋆的《厘正按摩要求》等。

清代后期，还出现了一些外治法专著，如1870年吴尚先撰写的《外治医说》，又名《理瀹骈文》，论述了诸如膏药疗法、爆灯火疗法、插药疗法、坐药疗法、握药疗法、药枕疗法、药带疗法、香佩疗法、缠扎疗法等大量外治方法，是一部很有影响、很有实用价值的外治疗法专书。

11. 基础理论的发展

温病学说是继《黄帝内经》《伤寒》理论之后，中医基础理论的又一个里程碑。温病学说导源于《黄帝内经》《伤寒》，孕育于金元时期刘完素、张从正等人的"火热论"及朱丹溪"阴常不足，阳常有余"的思想，形成于明代吴有性的《温疫论》，发展于叶天士的《温热论》和吴鞠通的《温病条辨》。吴有性提出"温疫"的病源是"感天地之疠气"，其传染途径是从口鼻而入。在细菌尚未被发现的17世纪中叶，这无疑是一大创举。叶天士和吴鞠通分别创立卫气营血和三焦辨证理论，阐明温病的病因、发病、传变规律及辨证论治方法，从而形成完整的"温病学说"理论体系，标志着中医传染病学的发展，为中医基础理论的发展做出了巨大贡献。

（四）中医学现代化阶段

这一阶段从1918年《医学衷中参西录》刊行至现在，以至于将来的一个相当长的历史时期。

清朝末年，随着西方列强的入侵，中国沦为半封建半殖民地国家，中医学与其他民族文化一样，受到歧视、排斥和摧残，从落后腐败的满清政府到国民政府，都实行取缔和消灭中医的政策，中医濒临泯灭的境地。一些医药学校都是讲授西洋医学，西方医药在中国得到迅速传播和发展。官方扶植西医，可中国绝大多数人还在用中医治病，这就造成了在中国同时存在着中医和西医的局面。当时一些有识之士，已经认识到两点：一是消灭中医是错误的；二是中医不学习西医，故步自封，是没有出路的。所以有不少中医开始学习和研究西医，张锡纯就是其中的一位杰出代表，他的《医学衷中参西录》是代表作，他是一位敢于探索的勇士，是中国医学向现代化迈进的先驱。《医学衷中参西录》的问世，揭示了中国医学一个新阶段的开始，开辟了中国医学发展的正确道路。这一点已被百余年来的中国医学史所证明。近一百多年来，中国医学大致经历了这样几条曲折的路。

抑中重西，即明地或暗地，公开地或不公开地限制中医的发展，而在人、财、物等方面大力支持和发展西洋医学。

去中存西，即公开地、明目张胆地制定废除中医的政策和法令，为西洋医学在中国占领阵地和大力发展大开绿灯、扫清道路。

去医存药，即取消中医理论，保留中药。

纯中无西，即主张只学习应用传统医学，反对学习西医，更反对应用现代科学知识，亦即世人所谓的"搞纯中医"。

实践证明，以上做法都是错误的，都是阻碍中国医学发展的。中国医学的发展道路应该是：在中国传统医学坚实牢固的基础上，学习和应用包括西医在内的一切现代科学知识（如数学、物理学、化学、生物学、天文学、哲学、社会学等），创建具有中国特色的现代化的中国医学。

二、中医学术的现代研究

中华人民共和国成立之后，人民政府十分重视中医工作，制定了中医政策，确定了"中西医并重"的卫生方针，中医学取得新的发展。

在基础理论方面，整理出版了大量中医古籍，编写了全国统一中医系列教材，挖掘整理研究了民间疗法及秘验单方，丰富和完善了中医学的内容。1993年由国家组织编写出版的《中医方剂大辞典》，收载方剂9万余条，是对有史以来中医方剂研究成果的一次大总结。1999年由国家中医药管理局主持编纂的《中华本草》，收载包括藏药、蒙药、维药、傣药在内的中药8980味，插图8534幅，去粗取精，去伪存真，发皇古义，融会新知，是全面总结中华民族传统药学成就的综合性本草著作。全国中药资源普查的成功为中药资源的合理利用提供了科学依据。

临床应用方面，中药剂型的改革，大大提高了中医治病的疗效。如由我国首先研制成功的中药新药青蒿素，对疟疾有特效、速效、低毒等优点，优于任何西药，是治疗疟疾的首选药物。一些能够静脉滴注的中药复方注射液的成功研制，更加显示出中医的独特疗效和低毒的优势，为世人所瞩目。如抗感染的双黄连粉针剂、穿心莲注射液、鱼腥草注射液、清开灵注射液；抗心力衰竭、改善心功能的参麦注射液、生脉注射液、黄芪注射液、参附注射液；抗血栓、改善心脑供血的丹参注射液、香丹注射液、银杏叶注射液、红花注射液、灯盏花素注射液、血栓通注射液、苦碟子注射液、脉络宁注射液、醒脑静注射液；等等，拓宽了中药的给药途径，展现了中医治疗急重病证的广阔前景。同时，我国针刺镇痛机制的研究及针刺麻醉技术保持国际领先水平。

三、中医学术的对外交流

（一）中朝医药交流

中朝两国人民的文化联系，早在秦汉时代已很密切。541年，我国曾派医师赴朝鲜。7—9世纪，中国医书传入朝鲜的有《黄帝内经》《伤寒论》《针灸甲乙经》《神农本草经》《诸病源候论》《千金要方》《外台秘要》等。朝鲜医学制度曾仿唐朝，并以中国医书为教材。1016—1021年，朝鲜两次派使者取回《太平圣惠方》。1445年，朝鲜医家金礼蒙汇集150多种中国医籍，编成大型中医丛书《医方类聚》。1611年，朝鲜医家许浚从中医书籍中选摘多种病证的治法方药，编成《东医宝鉴》。以上两位医家，为将中医全面介绍到朝鲜，做出了杰出的贡献。与此同时，朝鲜的五味子、人参等药物输入中国。

（二）中日医药交流

中日两国的文化交流，从秦汉开始，从未中断。552年，我国赠日本《针经》一套。562年，吴人知聪携带《明堂图》等医书和其他书籍160卷至日本。701年，日本规定《素问》《黄帝针经》《明堂脉诀》《针灸甲乙经》《新修本草》等中医书籍为医学学生的必修课。754年，鉴真和尚到达日本，传授中医学术，对日本医学的发展有很大影响。808年，日本医家以我国的中医著作为蓝本，编成《大同类聚方》100卷，影响较大。此后，日本不断有人来中国学医，回国时均携带大量中医书籍，对于中医学术的传播，起到一定作用。

（三）中国与东南亚诸国的医药交流

我国与印度、越南大约自汉代起即有医药交流。随着对外交通的开发，南北朝至隋唐时期，医药交流逐渐扩展到柬埔寨、印度尼西亚、马来西亚等东南亚国家。

我国向印度输出药物较早，品种较多，如人参、远志、茯苓、当归、附子、麻黄、麝香、肉桂等，被称为"神州上药"。唐僧义净在印度居住20年，用中医为印度人民治病。同时印度医学也随佛教传入中国，龙脑香、郁金香、血竭、砂仁等印度药材输入中国。

中越医药交流源远流长，三国时期的名医董奉曾到越南治病，中药材高良姜、大黄、黄连等大量输入到该地；该地的薏苡仁、沉香、琥珀等药材大量传入我国。

（四）中国与阿拉伯诸国的医药交流

在8世纪之前，中国炼丹术曾多次传入阿拉伯各地，并经此传到西方，对世界制药化学产生积极影响。我国脉学在10世纪之前已传入阿拉伯国家。中国古代麻醉法，也曾传入阿拉伯。中国产的药材源源不断地销往阿拉伯诸国。波斯国（伊朗）医生于13世纪末至14世纪初用波斯文编纂了一部中国医学百科全书，名为《伊儿汗的中国科学宝藏》，较全面系统地将中医介绍到阿拉伯地区。与此同时，阿拉伯医学也传入中国，1263年，元朝聘请阿拉伯名医爱薛为御医。在一定程度上丰富了中国医药学。

（五）中国与欧洲国家的医药交流

17世纪，中国与欧洲一些国家的医学交流，内容已相当广泛。中国医学如医理、脉象、药物学、针灸、人痘接种术等传入欧洲，西方医学如解剖学、生理学、药物及治疗方法等传入中国。

另外，1247年宋慈撰著的《洗冤集录》是世界上最早的法医学著作，先后被翻译成荷兰、德国、法国、英国等多国的文字，在世界各地流传，为世界法医学做出了应有的贡献。李时珍的《本草纲目》在17世纪传入日本，先后被译成英国、俄国、法国、德国等多国的文字，在世界各地广泛流传。我国发明的人痘接种术于1653年前后传到欧洲一些国家，为预防天花疾病做出了杰出的贡献。现在，世界上有100多个国家和地区使用针灸和中药治病，在我国学习中医的留学生有3300多人，2002年中药进出口贸易总额达10亿美元以上。中医学正在走向世界，为全人类的健康做出贡献。

第二节　西医的传入与发展

输入中国的外来医学，最早为印度，继之为阿拉伯，最后是以欧美为主的西医。西洋医学自明代开始就悄悄地打入中原大地，因为清代是紧闭大门，而且一般民族性是保守的，只有极少数知识分子知道一些国际情况，西医的影响表面上并不明显。1840年以前，英美侵略者为了推行其殖民主义政策，他们以传教、办医院为手段，敲开了清政府闭关自守的大门；但最初他们还只是在广州、澳门两地活动。鸦片战争后，中国紧闭的大门被打得粉碎，连门闩都掌握在洋人手里。凡是姓"洋"的东西，一拥而入，犹如水银泻地，无孔不入，西洋医学当然也侵占了医学的空间。清政府与英国在1842年签订了丧权辱国的《南京条约》，除规定赔款、割地、开通商口岸之外，还准许英国人自由居住及往来。

《南京条约》订立之后，帝国主义的文化侵略更有了"合法的地位"。因此，博医会在1843年的报告里就曾提到："在中国和平已到来，新条约内规定对于医学传教事业予以种种便利……从此本会的方向不限于帝国一角，开设医院也不限于一埠。"

1844年7月，清政府又与美国签订了《中美望厦条约》。条件比英国更加苛刻，除片面的最惠国条款、领事裁判权、关税协定等外，还规定美国人可以在五个通商口岸租赁民房或租地自建房屋并设医馆及礼拜堂。从此资本主义侵略势力通过教会办医院在中国各地伸展。1844年厦门、宁波、上海均设立了美国的教会医院；福州也成立了教会医院。1860—1870年十年之间，北京、汕头、汉口、台湾、虎门、杭州等地也设立了教会医院和诊所，据1876年统计已达四十处之多。教会医院虽然建立很多，但据1877年统计，各教会医院除传教士外，中国籍的医生仅有30人，可见当时大多数人对这些教会医院抱有仇视、恐惧与不信任的心理，因此，其影响并不太大。

1901年，清政府与帝国主义签订了《辛丑条约》之后，帝国主义更加深了对我国的侵略，假借救济、慈善等文明的名词来麻痹中国人民，用中国的赔款作为设教会、办医院、办学校的本钱。为了更进一步扩大侵略，帝国主义者感到仅依靠教会医院招收徒弟的办法不能解决问题，便乘机提出联合设校，以扩大对我国的文化侵略。

同时，清政府于1901年下令改书院为学堂；北洋军阀袁世凯也在1902年开设了北洋军医学堂。此时留学生也逐渐增多，其中尤以留学美、日两国为多。

此后，西洋医学开始在我国进一步传播。

在近代，西医传入中国只是外国殖民主义侵略中国的手段之一。但西医学毕竟属于科学，科学本身的传入，客观上对中国近代的进步是有积极作用的。除了帝国主义利用医学作为文化侵略的手段以外，就医学本身来说，西洋医学的广泛传入，为我国医学科学知识增加了新的内容，在一定程度上提供了发展医学的条件。但是，由于没落的统治阶级没有也不可能有历史发展观，不能指导医药界走正确的道路，反而引起了医学界思想上的混乱。当时，有些人便认为中医一切都很完善，拒绝接受外来的学术，这当然是不好的；但也有一些人试图用西洋医学的生理解剖知识去解释中医理论。后一种做法，在当时曾受到一些人的重视，认为这样做，就能达到所谓的"中医科学化"了。但是，他们没有正确的方向，本身对于中、西医学术的本质认识模糊，加之所掌握的西医知识又不足，因而，他们的做法并不能从根本上阐明祖国医学的理论体系，反而陷于牵强附会的泥坑里，以主观愿望代替客观事实，势必结合越多，中国的合理部分被抛弃得也越多。

第三节　中医学的基本特点

中医学的理论体系是在中国古代哲学思想指导下，吸收利用古代科技成果，经过长期的临床实践逐渐形成的。它来源于实践，反过来又指导着临床实践。它的基本特点是整体观念和辨证论治。

一、整体观念

整体是与局部相对而言的。所谓整体，就是各个局部的统一性和完整性。整体观念，是指人体本身的整体性和人与自然的整体性。中医学非常重视人体本身各个局部的统一性和完整性，同时也非常重视人与外界环境的统一性和完整性。中医学认为，人体是一个有机的整体，构成人体的各个组成部分之间，如脏腑、经络、气血、津液，在组织结构上是不可分割的，在生理功能上是相互为用的，在病理变化上是相互影响的。同时认为，人与外界环境紧密联系，息息相关，也是一个整体。人是自然界的产物，在自然界中生活，不能违背自然规律，只能顺应自然，或在遵循自然规律的前提下改造自然，保持人与自然环境之间的协调与统一，使自然更适应于人类的生存。整体观念是中国古代哲学思想在中医学中的体现，它贯穿于中医学的生理、病理、诊法、辨证、治疗和预防等各个方面。

（一）人体是一个有机的整体

在生理方面，人体是由若干脏器、组织和器官组成的统一体，它是以五脏为中心，配合六腑，外有四肢、百骸、五官、九窍，通过经络系统的联络作用，将人体网络成一个有机的整体，并通过气、血、津液运行周身，以发挥其生理功能。人体的整体功能，是由这些不同的生理功能之间相互协调平衡所形成的。所以说，人体各个组成部分不是孤立的，而是相互联系、相互制约的统一体。

在病理方面，脏腑病变可以通过经络反应到体表，体表有病也可以通过经络反应到脏腑，脏腑之间的病变也可以相互影响、相互传变，这就是注重整体联系的病理学观点。可以通过五官、形体、脉象、舌象等外在表现，了解脏腑病变而做出诊断。如肝病可以反应到它所联系之目，也可以影响到脾胃。在治疗上，同样可以从整体观念出发，凭借这些联系来指导疾病的防治，如泻大肠以清肺热，清小肠之热以降心火等。总之，中医学在阐述人体生理、病理以及对疾病的诊断、治疗时，都贯穿着人体是一个整体的基本观念。

（二）人与自然相统一的整体观

中医学认为，人身是一个小天地（即小宇宙），与自然界的大天地（即大宇宙）是息息相通的，人的生命活动是受自然界影响的，人与自然是一个整体。正如《灵枢·岁露论》所说："人与天地相参也，与日月相应也。"人生活在自然环境之中，自然界的变化必然对人体产生相应的影响，如时令的交替，气象的改变，地理环境的变迁，均可使人体产生一定的反应或适应。一年有四季，春温、夏热、秋燥、冬寒，气候变化既可以影响地面水的流动性，又可以影响人体气血运行的流畅或滞涩，春夏脉象多浮大，秋冬脉象多沉小，就是例证。一日分四时，昼夜的周期变化，对人体生理、病理也有影响。如阳气白昼趋向于表，夜间趋向于里。病变时，病情呈现"旦慧，昼安，夕加，夜甚"的周期性变化。

地理环境对人体的生理病理也有影响。如我国江南多湿热，人体腠理比较稀疏；西北多燥寒，人体腠理多致密。人们长期生活在这样的环境中，一旦易地而居，就可能因气候、水土、时差的变化，身体一时不能适应而发生疾病。

二、辨证论治

辨证论治是中医认识疾病和治疗疾病的基本原则，也是中医学的基本特点之一。

证，是疾病发展过程中出现的症状及其病因、病机、病理的综合概括，它比"症状"更能全面、深刻、正确地揭示疾病的本质。

辨证论治可分为辨证和论治两部分。辨证就是将四诊收集的病史、症状和体征等资料，通过综合分析，辨明疾病的病因、病机、部位、性质及邪正盛衰等情况，从而辨别疾病属于何种"证"。论治，或称施治，是在辨证的基础上，结合具体情况，制定相应的治则和治法。辨证是决定治疗的前提和依据；论治是治疗疾病的手段和方法。辨证论治是认识疾病和治疗疾病的过程，辨证和论治是诊疗疾病过程中相互联系、不可分割的两部分，是理法方药在临床实践中的具体运用，体现了中医理论与实践相结合的原则。

辨证施治的实质，就是具体情况具体分析，针对疾病发展过程中出现的不同性质的矛盾，采用不同的方法去解决。人体在各种复杂的因素影响下，表现出各种不同的特异性，从而采取灵活的治疗方法。如对同一疾病，根据起病初期、发展极期、恢复向愈期等不同阶段所表现的不同"证"，给予不同的治疗方药，这叫"同病异治"；而对互不相同的疾病，由于病机相同，出现了相同的"证"，从而采用同一种治法，这叫"异病同治"。此外，中医还很重视个体差异，讲究地理环境，注意时令影响，治病要因人、因地、因时制宜。中医还特别强调"治病求本"。"本"就是病因，"标"就是症状。但在疾病出现危机情况时，也可根据病情的轻重缓急，而分别采用"急则治其标，缓则治其本"或"标本兼治"等不同的治法。这些均属于辨证论治的内容。总之，辨证论治是一种动态的诊疗体系，是中医学的精髓，也是中医学经久不衰并不断发展的原因之一。

（河南省第七次医史学术会议，2005.8，三门峡）

医学史的发展现状与展望

一、医学史发展现状与概说

医学史是描述医学发展的规律，说明医学与当时的社会经济结构、社会意识形态和其他科学发展情况的关联，并如何受这些因素影响的科学。医学史位于社会科学、自然科学、医学与哲学之间，也是一门边缘科学，它是社会科学中一门特殊的历史科学。但它的内容在很大程度上涉及自然科学、技术科学，并涉及社会经济基础、上层建筑和人。所以，医学史是学习医学、研究医学和从事医学活动的人们应该熟悉的一门科学。

医学史的研究内容从古到今，从医学到卫生，从中国到外国的医学理论和实践的发展，它包括医学思想史、疾病防治史、医学活动史、医学人物史、医学文献和文物等。当前医学史的内容，应包括中国医学史和世界医学史。近几十年来，医学史的研究面扩大了，涉及多方面，各时代和医学各部门的人们在尝试用新观点评价古代医籍、医人，从被遗忘了的古代手稿和木版、抄本中发掘医学新思想、新内容，同时，搜集古代手稿、文物、典籍、记录稿等，并利用照相、电影、幻灯、录像等使医学史生动起来。

20世纪末以来，医学史上又有不少新学科开展起来，如中医文化学、科学思想史、科学社会学、科学心理学、科学哲学、科学传播学等。这些学科的研究与医学史的研究在范围、内容等方面出现一定的重合，拓展了医学史的研究视野，引进了新的方法，值得注意。

二、我省医学史专科的现状与展望

河南医史学科近5年来，通过学科领导及全省医史学科同志们的共同努力，取得了一定的成绩。经统计，我省医史文献学科共发表学术论文60篇，论著12部，进行科学研究28项，并积极开展疾病史及相关学科的研究，如中西医文化、哲学思想的研究。

我省从事医史学科的研究人员主要集中在河南中医学院（今河南中医药大学）与河南省中医药研究院。河南中医学院基础医学院设立有医史文献学科，集中了一批学历层次较高的中、高级人员。河南省中医药研究院有专门的信息检索中心和丰富的医史文献资料，对开展学术研究提供了便利。结合全国医史文献研究进展，我省从以下几方面开展工作：医史文献的信息化研究，承担科技部课题《中药古代文献信息数据库》的部分任务；临床文献研究如呼吸困难中医论治文献的整理与研究（河南省教育厅课题）；疾病史的研究，公开发表论文；河南地方医学史的研究，如河南近代医学教育发展概况，提供《中华医史杂志》刊登，以及河南名医学术思想的研究等。我省医史文献学科是医学方面唯一的一个既涉及社会科学又有自然科学的一门边缘学科，在医疗卫生工作中发挥着重要的作用，对于认真总结医学发展的过去，更好地认识现在，更符合实际地预见将来医学的发展，具有十分重大的意义。

三、差距与优势的比较

在医学史方面，我省与北京和其他一些城市相比，优势有下面几点：中原历史文化源远流长，为我们研究医史留下了珍贵的遗迹和丰富的资料；有一支从事医史研究的队伍，尽管数量不多。存在的差距和不足：与其他专业相比，从事医史的专业人员较少；与其他城市相比开展新兴边缘学科不够；需进一步结合临床开展疾病史的研究。从全国来看，需要在医史研究的各个方面进一步加强，尤其应该重视的是河南省自身优势的发挥，自身医学发展的历史，河南省历代名医的研究，从名医的成长过程、诊断思维、治病方法及方药的运用等方面进行研究。这对于弘扬中原文化，宣传河南，加快河南经济的发展，具有十分重要的意义。

意见和建议：医史学科虽小，但却十分重要。属于基础理论研究，没有直接的经济效益。政策及财力上应该给予支持。在学术会议上，多聘请国内知名专家讲课，开展学术交流，提高医学水平。加大医史宣传力度，使更多的医生、管理人员了解、认识医史，培养更多的后继人才。

（首届河南医学论坛汇编，2003.12，郑州）

中医学发展道路探索

中央卫生部制定的"中医、西医、中西医结合三支力量长期并存，都要大力发展"的方针是正确的，它鼓舞了三支医药卫生队伍，使广大中医工作者信心百倍地从事自己的工作，共同为发展我国医学，为人民的健康而做出贡献。作为一名中医工作者，想就中医的发展问题谈几点意见。

一、中医的发展依靠谁

中医学要发展，要提高，但是靠谁去发展它、提高它呢？不能靠西医，也不能靠"西学中"的同志们，而只能依靠中医人员本身，靠中医人员学习现代科学（包括现代医学）来发展自己。有人说中医学习现代科学（包括现代医学）与"西学中"不是一样吗？不都是为了发展中医吗？不是的。应该指出，绝大多数"西学中"人员（包括较长期系统学习中医的西医大夫），他们的立场、观点、看问题的方法、理论体系，基本上还是西医的一套。"西学中"的最终结果，是吸取中医营养，去充实和发展西医，而中医学习现代医学则是吸取西医的营养，来发展中医。二者的结果是完全不同的，如果长期地只强调西医学习中医，而不要求中医学习现代医学，那么中医学中的有益成分将逐步被吸收殆尽，而中医由于不接受新鲜的科学知识，就会慢慢枯萎。

另外，西医学习中医，基本上是从西医学的立场，观点出发，"掠夺性地开采"中

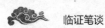

医宝藏，其结果只会造成中医药学宝库被践踏和毁灭。而中医学习现代科学则不然，它是在中医的立场、观点的基础上，利用现代科学的方法和手段来更好地挖掘、整理和发展中医。然而应该强调的是，中医学习西医，应该在中医根底牢固的基础上学习。中医院校的学生则不适宜。必须中医院校3~5年，有系统的中医理论基础，又经过几年临证实践，然后再去学习西医。

总之，中西医各有各的理论体系，各有各的认识问题的立场、观点和方法，所以单纯强调"西学中"，强调西医研究中医，强调用某一种方法去研究中医，就限制了研究中医的思路、方法与手段，因此是不全面的，是束缚中医发展的。中医不应该反对别人研究它（因为是从另一个角度研究的），但主要的还应该是中医人员去研究它。

二、应该怎样评价中医学的科学性

中医理论是科学的，这一点已被越来越多的人所承认。就连过去反对中医的人，在大量的事实面前，也不得不承认中医学中有科学的成分。但中医学里面的科学成分占多大比例，这个问题恐怕在三支力量中的回答是不一致的。我们说，中医是科学的，其中虽然有糟粕，但只是很少一部分，正像一块美玉一样，也会有一点瑕疵，"金无足赤"的道理也是如此。

中医学的内容相当丰富，早在两千多年以前，就开始应用哲学、人类学、社会学、心理学、气象学、地理学、生物学等多学科知识来认识问题和治疗疾病，并逐渐在各个阶段得到不断完善和提高，而西医则是在近几十年才开始将心理学、社会学等运用于医学的。20世纪50年代和60年代产生的身心医学，1977年在耶鲁大学一次会议上获得正式命名的行为医学，以及近几年才提出来的控制论、生物钟学说，这要比中医学中的运气学说和有关理论晚一两千年。

中西医认识问题的方法和处理疾病的手段不同，不能说哪一个科学，哪一个不科学。各有各的长处，各有各的优点。例如中医认为疾病系由正邪的斗争、阴阳、气血、营卫的失调所致，治疗时应用扶正、祛邪、平衡阴阳、调和营卫或补养气血等方法促使身体恢复健康，而西医则认为疾病系由细菌、病毒或某致病因素致使人体组织产生病理变化，从而寻找针对这些致病因素的抗菌、抗病毒、消除致病因素的药物，使病变组织恢复正常。

中医学中尽管没有细菌、病毒这些名称（而是称作邪气、疫气、疫毒等名称），可是利用中医的理论，利用中药或中医其他疗法，也完全可以杀死这些细菌或病毒，例如西医上说的急性细菌性痢疾，中医叫作湿热痢疾，中医用清热燥湿的方法（如白头翁汤）治疗，也可以杀死细菌，治愈疾病。虽然中西医对这一疾病的着眼点不一致，处理疾病的方法、思路不一致，但是收到的效果却是一致的。所以就不能说，西医理论科学，中医理论不科学。而应该说，两者都是科学的。

中医治病是从整体的观念，全面地看问题，既考虑外邪的一面，又考虑人体正气的一面。扶助正气，调动人体内的积极因素，平衡阴阳，调和气血，使人体神经、体液、内分泌都得到调节，增强人体的"自修"能力，从而达到消除邪气，治愈疾病的目的。这是中医学的一大特点，也可以说是先进于西医的一大优点。例如，使乙型肝炎表面抗原HBsAg消除问题，西医主要考虑杀灭病毒的药物，结果效果很差。中医解决这个问题的思路就不同，它是用扶正祛邪、平衡阴阳的方法，通过扶正，增强人体的免疫机能，通过平衡阴阳，使神经、体液得到调节，这样来促使人体内部产生消灭病毒的因素，所以治疗效果较好。从这个意义上说，中医理论又比西医理论科学、先进。这一点最终将被西医所认识，所承认。

有些中医理论尽管很科学，可是现在还没有被西医所认识，现代科学仍然解释不了，如"肺与大肠相表里"，西医怎么也不能将肺与大肠联系在一起，可是有一位中西医结合的教授，运用中医这一理论，用清泻大肠的方法治疗肺炎，就收到了很好的效果。这就是说，中医中有许多科学的东西，西医现在还没有认识到，没有认识到的东西，根本没有资格说它是不科学的，当然，我们也应该承认，现代医学中也确实有许多东西是我们所不认识的，应该虚心学习。

总之，西医理论有它的长处，也有短处；中医理论有它的长处，也有短处，中西医应该互相学习，取长补短，共同促进，共同发展。

三、中医要进入第四个发展阶段

中国医学的发展，大体上可分为四个阶段。

第一个阶段（《黄帝内经》阶段），亦即《伤寒论》产生之前的一个相当长的时期。

第二个阶段（伤寒阶段），亦即《伤寒论》产生至温病学说形成这一相当长的历史时期。

第三个阶段（温病阶段），亦即从温病学说形成至西洋医学的传入这一阶段。

第四个阶段（中医现代化阶段），亦即从西洋医学传入中国直到今天，以至将来。

在第一个阶段，医学理论与方药是两张皮，结合得不甚紧密。正像有些人说的那样，有医无方。说没有方，是太过分了，而应该说医学理论多，而药方较少，而且医学理论与方药结合得又不紧密，理论归理论，方药归方药，二者不能有机地结合。像《黄帝内经》这样一部集百家之精华的医学巨著，尽管论述理论很多，可是药方仅有几个。

在第二个阶段，张仲景著述《伤寒杂病论》运用六经辨证，将医学理论与方药结合起来，指导临床实践。这在我国医学史上是一次大飞跃，在《伤寒论》问世后的一千多年内，其一直是医家必读之书，伤寒学说一直是医疗实践的指南，伤寒学说从东汉至明代，在医学界一直处于领导和统治地位。

在第三个阶段，明代吴有性创立温病学说，随之辨证论治也有了新的发展，三焦辨证、卫气营血辨证、脏腑辨证、八纲辨证等理论相继诞生，给中医治病开辟了新的思路、方法和手段，同时也给中医学增添了新的生气。

在第四个阶段，在清代之前，虽然中国和西方有通商和文化交流，但那时西方医学还处于萌芽阶段，没有对中医产生重大影响。从清朝末年至民国初年，西方科学得到相当大的发展，西洋医学也迅速发展，随着西方列强的入侵，一些洋医生也来到中国，西洋医学开始影响中国医学，一些中医人员便开始学习和研究西医。清末名医张锡纯就是一位杰出的代表，《衷中参西录》是代表作。其中"参西"尽管参的不对，如说熟石膏是生石膏经煅之后，其中的硫挥发了，就是错误的。但他仍不愧是一位敢于探索的勇士。是中医学向现代化迈进的先驱。

过去，由于统治者对中医不重视，甚至歧视，企图消灭中医，大大地限制和阻碍了中医的发展。新中国成立后，党制定了中医政策，这个政策是英明的。但有些负责卫生工作的同志，对党的中医政策贯彻得不够，执行得不力。从人、财、物等各方面限制中医医院、中医学校（学院）和中医研究单位。例如医疗设备给西医医院的多，给中医医院的少，办学校，西医院校招生人数多，中医院校招生人数少，拨款给西医的多，给中医的少，等等。这就出现了一种怪现象，西洋医学在中国得到迅速发展，而祖国医学发展缓慢，中医里面的宝贵知识要让西医去研究，甚至让外国去研究。

中医不能停滞不前，不能故步自封，中医要发展，要继往开来，要实现中医现代化，用人类创造的所有现代科学知识，丰富中医的宝库，这是历史赋予我们这一代中医人员的使命，我们应尽力完成这一使命，只有这样，中医才有出路。

四、中医要有四支队伍

要发展中医，实现中医现代化，就要建立四支队伍。

第一支：临床队伍。中医要有基地，有门诊和病房，不看病就取得不了经验，不实践就发展不了理论。中医医院要使用先进仪器，包括化验、X线、超声波、激光、同位素等进行诊断和治疗，这些不能说成是西医，而只能说成是现代科学。X线是西医还是中医？它本身即不是西医也不是中医，谁使用都可以。既然西医能够使用，为什么我们中医偏偏拒而不用呢？加上有些卫生部门的领导重西轻中，现代化的医疗设备大多在西医医院，患者多是先到西医医院检查治疗，西医治疗无效的，才找中医治疗，这就大大减少了中医的治疗数量和治疗范围，影响了中医的发展。

第二支：基础队伍。生理、解剖、病理、微生物的研究，我们不能光靠西医人员去搞，中医人员既可以搞，也应该搞，这对于中医理论的发展和提高有好处。

第三支：文献整理队伍。这支队伍的主要任务是整理古典医籍（包括集佚、集成、校注等），搜集、挖掘民间医疗经验和方法，帮助老中医总结临床经验等。

第四支：师资队伍。它的主要任务是培养中医药人才，使中医药事业后继有人、兴旺发达。

要建立这样四支队伍，现有的中医人员太少了（更主要的是有真才实学的人太少了），中医院校培养的学生太少了。中医院校应该大力发展，扩大招生，培养更多更好的有真才实学的中医药优秀人才。

五、中医学要顺利发展，必须抓好中药改革

中医、中药是一对孪生姊妹。中药发展的同时，也促进了中医的发展。中医的发展，同时也要求中药随着发展。任何一方的发展缓慢都会影响另一方的发展。

中药改革应抓好以下四项工作：中药剂型的改革、中药名称的统一、明确中药的产地、明确中药的科属。

先说中药剂型改革的问题。现在的情况是，中医中药的治疗效果好，毒副作用小，是中西医人员所公认的。有许多疾病，如胃痛（慢性胃炎、胃及十二指肠溃疡、胃下垂），以及胁痛（慢肝）服中药就比使用西药效果好得多。

中医药治疗虽然效果好，可是患者不能长期坚持服用，原因大致有以下几个方面：

第一，中药汤剂口服很难喝。有的人一闻到汤药味就恶心，喝下去又吐出来，尤其是儿童服用就更困难，即使是对口服中药较内行的患者，让他服用三两个月可以，如果让他服用一两年的时间，恐怕也是不行的。而有些慢性疾病的治愈，就需要一年或更长的时间，这样一来，必然会影响中医药的治愈率。

第二，中药煎剂很麻烦。煎药难，取药更难，有缺药时要跑几个药店去找。有些人因此而不愿服用中药。

第三，口服中药受条件限制。如到外地出差，总不能带着药锅、煤火、中药出去。即使是正在服用中药的人，在这样的情况下，也只好中途停药。

中药剂型要改革，不改革不行。汉代张仲景时代用水煎服的方法，现在我们还用水煎服的话，这样下去不行，直接影响中医学的发展。中医治疗急症（包括急腹症），本来居于世界首位，如张仲景的大黄牡丹皮汤治疗急性肠痛（急性阑尾炎）效果就很好。可是就是因为中药剂型改革搞得不好，中药给药途径还是老一套，这样反而让西医在治疗急症方面走在了前头，甚至有些人因而以为中医不能治急症。在现代医学高度发展的今天，要使中医在治疗急症方面走在西医的前头，搞好中药剂型的改革是一个关键。中药剂型要制成片剂、粉剂、汤剂、针剂（肌内注射、静脉注射、静脉点滴）等药物；用量少而不低于汤剂的疗效，能长期保存，保持中医方药的特色（多为复方）。

中药改革的第二个问题是中药名称混乱。中药名称混乱，全国不统一，影响医生总结经验，发展提高。例如决明子别名草决明，青葙子别名也叫草决明，那么处方中或书刊中出现的草决明究竟是决明子还是青葙子呢？再如，川芎别名雀脑，麻雀的脑子也入药，亦名雀脑，二者易混；土茯苓原名余禹粮，与涩肠止泻的余禹粮二者易混；楝实别名金铃子，易与甲虫金铃子相混；瓜蒂又名苦丁香，易与丁香相混；瓦楞子又名魁蛤壳，易与海蛤壳相混……

中药改革的第三个和第四个问题，是在应用时或介绍治疗经验时，注明中药的产地和科属。如菊花，是怀菊还是杭菊；牛膝是怀牛膝还是川牛膝；沙参是南沙参还是北沙参；大黄是西宁大黄还是川大黄；贝母是浙贝母还是川贝母；等等。中药产地不同，作用也不同。败酱草目前市售的有两个品种，金钱草有五个品种，柴胡也有好几个品种。

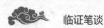

品种不同，作用也不同。这些问题，如果不注明，就会产生误会，在别人运用你的经验时，就可能收不到原有的疗效。

（全国第二届医学方法论学术会议，1984.12，南昌）

藏医在祖国医学发展史上的地位和作用

中国是一个多民族的国家，汉、满、蒙、回、藏等兄弟民族的文化，共同组成了中华民族的光辉灿烂文化；这些兄弟民族的医药，又共同组成了博大恢宏的祖国医药学。

藏族在很久以前就与中原有着友好往来。唐代以后，交往更多。唐代文成公主及其后的金城公主进藏时，自中原带去了大量医药书籍和医务人员，他们对藏医药的发展产生了积极的影响。同时藏医在长期的医疗实践中，积累了宝贵的经验，并不断吸取汉医和其他民族医药的精华，使自身日趋完善。藏医对于保障藏族和蒙古族人民的健康及民族繁衍，起着重要作用。藏医药的发展反过来又促进了祖国医药学的发展，丰富了祖国医药学的内容。

藏医与汉医一样，有较系统、较完备的一整套理法方药理论体系，由于受汉医影响较大，所以从整体上说有些像汉医，但又有所不同。

在医学方法方面，藏医和汉医都保持了朴素的整体论、系统论、控制论和辩证唯物论观点。这些科学的理论，是其提高疗效、立于不败之地的根本保证。

在病因学方面，汉医认为有疫疠、六淫、七情、饮食、劳逸、痰饮、瘀血、外伤、遗传等诸方面的因素，藏医逐步接受了汉医的这些病因学理论，并运用到自己的医疗实践中去。在8世纪下半叶由元丹贡布等撰写的藏医经典著作《四部医典》，提到的病因较少，而到清代道光年间罗桑却佩编著的《藏医药选编》一书，其病因学知识就大大增加，并且已经比较接近汉医病因学的内容了。

在生理学方面，汉医分为经络、脏腑、气血、精神、津液等内容。藏医则分为脏腑、风、胆、痰等内容。二者显然不同。

藏医中的风有五种，即维命风、上行风、遍行风、等火风、下泄风。特性有粗（病情急骤、舌苔及皮肤粗糙等）、轻（身轻、神志不定）、寒（喜向阳就火、喜热饮）、微（无孔不入）、硬（肿块坚硬、不宜化胀、腹部胀硬）、动（到处流动，心神不定）等6种。其生理作用分别是：维命风存在于百会，运行于咽喉及胸部，主吞咽饮食，司理呼吸，排出唾液，打喷嚏，作嗳气，能使感觉器官清明，记忆增强，维持正常的精神活动。上行风主要存在胸部，运行于鼻、舌、喉三处，主发声音，润色泽，充盈活力，振奋精神，明确思考。遍行风主要存在于心腔，遍行于全身，作用是操纵四肢举止及行走屈伸运动，口眼的启闭开合，管理语言和思维活动。等火风主要存在于胃脘，运行于各个内脏，作用是消化食物，泌别精华与糟粕，促使血液等的生化和成熟。下泄风存在于肛门，运行于大肠、膀胱、阴部及大腿内侧等处，作用是管理精液、二便、月经及产妇的分娩等。

藏医中的胆有五种，即能消胆、变色胆、能作胆、能视胆、明色胆，其特性有腻（面腻、毛孔出油等）、锐（肿块晚化脓，发病急快）、热（病后身热，喜食凉物）、轻（得病易治）、臭（汗及小便等气味浓臭）、泻（饮食不节，易引起腹泻）、湿（性湿、易泻、多痰）等7种。其生理作用分别是：能消胆存在于食物将消化与尚未消化之间，作用是辅助对饮食的精华与糟粕的分解，产生热力，协助其他胆发挥作用。变色胆存在于肝脏，作用是使精华等的色素转变为血液、胆汁、肉、骨和二便等物的各种颜色。能作胆存在于心脏，作用是支配意识，正心意，壮胆量，生谋略，长豪气，滋欲望等。能视胆存于目，作用是主视觉，辨色相。明色胆存在于皮肤，作用是使皮肤的色泽鲜明而滑润。

藏医中的痰有五种，即能依痰、能化痰、能味痰、能足痰、能合痰。其特性有腻（吐泻物及放出之血带油腻色）、凉（体温低，喜热食）、重（身重，患病不宣治疗）、钝（病情缓慢，不易转为他病）、稳（病情变化不多）、柔（舌苔和皮肤润柔，疼痛轻微）、黏（吐泻物等带有黏性）等7种。其生理作用分别是：能依痰存在于胸中，为五痰之首，协助其余四痰和发挥作用，尤其是在机体缺乏水分的情况下，有担负提供和调节水液的功能。能化痰存在于胃上部之食物未消化处，作用是使入胃的食物磨碎并腐熟。有味痰存在于舌，司味觉。能足痰存在于头部，作用是主眼睛等感官的发达，使人产生满意和知足感。能合痰存在于一切关节，作用是连接骨骼，并使之活动滑利。

"风""痰"在汉医里属病邪，而在藏医里则属生理物质（生命赖以生存的物质）。汉医与藏医对胆赋予的含义，也有很大的差异。藏医对"胆"赋予的含义，上面已经论述。汉医对"胆"赋予的含义，认为胆居六腑之首，又隶属于奇恒之腑，有贮存和排泄胆汁的功能。

在诊法方面，汉医分为望、闻、问、切四个方面，称为"四诊"。藏医则分为望、问、切三个方面，只有"三诊"，没有闻诊。虽然《四部医典·识病要点》中有"闻声学"的记述，但那是指的"问诊"，而非"闻诊"。

在药物学方面，汉医将药性分为寒、热、温、凉四性，而藏医则分为重、腻、凉、钝、轻、粗、锐八性。汉医和藏医相互学习，相互促进，相互补充，不断完善。藏医所用的药物，很多是来源于汉医；而汉医所用的药物，也有很多是来源于藏医。例如名贵药材藏红花，不仅为汉医所应用，而且由西藏引种利中原。据明代李时珍的《本草纲目·卷十五·番红花》载："番红花（又名藏红花）出西番……按张华博物志言，张骞得红蓝花种于西域，则此即一种，或方域地气稍有异耳。"这就是说，藏红花在西汉时就从西藏引种到中原，在东汉张仲景的《伤寒论》中已有应用。再如西藏的牦牛，牦牛奶酪及牦牛喉靥均可入药。在明代以前，汉方中未见应用。正如李时珍在《本草纲目》中所说："牦牛，古方未见用者。"明清以来，该药才在汉方中使用。还有些藏药，如沙棘、青稞、獐牙菜、木藤蓼、黑种草等，早在7世纪的藏医书《四部医典》中已有载

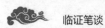

述应用，而在16世纪的汉医书《本草纲目》中才有载录。近来国内外的医药界又掀起研究应用"沙棘热"，可见藏药对于丰富祖国医药宝库所起的重要作用。

在治疗学方面，汉医的一些治法不断被藏医所采用；同时藏医的一些疗法也不断被汉医所采用，如放血疗法、气熏蒸疗法、敷贴疗法、擦涂疗法、导引疗法、按摩疗法、针刺疗法、艾灸疗法、热熨疗法、沐浴疗法、药物疗法、食物疗法等，在汉医和藏医著作中，均有记载，就是很好的说明，促进了祖国医学治疗学的不断发展。

在医德医风方面，唐代医家孙思邈在《千金要方》一书中提出了"行方（行为方正）、智圆（知识渊博，机动灵活）、心小（细心诊断）、胆大（大胆用药、敢于治疗）"的行医规范。藏医《四部医典》根据孙思邈的"喻示"，提出了六项行医准则，即：足智多谋，心胸坦荡，信誓旦旦，品貌端祥，勤于本业，人道贤良。从这里可以看出，汉医和藏医在道德规范上，大体是一致的。

综上所述，藏医内容丰富，源远流长，是祖国医学的重要组成部分，在祖国医学的发展史上，占有重要地位，并起着巨大作用。

（第一届全国民族医图书情报研讨会，1990.8，呼和浩特）

张仲景"长沙太守"考

关于张仲景是不是"长沙太守"的问题，近代有些争论。有否定意见，也有肯定意见。持否定意见者，证据不多；持肯定意见者，理由也不足以服人。因此，笔者认为仍有继续讨论的必要。下面我们就从几个方面来讨论这个问题。

一、从当时那段历史的时间表上查找，看张仲景是不是长沙太守

林亿等人在校订《伤寒论》序中说："张仲景，……举孝廉，官至长沙太守。"

张仲景的生卒年月，目前多数人的意见，倾向在142年至219年这个时间之内。按照当时的规矩，举孝廉年龄要限制在40岁以上。这一规定在《后汉书·顺帝纪》中有明确记载，并且非常严格。有不少官员，因没有严格执行这一规定而受到惩罚。据《后汉书·左雄传》载，济阴太守胡广等十余人，因违反这一规定获罪，被举的新孝廉徐淑因年龄不满四十，而被取消资格。举孝廉尚且要在40岁以上，做太守年龄就要更大些了。照这样算来，如果张仲景曾"举孝廉，官至长沙太守"的话，那么他举孝廉至少应在183年以后，做"太守"至少要在185年以后。下面我们就来看一看自185年以后的历任长沙太守。

据《吴志·孙坚传》载，186年，孙坚就在长沙任太守。到什么时候为止呢？《通鉴记事本末·卷八·宦官亡汉》回答得很清楚：献帝初平元年（190年），"州郡举兵讨董卓。长沙太守孙坚亦起兵。前至南阳，众已数万人。南阳太守张咨不肯给军粮，坚

诱而斩之，郡中震栗，无求不获。前到鲁阳，与袁术合兵。术由是得据南阳，表坚行破虏将军，领豫州刺史"。可见，自186年至190年，长沙太守一直是孙坚无疑。

190年（初平元年），苏代继孙坚之后任长沙太守。

193年（初平四年），荆州牧刘表，攻打江南，荆州八郡（包括长沙）统归刘表管辖。各郡太守，畏表威名，多"解印绶去"。苏代是否也"解印绶去"，史书上没有记载，无可考查。

198年（建安三年），"长沙太守张羡，性倔强，表不礼焉。郡人桓阶，说羡举长沙、零陵、桂阳三郡以拒表，遣使附曹操，羡从之"。

200年（建安五年），"刘表攻张羡，连年不下……羡死，长沙复立其子怿。表攻怿及零、桂，皆平之。于是表地方数千里，带甲十余万，遂不供职贡，郊祀天地，居处服用，僭拟乘舆焉"。

从这几段史料看，自193年刘表攻占长沙到198年张羡反叛刘表，这段时间，是谁在长沙当太守，不详。这段时间最多不到五年，因为刘表虽然尽有荆州八郡，长沙归附，但苏代是否也随即"解印绶去"，不得而知。再者，张羡反叛刘表，肯定不是刚当上太守就反叛的，而是在刘表手下当了一段长沙太守后，看到刘表傲慢无礼，受不了刘表"不礼焉"的窝囊气，才叛刘附曹的。所以张羡肯定是在198年以前的什么时间就是长沙太守了。一直到200年，张羡死，其子张怿继任长沙太守。同年，刘表攻陷长沙。

208年（建安十三年），冬十月，刘表死。同年，"刘备表刘琦为荆州刺史，引兵南徇四都，武陵太守金旋、长沙太守韩玄、桂阳太守赵范、零陵太守刘度皆降。庐江营帅雷绪率部曲数万口归备，备以诸葛亮为军师中郎将，使督零陵、桂阳、长沙三郡，调其赋税以充军实。以偏将赵云领桂阳太守"。

209年（建安十四年），蜀立廖立为长沙太守。

韩玄是什么时候当上长沙太守的，史书上没有查到，但是我们可以肯定地说，韩玄是在208年以前就当了几年长沙太守的。因为《三国志·黄忠传》说："荆州牧刘表以（黄忠）为中郎将，与表从子磐共守长沙攸县。及曹公克荆州，假行裨将军，仍就故任，统属长沙太守韩玄。"

从这两段史料看，从200年刘表打败张怿，夺得长沙，到208年韩玄投降刘备，这中间大约有五年的时间不知道谁为长沙太守。

以上我们查了从186年到209年这二十三年中的历任长沙太守的名单及任期。其中有两段大约十年的时间，长沙太守不知是谁。一段是193年至198年，一段是200年至207年。是否张仲景正好填了这两个空呢？下面我们就来查这个问题。

196年（建安元年），发生了一件有意义的事，对弄清这个问题很有帮助。据《魏志·王粲传》载："王粲，字仲宣，山阳高平人也……魏国既建，拜侍中……建安二十一年，从征吴。二十二年（217年）春，道病，卒。时年四十一岁。"而皇甫谧记载张仲景见王仲宣时，仲宣"年二十余"。这样算起来，不正好是196年吗！说明这个时间张仲景没有做长沙太守，无法填补193年至198年这个空白。

至于皇甫谧所载这个故事的真实性，尽管皇甫谧对张仲景的医术有所夸大，但张景仲在这个时间见王仲宣这件事，当不有怀疑。因为皇甫谧生于公元215年，与张仲景、王仲宣仅几十年之隔，对这两个人的事当然知晓。况且皇甫谧知识渊博，不仅精通医学，而且对历史史料有过专门整理和研究。所以，对于他记述的张仲景见王仲宣一事，当不容置疑。

《张杲医说》认为张仲景是当过长沙太守的，可是就在这部书中，记载了这样一件事：202年（建安七年），张仲景开始撰写《伤寒杂病论》；以后的几年，张仲景"在京师行医，于当时为上手"。这样说来，张仲景这段时间也没有在长沙做太守，而是在京都行医，无法填补200年至207年这个空白。

186年以前，即孙坚的前任，长沙太守是区星。

184年（中平元年），黄巾起义爆发。长沙一带是起义军最活跃的地方。

再往前，张仲景年龄不够，根本不够做太守的资格，无须考究。

廖立虽然在三十多岁破例当上了长沙太守，但他毕竟是蜀国的命官，与汉帝无任何关系，后汉的一套陈俗旧规此时此地当然也就成为粪土了。

209年以后，吴、蜀两家平分荆州八郡，列湘水为界。长沙属蜀，不受汉帝命官，自然张仲景也就没有做长沙太守的可能了。

从这段历史的时间表上查寻，张仲景没有做长沙太守的可能。

二、从当时的时代背景，看张仲景是不是长沙太守

张仲景出生在东汉末年，到处是饥荒、瘟疫、战乱，人民饿死、病死、被杀死的不计其数。"出门无所见，白骨蔽平原"，就是当时凄凉景象的真实写照。

184年（中平元年），张角领导的"黄巾起义"爆发，"十余年间，徒众数十万。自青、徐、幽、冀、荆、扬、衮、豫八州之人，莫不必应""四方百姓，裹黄巾从张角反者，四五十万。贼势浩大，官军望风而靡"。

当农民起义归于失败之后，官僚豪强之间又进行混战。汉灵帝死后，少帝刘辩继位，何进掌权。宦官杀何进，袁绍又起兵杀宦官。董卓赶走袁绍，废刘辩而立刘协为帝。王允设计杀死董卓，而董卓的部下又杀死王允和其他官僚。以袁绍为首的十七镇诸侯，各据一方，混战互杀。这个时期的张仲景，年龄在40岁左右。在这个时期，他要举孝廉，是不可能的。因为南阳、长沙一带，都是黄巾起义席卷的地带，统治阶级被农民起义的烽火吓得丧魂落魄，还顾得上"举孝廉"吗？况且，"孝廉"举出之后，一定要到京师受公府考试。这一段时间，朝中那个乱劲儿，哪还能举行什么"公府考试"！

此后，以镇压"黄巾起义"起家的曹操、刘备、孙坚三家，又多年混战，最后形成三国鼎立的局面。这个时期的各郡守，多由知兵的人担任。正像孙坚所说："太守无文德，以征伐为功。"一语道破了当时各军阀穷兵黩武的政策和任用太守的标准。长沙是军事要冲，是兵家必争之地，张仲景作为一个"用思精而韵不高"的文医，是不可能被选派到长沙做太守的。

三、从历代医家的载述，看张仲景是不是长沙太守

在医学家里面，要说有人知晓张仲景是否做过长沙太守的话，那要数王叔和与皇甫谧最有资格了。一是因为他们和张仲景仅相隔几十年，二是因为王叔和专门研究和整理张仲景的著作，皇甫谧精通医学、历史，曾整理过一些历史史料。所以，他们对张仲景的评价，当是最权威的。王叔和在编纂整理《伤寒论》的时候，并没有标出张仲景为"长沙太守"。这一点在宋本《伤寒论》中可找到说明。因为宋本《伤寒论》，不论"自序"以后，还是伤寒条例之前，均无"长沙太守"字样，而仅在伤寒条例之前，另行顶格有"汉张仲景述"五字。例如江东书局石印本——成无己的《注解伤寒论》，每卷卷首仅有"汉张仲景述"五字，并无"长沙守"等字。又如康平本《伤寒论》，其"自序"的眉注是："坊本'斯语'下有'汉长沙守南阳张机著'九字。"而在伤寒条例开头的眉注是："宋本有'汉张仲景述'五字，……并无'汉长沙守南阳张机著'九字。"可见王叔和整理编次之时，并未给张仲景冠以"长沙守"之名。

宋代林亿等人虽然在校订《伤寒论》序中有如下的话："张仲景，汉书无传。见名医录云，南阳人，名机，仲景乃其字也。举孝廉，官至长沙太守。"但是他们自己也认为证据不足，说是"汉书无传"，仅据"名医录云"。更值得一提的是，丹波元简的《伤寒论综概》在说到这一问题时，写道："太平御览引仲景方序论，文同。"可是查阅《太平御览》，并无此类的话。

下面再看看皇甫谧对张仲景是如何介绍的。

西汉医学家淳于意曾做过太仓长，皇甫谧出于对他的尊敬，在"《针灸甲乙经》序"中称之为"仓公"，连姓名也省了去。王叔和是西晋太医令，皇甫谧便在"《针灸甲乙经》序"中王叔和的名字前突出的加上"近代太医令"几个字。可是在说到张仲景的时候，只字未提"长沙守"的问题。如果张仲景果真做过长沙太守，皇甫谧绝对不会不冠其官名；王叔和编次《伤寒论》时也必然会标示出来，不会省略；而宋本《伤寒论》也绝不会删去原著上题明的官衔。因为"重视官途，鄙薄技术"是作为封建社会的一大特色而打上烙印的。在这个社会里，假借的例子举不胜举。没有官衔的，尚且假借个官衔出来，有官衔的，岂能弃而不用？

四、从张仲景的志向，看其是不是长沙太守

张仲景在《伤寒卒病论自序》中，一开头就说："余每览越人入虢之诊，望齐侯之色，未尝不慨然叹其才秀也。"这就是说，他早就对秦越人怀有敬慕之情，叹服越人的"起死回生"的高超医术，决心要做一个"越人式"的医学家，"上以疗君亲之疾，下以救贫贱之厄，中以保身长全，以养其生"。这就是张仲景一生的理想和抱负。他对"做官"，是很不感兴趣的。他讨厌那些竞逐荣势、企踵权豪、孜孜汲汲、唯名利是务的知识分子，斥责他们"不留神医药、精求方术……崇饰其末，忽弃其本，华其外而悴其内"，耻笑他们本末倒置，一旦"卒然遭邪风之气，婴非常之疾，患及祸至、而方震

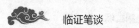

栗。降志屈节，钦望巫祝。告穷归天，束手受败"。像这样连性命都保不住，还谈得上什么"高官厚禄"呢？"若是轻生，何荣势之云哉！""皮之不存，毛将安附焉！"

在当时的社会里，这是几乎一切知识分子的通病。张仲景批评他们"进不能爱人知人，退不能爱身知己，遇灾值祸，身居厄地，蒙蒙昧昧，蠢若游魂"。面对这种社会状况，他忧心忡忡："趋世之士，驰竞浮华""举世昏迷，莫能觉悟"。从张仲景的这些自白来看，他并没有混同在"趋世之士"里边"竞逐荣势"，而是"勤求古训，博采众方"，努力钻研黄帝内经、本草等医药书籍，始终不渝地为实现自己的理想而奋斗。对于立志于医学、厌恶"名利"的张仲景来说，要他去钻营谋官，那是不可能的。如果说唐宋时代有人给他冠以"长沙守"的官衔，是出于对他的"爱戴"，是为了抬高他的"身价"的话，但是，在张仲景看来，这恐怕是对他高尚节操的莫大侮辱了。

五、从张仲景的医疗实践，看其是不是长沙太守

清代惠栋《后汉书补注》引何颙别传说："同郡张仲景总角造颙谓曰：'君用思精而韵不高，后将为名医'。卒如其言。"据宋向元考证，这是166年（延熹九年）的事，当时张仲景已有较雄厚的医学基础，并且崭露头角。不然，何颙也不会说出"后将为名医"的话来，并且"卒如其言"。据《襄阳府志》的记载，更说明了这一点：仲景"少时与同郡何颙客游洛阳，颙谓人曰：'仲景之术精于伯祖'"。伯祖即张伯祖，是张仲景的老师，何颙说他在"少时"已经越师，可见医术不凡。

196年（建安元年），仲景见王仲宣。这时仲景年龄在50岁左右，王仲宣"年二十余"。张仲景对王仲宣说："君有病，四十当眉落，眉落半年而死……"终如其言。尽管这个记载可能有些夸张，然而却可以从中看出张仲景的医术已经达到了"传奇"的程度，实现了仲景多年的凤愿——具有像"越人望齐侯之色"那样的"才秀"。

大约也就在这个时候，即196年（建安元年）左右，仲景开始着手写他的《伤寒卒病论》。理由有二。一是自序中曾有"建安纪年以来，犹未十稔，其死亡者，三分有二，伤寒十居其七。感往昔之沦丧，伤横夭之莫救，乃勤求古训，博采众方，撰用素问九卷……为伤寒卒病论合十六卷"这样的话，说明他写《伤寒论》的念头是由于看到人民群众频频死于伤寒，特别是他的宗族"十有其七"也死于伤寒而激起的。也就是说，他动笔写《伤寒论》的时间，是在建安纪年以后。二是像这样一部巨大的著作，在当时抄写，甚至刻竹简的条件下，没有十几年，甚至几十年的时间，是不可能完成的。也就是说，《伤寒卒病论》这部光辉的医学巨著，是张仲景后半生呕心沥血著成的。

张仲景一生不仅从事医疗实践，著书立说，而且培养学生，传授医学。他有许多弟子，我们能够在史料上查到的，有杜度、卫汛等人。这些人后来都成了有名的医学家。如《张仲景方论序》所说："杜度，不知何许人也。仲景弟子。识见宏敏，器宇冲深。淡于骄矜，尚于救济。事仲景，多获禁方，遂为名医。"又如《太平御览·722卷》所说："卫汛好医术，少师仲景，有才识。撰《四逆三步厥经》及《妇人胎脏经》《小儿颅囟方》三卷，皆行于世。"

从张仲景"少时"、中年和老年的实践活动看，他似没有做过"太守"，而是一直战斗在医学战线上。

六、从《伤寒卒病论》的内容，看张仲景是不是长沙太守

凡读过《伤寒论》的人都知道，它是一部将《黄帝内经》《本草》等医药理论，广泛应用于实践的光辉著作。在此之前，医学理论和方药是分家的，是"两张皮"。张仲景是将二者结合起来的第一个人，《伤寒卒病论》则是使二者相结合的第一部书。像这样"有血有肉"的书，没有大量的、广泛的、长期的医疗实践，光靠读医药书籍，是写不出来的。更何况那时也没有几本医书可读呢！

之所以说《伤寒卒病论》是一部"有血有肉"的书，是因为它是从实践中抽出来的，是一部实践经验的结晶和飞跃。对于每一个病的发生、发展、诊断、治疗、转归、病程等都有较详细的阐述。在这部书中，有成功的经验，也有失败的教训，同时还有误治、失治后挽救的方法。如果要让一个实践经验不丰富的人去写，即使他有精深的理论，也是写不出来的。随便举一个例子吧，《伤寒论》第56条："伤寒，不大便六七日，头疼有热者，与承气汤；其小便清者，知不在里，仍在表也，当须发汗；若头疼者，鼻衄，宜桂枝汤。"在这一伤寒条文中，出现什么症状可用承气汤，出现什么症状须用桂枝汤，什么情况下为病在表，什么情况下为病传里，出现什么情况可能发生鼻衄，怎样提前治疗……被叙述得详细透彻，完全驾驭了疾病。如果没有十分丰富的实践经验，能写到这个程度吗？

再举一个《金匮要略》上的例子。《疮痈肠痈浸淫病脉证并治第十八》第四条说："肠痈者，少腹肿痞，按之即疼如淋，小便自调，时时发热，自汗出，复恶寒。其脉迟紧者，脓未成，可下之，当有血。脉洪数者，脓已成，不可下也。大黄牡丹汤主之。"笔者在开始临床的时候，用大黄牡丹汤治疗肠痈，虽然疗效很好，可就是没有见患者下血，于是便怀疑仲景书的正确程度。可是后来，治疗一个姓张的患者，男，52岁，农民。数日前突然腹痛、高热、恶寒、右下腹阑尾部有肿块，麦氏点有压痛和反跳痛，拒按，右腿不能伸直，伸则痛甚。西医诊断为急性阑尾炎，中医诊断为肠痈。投以大黄牡丹汤加味，服药四剂后，大便出鲜红色血，并便出大量黏液。共服药十余剂，获愈。方坚信仲景所述不谬。

从这个方面看来，张仲景是一位实践经验十分丰富医学家，不像做过什么"太守"后又转而搞医的。

结语

从以上这些方面看来，张仲景没有做过长沙太守。"长沙太守"可能是后人强加给他的。刘完素不是还称张仲景是"南阳太守"吗？

对于张仲景的历史功绩来说，"太守"问题并不重要，既不因为他是太守而提高他的

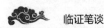

"身价"，也不因为他不是太守而减弱他的光辉。他的历史功绩主要在于创立了六经辨证学说，开创性地把医学上的经验智慧凝结成闪耀的医学巨著——《伤寒卒病论》。它对祖国医学的发展，对中华民族的繁衍，甚至是对世界医学的影响，都是无与伦比的。

现在，我们讨论这个问题，主要是想将它的真实面貌忠诚地、实事求是地还给历史。这是我们科学工作者义不容辞的责任。

由于历史的遥远，史料的残缺，给研究这一问题带来不少困难。加上笔者知识浅薄，确感能力不足，所论问题，就连自己也不够满意，错误之处，更是在所难免。诚请同道们不吝指正。

（全国医古文研究会成立及学术研讨会，1981.5，黄山）

张仲景"长沙太守"的几个问题

在张仲景生平事迹的研究中，有许多问题，专家们认识不一，颇有争议。其中"长沙太守"问题就是争论最大的问题之一。总体来说，有两种观点，一种是"肯定"他做过"长沙太守"的，另一种是否定他做过"长沙太守"的。在这个问题上，20世纪50年代是一个"争鸣"高潮，80年代又是一个"争鸣"高潮。这种争论，对于促进学术发展，对于弄清事实真相，都是有益的。在"争鸣"过程中，无论持何种观点，各方均查阅了大量的文献资料，进行了深入细致的调查研究，付出了辛勤的劳动。笔者认真研究了各家观点，学习和阅读了各家的"争鸣"文章，同时也查阅了有关历史文献，思想倾向"否定意见"。认为"肯定意见"理由不够充分，"依据"不够得力，而且漏洞很多，自相矛盾。下面就来谈谈这些问题。

一、做"长沙太守"的时间问题

在认为张仲景做过"长沙太守"的一派中，在其做"长沙太守"的时间问题上，相互冲突，争执不下。有的说在168—172年之间，有的说在168—189年之间，有的说在184年左右，有的说在198—200年之间，有的说在196—219年之间，甚至还有的说，在张仲景生活的那个时代，只要长沙太守找不到是谁，就可能是张仲景在任。

认为张仲景在168—172年之间做"长沙太守"者，是黄竹斋。他在《医圣张仲景传》中写道："盖仲景为长沙太守，在建宁年间。"

认为张仲景在168—189年之间做"长沙太守"者，是甘伯宗。林亿在校订《伤寒论·序》中引甘伯宗的《名医录》说："张仲景灵帝时，举孝廉，官至长沙太守。"

认为张仲景在196—219年之间做"长沙太守"者，是陆九芝。他在《补后汉书张机传》中说：张仲景"建安中，官至长沙太守"。

认为张仲景在198—200年之间做"长沙太守"者，是陈无咎。他说："仲景之为长沙太守……当在刘表围攻张羡父子之际。盖仲景虽奉朝命；而未到官。"

认为只要当时长沙太守找不到是谁，就可能是张仲景在任者，是薛凝嵩。他在《张仲景生平事迹考证》中说："在苏代之后、张羡之前这段时间（笔者注：193—198年），难道张仲景就没有做长沙太守的可能吗？""在张怿之后、韩玄之前这段时间（笔者注：200—208年），张仲景也未尝没有做长沙太守的可能。"。笔者曾在《张仲景"长沙太守"考》一文中，述说了186—215年这三十年中的历任长沙太守，中间没有张仲景的名字，也没有张仲景任长沙太守的可能。这里不再赘述。现在我们再往前查，看186年以前，张仲景有否做"长沙太守"之可能。

186年，孙坚任长沙太守。

185—186年，长沙在区星和其他起义军手里。

184年，黄巾起义爆发，起义军数十万人，遍及青、徐、幽、冀、荆、扬、兖、豫八州。

黄巾起义之前，长沙一带多次爆发当地土民的暴动，并多次攻克和占领长沙。例如：

157（永寿三年），冬十月，"长沙蛮叛，寇益阳"。

160年（延熹三年），"长沙蛮寇郡界"。

162年（延熹五年），"夏四月，长沙贼起，寇桂阳、苍梧。五月，长沙、零陵贼起，攻桂阳、苍梧、南海、交趾，遣御史中丞盛修督州郡讨之，不克"。"八月，艾县贼焚烧长沙郡县，寇益阳，杀令。又零陵蛮亦叛，寇长沙"。164年（延熹七年）秋七月，"荆州刺史度尚，击零陵、桂阳盗贼及蛮夷，大破平之"。

165年（延熹八年）六月，"桂阳胡兰、朱盖等复反，攻没郡县，转寇零陵。零陵太守陈球拒之，遣中郎将度尚、长沙太守抗徐等击兰、盖，大破斩之"。

像长沙这样一个多事地区，同时又是军事要地，皇帝必定要派一位知兵善任的人任太守，而不会让像张仲景这样的文儒到任，这是一方面。另一方面，从年龄来说，184年，张仲景至多不过四十一二岁，做太守似无可能（笔者在《张仲景"长沙太守"考》一文中已经谈到）。有的同志对这一点提出异议，举出孙坚任长沙太守时是32岁，曹操任东郡太守时是32岁，周瑜任南郡太守时是35岁，并由此得出结论说：张仲景任长沙太守时，其年龄应在30～40岁。

年龄在40岁以下做太守者，除孙坚、曹操、周瑜外，还可以举出一些人来，如廖立做长沙太守时，年仅二十多岁。

既然这些人可以在40岁之前做太守，难道唯独张仲景不能在40岁之前做太守吗？

大凡在40岁之前做太守的，有这样几种情况：第一，他们是知兵的人，在那个战乱年代，自有破格的例外；第二，后汉时军阀割据，中央集权制受到损害，有的军阀自己任命太守不经皇帝批准。

张仲景与以上那些人不同。那些人都是"知兵"的人，而张仲景则是不"知兵"的文医；那些人都未曾"举孝廉"，而《名医录》则说张仲景"举孝廉，官至长沙太守"。

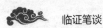

假如《名医录》所说属实，那么一定是"举孝廉"在前，"官至长沙太守"在后。因为孝廉的初选是由太守举荐的。太守举荐，申报朝廷，经过公府考试批准，才能成为孝廉。而绝不会是"官至长沙太守"在前，"举孝廉"在后。

按照当时的规定，举孝廉年龄一定要在40岁以上。这一规定非常严格，有不少官员，因没有严格执行这一规定而受惩罚，如当时的济阴太守湖广等十余人，就因违反这一规定而获罪，被举的新孝廉徐淑，因年龄不到40岁，而被取消资格。如果张仲景要"举孝廉"的话，其年龄也必须在40岁以上，而"官至长沙太守"又在其后，那就是说做"太守"至少要在42岁以后。

张仲景42岁时是哪一年呢？根据有关专家对张仲景生卒年月的研究，陈邦贤及薛凝嵩认为张仲景生于142—145年，宋向元认为其生于150年；兰承祥认为其生于160年；朱颜认为其生于168年。无人认为其出生早于142年。如果按照陈邦贤、薛凝嵩的说法计算，张仲景42岁时应是184—187年；如果按宋向元的说法计算，应是190年；如果按谢承祥的说法计算，应是202年；如果按朱颜的说法计算，应是210年。也就是说，如果张仲景"官至长沙太守"的话，至少是在184年之后，而绝不会在此之前。或者更肯定地说，张仲景绝不会在30～40岁做长沙太守。我们已经查过，184年之后的30多年间，长沙太守中没有张仲景。所以从上述"时限"方面推测，张仲景没有做"长沙太守"的可能。

二、关于"挂冠遁去"问题

张仲景"挂冠遁去"的故事见于《神仙通鉴》："元嘉冬，桓帝感寒疾，召玑（笔者注：即张机，亦即张仲景）调治。病经十七日，玑诊视曰：正伤寒也。拟投一剂，品味辄以两计，密覆得汗如雨，及旦身凉。留玑为侍中。玑见朝政日非，叹曰：君疾可愈，国疾难医。遂挂冠遁去，隐少室山。及卒，葬宛城东二里许，后人尊为医圣。"从这段文字中可以清楚地看出，张仲景因治愈了皇帝之病，被留在朝中为"侍中"而不是被派到长沙去当"太守"。张仲景"挂冠遁去"，他挂的是"侍中"之冠，而不是"太守"之冠，岂可混为一谈！

这里应该指出的是，唐代甘伯宗的《名医录》说张仲景"举孝廉，官至长沙太守"。《神仙通鉴》说张仲景被留在朝中做"侍中"。金代刘完素的《素问玄机原病式》则说张仲景为"南阳太守"。一会儿是"长沙太守"，一会儿是"南阳太守"，一会儿是"孝廉"，一会儿是"侍中"，究竟是什么？张仲景这个不愿意做官的人，不知后人为什么强加给他这么多官衔。

不管是《名医录》也好，《神仙通鉴》也好，还是《素问玄机原病式》也好，都不是史书。所载的东西，仅供参考，不能作为考察历史的凭据。因此，由《名医录》而派生出来的"长沙太守"说，《素问玄机原病式·序》的"南阳太守"说，《神仙通鉴》的"侍中"说等，都是无源之水、无本之木。兼之《名医录》《神仙通鉴》这两部书，均已散佚，不可复见，自然也就无法深究了。

古代有许多名医，由于解除了民众的疾病痛苦，深受民众爱戴，后人往往把他们奉为"神仙"，或"封官加爵"。如战国时期的名医扁鹊，后人称他为"广应王"；唐代名医孙思邈，后人称他为"药王"。由于古人对"功名"看得很重，百姓所崇仰的人，如果仅仅是个医生，没有"功名"，心中总觉得不是个滋味，于是就让这些名医有了"功名"，有了"官职"，这样心理上也得到了平衡。张仲景的"长沙太守"是否也属于这一类，值得研究。

三、关于地方志问题

地方史志源远流长，由于历代兵燹，佚散甚多，而今所见多为明清所修。地方志从建志的时候起，记录的当时或接近当时的事情，比较可信、可靠；而记录的唐宋时期以前的事情，则多是根据传说和其他书籍而来，大多没有经过认真考证，因此有对有错，应加以分辨。况且，不同时期编纂的地方志，对同一问题的认识和说法也不一致。例如，某个时期编写的《长沙府志》有张仲景任"长沙太守"的记载，而另一时期编写的《长沙府志》，就没有这一记载。即使是载有张仲景任"长沙太守"的《长沙府志》，其资料又来源于何处呢？从其文例、称谓来看，很可能是从林亿校订的《伤寒论·序》上抄来的，林亿又是从《名医录》上抄来的，各地方志（如《南阳府志》《长沙府志》《邓州志》等）在张仲景的问题上又相互引用、相互转抄。如果《名医录》所载此事有误，那么以此为根据的所有转抄也都跟着错误。事实证明，有些地方志，确实错误不少。以记载张仲景任"长沙太守"的那本明崇祯年间的《长沙府志》为例，在这本《长沙府志》中，记载的后汉长沙太守有张机、黄忠、刘磐等人，可是经查史书，黄忠和刘磐均没有做过长沙太守，而是编志者搞错了。请看下面有关资料。

明崇祯《长沙府志》："张机，长沙守""黄忠，南阳人，长沙守""刘磐，表（笔者注：指刘表）从子，长沙守"。

据《三国志·黄忠传》："荆州牧刘表以（黄忠）为中郎将，与表从子磐共守长沙攸县。及曹公克荆州，假行裨将军，仍就故任，统属长沙太守韩玄。"

由此可见，《三国志》并未说黄忠和刘磐是"长沙太守"，而是说他们"共守长沙攸县"。这个"守"字，是动词，是"守卫"之意；而"长沙守"的"守"字，是名词，是"太守"，是官职的名称。当时《长沙府志》的编纂者在录取史料的时候，完全把这两个"守"字的词性、词意弄混了。陈志又言"及曹公克荆州，假行裨将军，仍就故任"。黄忠的故任（属刘表时的官职）是什么？是"中郎将"。曹操攻克荆州后，黄忠"仍就故任"，也就是仍然是"中郎将"。不管是曹操攻克荆州前还是后，黄忠均不是长沙太守。不然，怎么能说"仍就故任，统属长沙太守韩玄"呢。"仍就故任"和"统属长沙太守韩玄"这两句话，就肯定了黄忠不是长沙太守，刘磐也不是长沙太守。

四、关于张仲景纪念馆、民间传说和纪念活动问题

明清以来，见存的张仲景纪念馆有二，南阳的医圣祠和长沙的张公祠（1987年春，

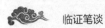

笔者与南阳秦恩甲先生一道，前往瞻仰，可惜张公祠今已毁坏，荡然无存）。民间还有许多颂扬张仲景的传说和纪念活动。这一切，都是因为他为人民做了好事，而不是因为他当过"太守"。如果他没有为人民做过好事，别说是个"太守"，就是宰相、皇帝，人民也不会纪念他。历史上的帝王将相多的是，有几位为人民所纪念？所以不能把人民对张仲景的纪念活动，当作他曾任"长沙太守"的依据。扁鹊、华佗、孙思邈，都没有做过官，可是民间对他们的颂扬、传说及纪念活动等也很多，不正是这个道理吗？

有人说，张仲景家在南阳，如果他没有做过长沙太守，他的医疗活动"实难扩及长沙"。古代名医，活动范围都很大，如战国时期的扁鹊，周游列国，能从齐国治病到秦国；与张仲景同时代的华佗，足迹踏遍魏、蜀、吴三国。张仲景也是当时的名医，为什么他的医疗活动就不能从南阳"扩及到长沙"呢？

五、关于"晋碑"问题

在1981年底和1982年初，一些报纸杂志纷纷报道南阳医圣祠发现刻有"汉长沙太守医圣张仲景墓"和"咸和五年"字样的墓碑，说这块墓碑属"晋碑"，并说这块"晋碑"为张仲景做"长沙太守"找到了"确据"，"肯定无疑"。一时闹得满城风雨。笔者曾于1981年12月15日前往考察，并撰写了《南阳医圣祠"晋碑"质疑》一文，从碑的形状、花纹、字体、文例、称谓等几个方面，否定了"晋碑"，认为那块张仲景墓碑是清代所立。

六、关于"张羡就是张机"问题

张羡曾任长沙太守，有人在史书上找不到张机任长沙太守的记载，遂疑心张羡就是张机。这个问题，以前已有人予以否定了。这里不妨再引几段史料，以增强否定的说服力。

据《资治通鉴》载，建安三年（198年），"长沙太守张羡，性倔强，表不礼焉。郡人桓阶，说羡举长沙、零陵、桂阳三郡以拒表、遣使附于曹操，羡从之"。建安五年（200年），"羡病死，长沙复立其子怿。表攻怿及零、桂皆平之"。

《伤寒论·原序》："余宗族素多，建安纪年以来，犹未十稔，其死亡者，三分有二，伤寒十居其七。"

从这几段史料看，张羡于200年（建安五年）已病死，而张机在206年（建安十一年）还健在，可见张羡不是张机则无疑了。

七、关于坐堂行医问题

坐堂医与走方医是对应的，如同坐商与行商的对应关系。所谓坐堂医，就是有固定的场所治病的医生，而走方医则是无固定场所，行走于乡间给人诊治疾病的医生，又称铃医。坐商旧指有一定数额的资本，具有一定的字号，在固定的地址经营商业的商人。

行商则是行走于乡间进行商业买卖的商人。宋范成大《四时田园杂兴》诗有"鸡飞过篱犬吠窦，知有行商来买茶"，描写的就是行商到乡间收购茶叶的情景。

有人将张仲景"坐堂行医"说成是在"长沙太守"任上，坐在衙门大堂之上给人看病，在封建社会，那是不允许的。即使是今天，在政府机关看病，行吗？

（张仲景研究，张仲景国际学术研讨会特集，1990：35）

南阳医圣祠"晋碑"质疑

张仲景是我国东汉大医学家，他的光辉著作《伤寒论》和《金匮要略》对世界医学影响很大，对世界人民的健康事业贡献卓著。正因为如此，人民才怀念他，在全国各地有许多关于他的传说和纪念馆、祠等。然而，他的生平事迹，至今仍没有搞清楚，国内外的学者，正在努力研究这一问题。马俊乾等四位同志的《南阳医圣祠发现晋碑及其有关问题》一文（发表在《中原文物》1982年第2期，以下简称《问题》），对于张仲景墓碑的来历，医圣谥号的起时，是否曾任长沙太守等问题，查阅了很多资料，进行了细心的研究，读后收益很大。同时，四位同志在成立和充实"张仲景医史文献馆"的过程中，付出了辛勤的劳动，做出了有益的贡献，这都是令人钦佩的。但是，对于《问题》中所做的某些结论，笔者持有不同看法，愿提出与四位同志商榷，并借此就教于同道们。

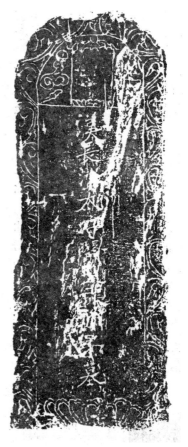

图一 张仲景墓碑拓片

一、关于"晋碑"问题

对于南阳医圣祠中的张仲景墓碑，《问题》"确认为属晋碑无疑"。在此之前，《问题》的作者曾以《南阳医圣祠晋碑新发现》为题撰文，发表在1982年2月15日《光明日报》上。1982年1月7日《人民日报》、1月12日《河南日报》、1982年第一期《河南中医》等都做了报道，均说"属晋碑无疑"。早在去年春天，在各报刊尚未报道之前，就有南阳医圣祠发现"晋碑"的传闻。因为这是关乎着张仲景生平事迹研究的重要发现，所以笔者曾于1981年12月15日前往考察。此碑高约85厘米，宽约30厘米，厚约8厘米。碑头呈圆弧形，碑的边缘刻有卷草花边，碑额刻有莲花盖、莲花托，碑的下部有莲花座。碑面正中刻着"汉长沙太守医圣张仲景墓"十一字，别无他字，亦无年月（图一）。碑的其他侧面均不光滑，亦无字迹。碑为青石，边缘有破损，正面从右上角到左下角也有一片破损。碑座高约25厘米，长63厘米，宽约30厘米，为灰白色石，四个侧面都是用錾子錾的斜条纹。碑座的后侧面歪歪斜斜地横刻着"咸和五年"四字（图二）。对于这块墓碑，笔者认为"属晋碑无疑"之说欠妥，理由是，原张仲景墓志铭碑写得很清楚："清顺治十三年（1656年）汉阳张三异任南阳郡丞，公余游至城东三皇庙，见'刹岿然而蒿莱齐额，碑横碣仆，不知所从。遂召长者询问，乃知为十大名医像，像后各有题记'，并得知庙后数武（六尺为步，半步为武，也就是数米远的地方）为张仲景墓。张三异以仲景名高天下，又系同姓，于是捐俸纠义，鸠工建祠，筑冢立碑。自此，仲景始祀专祠，为南阳名胜，传于今日。"文献中始称张仲景为医圣的周扬俊《伤寒论三注》撰于清康熙十六年（1677年），与上述张仲景立碑相距21年，属同一时期。从历史文献对"医圣"称谓考证，此碑当为清顺治十三年（1656年）所立。

图二 张仲景墓碑座后侧面拓片

（1）此碑身与碑座是否为"原配"，值得怀疑。因为碑是青石，而碑座则是灰白色石，二者颜色显然不同。再者，碑上的"汉长沙太守医圣张仲景墓"十一字是楷书而碑座上的"咸和五年"四字则是隶书，二者字体显然不同，非出一人之手，这是比较明显的问题。由此看来，碑与座不是原配，而是"张冠李戴"。

（2）碑座后面的"咸和五年"四字不似晋人所写。此四字虽属隶体，但软弱无力，而晋隶则苍劲有力，二者有明显差别。图三、四、五是三块晋碑的拓片，将它们的字体做一比较，就非常清楚了。这可能是后人故意作伪，以假乱真，造成此碑年代久远的假象。

（3）"咸和五年"不是张仲景墓碑的立碑年代。因为立碑年代，都是刻在碑的正面或背面，上下竖刻。而此"咸和五年"四字却是刻在碑座的后面，并且是横排刻画。兼之"咸和五年"四字又同碑文字体不同，非出一人之手。这就说明，"咸和五年"是后人另外刻画的，不是张仲景墓碑的树碑年代。

（4）从碑的形状看，不似晋碑。晋碑多为圭首或方首，而此碑首却为圆弧形。图三、四、五是三块晋碑拓片，与此碑迥异。

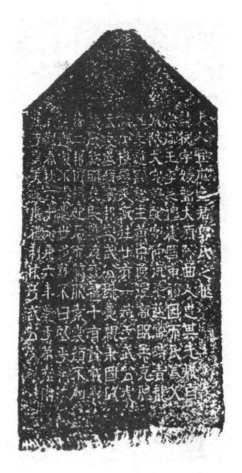

图三　郭槐枢铭拓片，约公元300年立

　　（5）从碑面的图案来看，不似晋碑。此碑的阴刻是莲花、卷草纹。而莲花纹的盛行，是在佛教艺术大为流行的唐代。何况此碑的莲花纹又比唐碑的莲花纹时代更晚呢！所以此碑不会超过唐代。

　　（6）从碑文的字体来看，不似晋碑。晋碑均系隶书，而此碑却系楷书。楷书的流行自唐代开始，所以此碑当然不会早于唐代。

　　（7）从碑的文例来看，不似晋碑。晋碑碑文宜长，不会像此碑这样仅有碑的名目。

　　（8）从碑文的称谓上看，不似晋碑。此碑称张仲景为"汉长沙太守""医圣"。考有关史料，最早称张仲景为"长沙太守"的是唐代甘伯宗的《名医录》，最早称张仲景为医圣的，则时代更晚。金元时期，最先称张仲景为"亚圣"，居圣人第二位，与孟子平级。如元代医学家刘河间说："仲景者，亚圣也。"直到明清以后，张仲景才升为"圣人"级，与孔子平级了。如清代周扬俊在他的《伤寒论三注·自序》中说："仲景，医中之圣人也。"

　　人们对张仲景的崇拜是随着他的《伤寒杂病论》的影响逐渐扩大而不断发展的。到了唐代，中外文化交流空前繁盛，《伤寒论》的影响空前扩大，并由国内扩大到国外，于

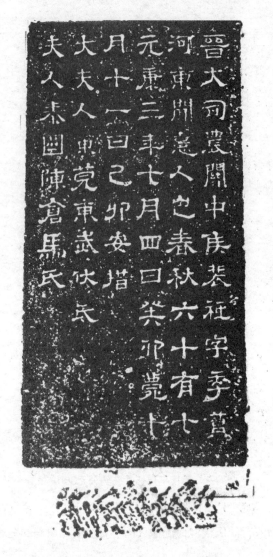

图四　裴祗墓志拓片，公元294年立

是张仲景便有了"长沙太守"的假托。金元时期，《伤寒杂病论》被奉为经典（《金匮要略》当时称为《金匮要略玉函经》），为医家必读之书，因此就有了"亚圣"之称。到了明清以后，人们对于张仲景的崇拜进一步发展，于是就有了"医圣"之尊。晋代咸和五年（330年）距张仲景逝世（219年）仅111年，那时，"医圣"之誉显然不可能。例如晋代医学家兼史学家皇甫谧，在他的《针灸甲乙经序》中，称著有《汤液论》的伊尹为"亚圣"，而写到张仲景时，则是直呼其名，根本没有"医圣""太守"等称呼。如果那时已经尊张仲景为"医圣"，皇甫谧绝不会不写的。再者，伊尹是张仲景的前辈，张仲景写《伤寒论》时又参考了《汤液论》，晋代时才称伊尹是"亚圣"，能称张仲景为"医圣"吗?此后之所以张仲景的影响越来越大，而伊尹的地位逐渐降低，是因为《汤液论》早已散佚，而《伤寒论》却保存下来了的缘故。这一切都说明，人们在晋代对张仲景还没有达到崇拜的程度。

那么这块墓碑究竟是什么时代的呢?根据此碑的形状、花纹、字体、文例、称谓等方面综合分析、判断，笔者认为不属晋碑，当为清代顺治十三年（1656年）的墓碑。

二、关于张仲景任长沙太守问题

张仲景是否曾任长沙太守，近代在医学界和史学界争论很大。但总的说来，否定的意见拥有较强的论据和说服力，而肯定的意见则缺乏坚强的论据。然而由于各报刊纷纷报道南阳医圣祠发现碑文为"汉长太守医圣张仲景墓"的晋代墓碑，于是张仲景"官居长沙太守肯定无疑"，张仲景"曾任长沙太守找到确据"等结论便应运而生。最后《问题》以同样的看法做总结说："多年的争讼可以休止了"。事情就那样简单吗?科学的道路是崎岖的，也是艰难的。轻而易举地就确定了属"晋碑无疑"，又轻而易举地解决了张仲景是否曾任长沙太守的问题，以及医圣尊号何时兴起的问题等，天下竟有这样的

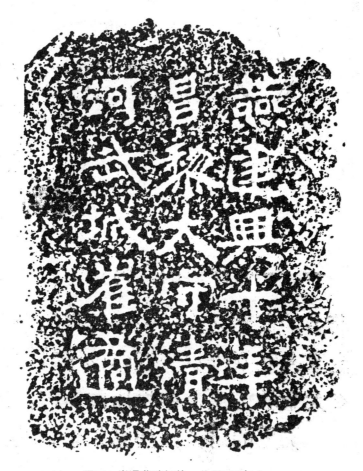

图五　崔遹墓碑拓片，公元395年立

便宜事?科学是不会对任何人做特别恩赐的,科学成果是用汗水浇灌出来的。

上面我们已经论述,这块墓碑属"晋碑"的说法是不妥当的,所以由此而派生出来的"张仲景官居长沙太守肯定无疑"的结论也是站不住脚的。张仲景是否任"长沙太守"的问题,单凭这块石碑是不够的,是决定不了的。要真正科学地解决这一问题,应由其他资料来证明。因这个问题不是本文讨论的中心,也不是一两句话就能够说明白的,所以这里不再赘述。

[中原文物,1983(1):37-39]

三、附记

本来是一块清代石碑,在那儿竖立了若干年。后来因某些人为张仲景做"长沙太守"寻找更早的历史佐证,便演出了这出闹剧。

在传出发现"晋碑"之时,笔者正在南阳参加张仲景学术会议,便抽空前去查看。只见一块碑座,座后歪歪斜斜地刻有"咸和五年"字样。同时被发现的还有一口大镬(即古代行军锅)。据当时医圣祠工作人员说,两件古物都是在南阳市郊发现,被弄到医圣祠的。又被别有用心者将碑座嫁接到张仲景墓碑上,并大肆宣传,欺骗媒体,造成舆论和极坏影响。

对于这种弄虚作假的做法,南阳早就有一些有正义感的有识之士提出批评,如南阳著名老中医蔺雪帆先生,多次向有关领导反映此事。笔者当时为省医史专业学会副主委,蔺老也向笔者反映。其他领导是抓大事的,无暇过问这些学术事情,而笔者则责无旁贷,要继承蔺老遗志,去伪存真,还医史以真相。下面是蔺老与笔者的两封信。

(一)

道清同志:

你好,来信及所附大作均收,谢谢。

医圣祠的闹剧,一开始我即有看法,大会小会不知说了多少次,以人微言轻,不为领导层所重,忧愤而已。郑州公展事,斯时我正在北京看病,回后方知。据云:除晋碑外,尚有出土之针灸陶人。不悉你在参观时注意否?这种伪造文物的恶劣作风,给学术研究上制造新的混乱,必须予以揭穿。

晋碑事,我曾与中国历史博物馆研究员言及,他们也颇多感慨,曾谓:"前见电视有河南裱画家创作,也是违犯传统良技,独出心裁,令人作呕。宣传机关多为这些人所欺,胡吹一阵,亦学术、科学界之不幸,奈何,奈何!"

领导层一些人,陶醉于造声势,恰为某些别有用心之人所乘。医圣祠即将去北京公展，地址已谈妥，在中国历史博物馆。可否将耿坚庭的小册子借给一阅，以便向主管部门再做一次建议。用后，当即奉还。我看大作系复印件，印费若干，请明示，以便寄上。

针灸陶人，据该祠某同志讲，颇似现代教具针灸模型而断一上肢。你若看到，请将情况告知为盼。

你来信过分客气，我很不安，以后向你求教之事方多，希望多多联系为荷。

宝庭同志问好，不另。

敬礼

蔺雪帆上

1985年1月11日

附上明末医圣祠张仲景塑像照片1幅，服饰为民间装束，非太守官服。足徵斯时中医界人士对太守一说，亦不苟同。

（二）

道清同志：

您好。承寄耿文已用，特此奉还，谢谢。

医圣祠去京公展事，我及一些中医界同仁又一次向地市领导做了反映，仍无成效。观地市意图，以张仲景之声誉，为南阳经济起飞作开路先锋。随展者有酒、中成药、烙花等，对学术上是非真伪不感兴趣，此骗子得逞之原因也。

《河南日报》刊出之消息，谅已过目。所谓"汉代针灸陶人"，被新华社记者誉为最珍贵之文物，已堂而皇之地展出于中国历史博物馆。真令人啼笑皆非。果如此，岂非中国医史文物之重大发现？宋代之铜人，也将相形见绌了。

在医圣祠整修过程中，众目睽睽，并未出土文物。郑州展览传出"陶人"消息之后，我曾走访南阳地区唯一的考古队队长，谓"一无所闻"。我又到该祠要求一饱眼福，均以"未运回"为遁词而未果。

其主事者，原非中医界人，乃医圣祠修复时由某影院转入卫生系统者。该人医史知识胸无点墨，但善于阿谀逢迎，竟得到一些上层人物之青睐，一些新闻机关也不辨黑白，人云亦云，照刊照播，官僚主义泛滥，造成学术界之不幸，奈何奈何！

我仍一如既往，对学术上的弄虚作假，将予以澄清或考辨，望多赐教。

敬祝春节愉快！

蔺雪帆上

1985年2月25日

道靖同志：

你好。来信及所附大作，均收，谢谢。

医圣祠的闹剧，一闹始我即有看法，大会小会不知说了多少次，人微言轻，不为领导层所重，忧愤而已。郑州公展事，斯时我正在北京看病，回后方知，据云：除晋碑外，尚有出土之针灸陶人，不悉你在参观时，注意否，这种伪造文物的恶劣作风，给学术研究上制造新的混乱，必须予以揭穿。

晋碑事，我曾与中国历史博物馆研究员言及，他们也殊多感慨，曾谓："前见电视有河南籍画家创作，也是违犯传统良技，独出心裁，令人作呕。宣传机关多为这些人所欺，胡吹一阵，亦学术、科学界之不幸。奈何，奈何！"

领导上一些人陶醉于造声势，给另一些别有用心的所乘，医圣祠即将去北京公展，地址已谈妥在中国历史博物馆，可否（中医人员无一人参与）将耿鉴庭的小册子借给一阅，以便向主管部门再作一次建议，阅后，当即奉还。我看大作系複印件，印本若干，请示明，以便寄上。

针灸陶人，据该祠某同志讲，然仿现代教具针灸模型而断一上肢，你若看到，请将情况告知为盼。

你来信，过于客气，我很不安，以后你我来熟熟事务，希望多多联系为荷。

宝庭同志问好，不另。

敬礼

蔺雪帆 上

85.1.11.

附上明末医圣祠唯仲景塑像照片一帧，服饰为民间装束，非太守官服，足徵斯时中医界人士对太守一说，亦不苟同。

蔺老写给笔者的信原件（一）

蒲老写给笔者的信原件（二）

张仲景时代大事记

张机（约150—219年），字仲景，东汉南阳郡涅阳人，我国著名医学家，被后人尊为"医中之圣"。他的《伤寒论》和《金匮要略》两部著作，被后世医家奉为"经典"。

《伤寒论》又称《伤寒卒病论》。这里"伤寒"的"寒"字，作"邪"字解。包括外感之邪及内伤之邪。"伤寒"就是"伤邪"。"卒病"的"卒"字，作"急"字解。"卒病"就是"急病"。《伤寒卒病论》实际上可以解释为《伤邪急病论》，是一部运用"六经辨证"理论，论述"急病"病因、病机、病理、病状、治疗、转归及预后的医学专著。为什么在那个时代会出现张仲景这样伟大的医学家？为什么在那个时代会出现《伤寒论》这样的医学著作？这与当时的社会环境是分不开的。当时，统治阶级极度腐败，赋税冗重，徭役频繁，人民群众没有活路，只有举旗造反，不断爆发农民起义。其中"黄巾起义"是规模最大的一次。统治集团相互争斗，军阀割据，相互征战。北方少数民族不断进犯中原。战火频仍，水旱蝗灾，接连不断，饿殍载道。"大兵之后，必有大疫"。在战乱、灾荒、饥饿、徭役的重重冲击下，瘟疫流行。当时死于瘟疫的人不计其数。张仲景一家也不免于难。他在《伤寒论·自序》中写道："余宗族素多，向余二百。建安纪年以来，犹未十稔，其死亡者，三分有二，伤寒十居其七。"生活在这样的社会环境中，看到广大人民群众及自己的家庭受到"伤寒"的肆虐，必然产生征服"伤寒"的思想。于是一部研究、治疗"伤寒"的著作《伤寒卒病论》就这样诞生了。

本文以编年的方式，记述了当时中国发生的战争、灾荒、瘟疫等与医药卫生相关的重大事件，可使读者深刻理解《伤寒论》产生的社会背景及张仲景学术思想形成的社会基础。本文从150年张仲景诞生写起，至219年张仲景逝世为止，共69年的时间。这对于全面了解张仲景的学术思想和研究《伤寒论》大有帮助。本文还记述了张仲景的生平大事，为了解他的生平事迹及这个时期的医学史状况，提供相关的史料。

150年（和平元年），梁太后归政于桓帝。增封大将军冀3万户。冀备极侈靡，对街起宅，又广开园圃，多拓林苑，周遍近县；起兔苑数十里，伤其兔者罪至死。扶风人裴优聚众起事。约于是年，张仲景诞生于南阳郡涅阳。

151年（元嘉元年），京师旱，任城、梁国饥，人相食。北匈奴呼衍王攻伊吾屯城，旋退。武陵蛮反汉。

152年（元嘉二年），西域长史王敬妄杀于阗王，于阗人转而杀王敬。

153年（元嘉三年，永兴元年），郡国32处蝗灾，黄河又泛滥。百姓饥穷流散者数十万户，冀州尤甚。武陵蛮詹山等反汉。

154年（永兴二年），蝗灾。泰山、琅邪起义军公孙举、东郭窦攻杀长史。

155年（永寿元年），司隶、冀州饥，人相食。南匈奴左鞭反汉。

156年（永寿二年），蜀郡蜀国夷反汉。公孙举、东郭窦等起义军3万余人，攻击青、兖、徐三州郡县。五斗米教创始人张道陵死。

157年（永寿三年），京师蝗灾。九真居风县蛮夷反汉，攻九真，杀县令及太守。长沙蛮反汉，攻益阳。

158年（汉永寿四年，延熹元年），京师蝗灾、旱灾。南匈奴诸部反汉，与乌桓、鲜卑攻掠边郡。

159年（延熹二年），京师大水。鲜卑攻雁门、辽东。蜀郡夷攻蚕陵。羌攻陇西。是年泰山起义军叔孙无忌纵横于徐、兖州郡间。

160年（延熹三年），西羌攻张掖。长沙蛮反汉，屯益阳，零陵蛮攻长沙。九真起义军屯据日南。泰山起义军攻杀都尉侯章。

161年（延熹四年），大疫。零吾、先零、沈氏诸羌反汉，攻三辅、并州、凉州。

162年（延熹五年），沈氏羌攻张掖、酒泉。长沙、零陵农民起义军入桂阳、苍梧、南海等县。艾县农民起义军攻长沙郡县，杀益阳令。武陵、零陵蛮反。

163年（延熹六年），鲜卑攻辽东。南海农民起义。桂阳李研等起义。武陵蛮复反。

164年（延熹七年），桂阳起义军于是年被镇压下去。约于是年，张仲景拜同郡张伯祖为师学习医学。

165年（延熹八年），桓帝淫逸，宫女达五六千人。荆州兵朱盖等反，与桂林义军胡兰复攻桂阳、零陵，后被荆州刺史度尚击败。渤海盖登起义，称太上皇帝，不久被杀。

166年（延熹九年），司隶、豫州饥荒，死者近半。鲜卑联合南匈奴及乌桓同反，掠缘边九郡。约于是年，张仲景造访何颙。何谓曰："君用思精而韵不高，后将为名医。"卒如其言。

167年（永康元年），六州大水。渤海海溢。京师及上党地震。诸羌复反汉，掠云阳，攻三辅。桓帝死。

168年（建宁元年），刘宏即位，是为灵帝。京师大水。鲜卑攻幽、并二州。

169年（建宁二年），江夏蛮起义，为州郡所败。丹杨山越围城，亦败。先零羌人反抗，被段先后斩三万八千余人，遂被平定。

170年（建宁三年），济南起义军攻东平陵。

171年（建宁四年），大疫。鲜卑攻并州。

172年（建宁五年，熹平元年），京师大水，鲜卑攻并州。许生在句章（今浙江宁波西北）起义，称阳明皇帝。

173年（熹平二年），大疫。鲜卑攻幽、并二州。

174年（熹平三年），吴郡司马孙坚募兵千余人，助州郡破杀许生。鲜卑扰北部州郡，攻并州。

175年（熹平四年），大水。鲜卑攻扰幽州。

176年（熹平五年），鲜卑攻扰幽州。益州夷反，为太守击败。

177年（熹平六年），大旱，蝗灾。鲜卑攻三边，大败汉军。司徒杨赐请捕杀太平道首领张角，灵帝不以为意，不许。

178年（光和元年），合浦、交趾、乌浒蛮反汉，招引九真、日南民攻没郡县。

179年（光和二年），大疫，鲜卑攻扰幽、并二州。

180年（光和三年），江夏蛮、巴陵蛮反汉。苍梧、桂阳起义军攻郡县，为太守杨旋所败。鲜卑攻扰幽、并二州。

181年（光和四年），交趾人梁龙反汉，攻破郡县，后被击败。鲜卑攻扰幽、并二州。

182年（光和五年），大疫。巴陵蛮连年反抗不息，于是年被招抚。

183年（光和六年），大旱。张角等传言："苍天已死，黄天当立，岁在甲子，天下大吉。"约于次年3月5日起义。

184年（光和七年，中平元年），以张角为首的黄巾起义，全国响应，京师震动。五斗米师张修起义于巴郡。

185年（中平二年），大疫。灵帝造万金堂于西园。黄巾起义失败后，各地起义军大者二三万人，小者六七千人，太行黑山义军则众达百万人。

186年（中平三年），江夏兵赵慈反汉，杀南阳太守秦颉。荆州刺史王敏击杀赵慈。武陵蛮反，旋败。鲜卑攻扰幽、并二州。孙坚为长沙太守。

187年（中平四年），荥阳起义军杀中牟令，为河南尹何苗所破。韩遂拥兵10万，进占陇西，攻取汉阳；又与马腾联合，攻掠三辅。原中山相张纯与原泰山太守张举联盟，起兵攻掠蓟中。长沙义军区星自称将军，聚众万余，为长沙太守孙坚击破。屠各胡（匈奴族）反汉。是年卖关内侯爵，价五百万钱。

188年（中平五年），黄巾义军余部郭太等起于河西白波谷，攻太原、河东。屠各胡击斩并州刺史张懿。南匈奴反汉，与屠各胡会合，众10余万。

189年（中平六年，少帝光熹元年，昭宁元年，献帝永汉元年），灵帝卒，皇子刘辩即位，是为少帝。何太后临朝，改元光熹。何进大将军杀蹇硕，迫董重自杀。董太后暴死。袁绍劝何进尽杀宦官，召董卓带兵进京。张让等杀何进。袁绍引兵入宫，杀宦官2000余人。董卓兵入洛阳，改元昭宁。董卓废少帝，立刘协为帝，是为献帝，改元永汉。董卓杀何太后，自为太尉，后又自为相国。袁绍、曹操起兵讨伐董卓，董卓纵兵掳掠洛阳。

190年（初平元年），董卓杀弘农王刘辩。逼胁献帝迁都长安，驱民数百万口入关，沿路死亡无数；董卓焚烧宫庙、官府、居家，二百里内，房屋荡尽，无复鸡犬。关东州郡起兵讨伐董卓，推袁绍为盟主。长沙太守孙坚起兵北上与袁术会合，袁术由是得据南阳。青州黄巾军大盛。苏代继孙坚之后任长沙太守。

191年（初平二年），董卓自为太师，位在诸侯王之上。孙坚攻破董卓，入洛阳，董卓西走长安，孙坚亦南撤至鲁阳（今鲁山）。黑山、白绕等义军10余万人入东郡（今濮阳西南）境，为曹操所破，曹操为东郡太守。刘备为平原相。青州黄巾军30万人入渤海郡，为公孙瓒所破。徐州刺史陶谦击破境内黄巾军。

192年（初平三年），孙坚卒，其子孙策继任。袁绍大破公孙瓒于界桥。司徒王允等杀董卓。董卓部将李傕、郭汜陷长安，杀王允。青州黄巾军杀任城相郑遂及兖州刺史刘岱，曹操领兖州刺史。曹操破黄巾军，俘男女百万余口，降兵30万，收其精锐为兵，号青州兵。

193年（初平四年），袁术被刘表所逼，又败于曹操，乃至寿春（今安徽寿县），据淮南。袁绍与公孙瓒连战2年而得青州，州境被掠一空，野无青草。陶谦为徐州牧，其别将杀曹操之父曹嵩，曹操引兵击陶谦，坑杀30万口于泗水，屠3县，鸡犬都尽。公孙瓒攻杀幽州刘虞。

194年（兴平元年），吕布袭兖州。曹操复攻陶谦，略地至琅琊、东海，所过残灭。曹操攻吕布于濮阳，相持百日，因蝗起粮尽，引兵退去。陶谦死，刘备领徐州。是年大旱，数月不雨，又遇蝗灾，长安谷一斛值50万钱，人相食。

195年（兴平二年），关中董卓旧将自相冲突，李傕杀樊稠，与郭汜相攻，李傕劫持献帝，郭汜则扣留公卿为人质，宫殿、官府、民居悉被焚毁，烧杀掳掠，加以饥馑，长安城空，关中无人迹。曹操破吕布，攻拔定陶，吕布走投刘备。孙策袭破扬州刺史刘繇，据有江东。

196年（建安元年），袁术与刘备争徐州，互有胜负。吕布联合袁术攻刘备，遂有徐州，自领徐州牧。孙策攻取会稽，自为太守。献帝还洛阳，曹操迎帝至许昌。张仲景在京师行医，见侍中王仲宣（王粲，建安七子之一），此时王仲宣二十余岁。张仲景谓曰："君有病，四十当眉落，眉落半年而死。"令服五石汤可免。仲宣嫌其言忤，受汤勿服。居三日，见仲宣，谓曰：服汤否？仲宣曰：已服。仲景曰：色候固非服汤之诊，君何轻命也？仲宣犹不信。后二十年果眉落，后一百八十七日而死，终如其言。在以后的数年里，张仲景一直在京师行医，于当时为上手。他在京师得以见到《素问》《难经》等医学著作，为以后撰写《伤寒论》奠定基础。约于是年，张仲景开始撰写《伤寒卒病论》。

197年（建安二年），韩遂、马腾降曹操。袁术称帝于寿春。孙策据有吴郡。袁术攻吕布，大败。曹操攻袁术，袁术兵败，渡淮。江淮间饥，民相食。

198年（建安三年），董卓部将李候、郭汜先后被杀，自此董卓党羽垂尽。曹操击杀吕布，取徐州。以刘备为左将军，以孙策为讨逆将军，封吴侯。张羡任长沙太守。

199年（建安四年），袁绍破公孙瓒，瓒自焚死。袁术资粮皆尽，士卒散走，呕血死于寿春。曹操迎击袁绍至黎阳，旋退守官渡。孙策攻取庐江、豫章。刘备据徐州。

200年（建安五年），车骑将军董承谋杀曹操，事泄被杀。曹操破刘备于下邳，备逃奔袁绍。袁绍发讨曹檄文。曹操大败袁绍于官渡。刘袁攻下长沙、零陵、桂阳。张鲁袭杀张修，据有汉中。孙策遇刺死，其弟孙权据其业。

201年（建安六年），曹操击刘备于汝南，刘备败投刘表，屯兵新野。张鲁取巴郡。

202年（建安七年），袁绍卒，其幼子袁尚袭冀州牧，袁谭、袁尚争立。袁绍部将郭援与袁绍外甥并州刺史高幹及匈奴南单于攻河东，钟繇、马超大破之，杀郭援，南单于降。

203年（建安八年），曹操击败袁谭、袁尚。曹操击刘表。孙权击山越。

204年（建安九年），曹操攻破邺城，城中百姓饿死过半。曹操攻破袁尚。

205年（建安十年），曹操破斩袁谭。黑山义军张燕率10万余众降曹操。

206年（建安十一年），曹操统一北方。乌桓乘乱掠汉民10余万户。

207年（建安十二年），曹操击破乌桓于白狼山，斩蹋顿，降其众20余万。刘备访诸葛亮于隆中。

208年（建安十三年），曹操自为丞相，击刘表，杀孔融。刘备、孙权联合抗曹，赤壁大战，曹操大败，留兵守江陵、襄阳。刘备取长沙、武陵诸郡，长沙太守韩玄降蜀。孙权围合肥。是年，名医华佗为曹操所杀。

209年（建安十四年），刘备领荆州牧，娶孙权之妹为妻。周瑜破江陵。蜀任命廖立为长沙太守。

210年（建安十五年），周瑜卒，鲁肃代领其众。

211年（建安十六年），曹操破韩遂、马超。刘备入川，命关羽守荆州。约于是年，张仲景完成医学名著《伤寒卒病论》。

212年（建安十七年），曹操杀马腾，又南下击孙权。河间田银、苏伯起事，曹丕遣将击之。刘备在蜀据涪城（今绵阳东北），与刘璋冲突。

213年（建安十八年），曹操自称魏公，以冀州10郡为魏封国。曹操进击孙权至濡须口，相持月余而归。曹操令沿江郡县移民北迁，居民惊恐，渡江南迁者10余万户。刘备围雒城（今四川广汉）。马超攻占陇上郡县，旋败，南投张鲁。

214年（建安十九年），刘璋降，刘备入成都，自领益州牧，以诸葛亮为军师将军。马超投刘备。

215年（建安二十年），刘备、孙权为夺荆州发生冲突，后以湘水为界，东归孙权，西属刘备。曹操取汉中，徙汉中民8万口于邺洛。张鲁降曹操。

216年（建安二十一年），曹操自晋爵为魏王。

217年（建安二十二年），大疫。刘备进军汉中。王粲死，时年41岁，与张仲景预言相符。

218年（建安二十三年），曹彰平代郡乌桓。南阳吏民苦徭役繁重，宛守将侯音起事，执南阳太守，后被曹仁破杀。

219年（建安二十四年），刘备取汉中，自立为汉中王。曹操徙武都氏5万余落居扶风、天水界，以免为刘备所有。关羽取襄阳，围樊城，曹操守将曹仁拒之。吕蒙袭江陵，关羽回军途中被擒杀，孙权全部据有荆州。河西各郡将领，相互攻打。是年，张仲景逝世，享年69岁。

（张仲景学术思想及医方应用研讨会，2001.7，南阳）

张仲景在医学上的伟大贡献

张仲景在医学上的贡献是巨大的、多方面的。

他创立了以"六经辨证"为主的辨证论治基本法则。辨证论治是中医理论的精髓，是中医学的灵魂。在《黄帝内经》中即有这种思想雏形，经后世医家的不断完善，才逐渐形成一整套完整的辨证论治理论。这一理论包括六经（太阳、少阳、阳明、太阴、少阴、厥阴）辨证，八纲（阴阳、表里、虚实、寒热）辨证，脏腑辨证，六气（风、寒、暑、湿、燥、火）辨证，三焦（上焦、中焦、下焦）辨证，气血痰食辨证，卫气营血辨证等。在张仲景的著作中，除卫气营血辨证法则外，其余几种法则均有体现，但以六经辨证法则最为系统，最为完整，如《伤寒论》中辨太阳、少阳、阳明、太阴、少阴、厥阴病脉证，即为六经辨证，以下内容分别属于其他辨证法则，如"脉有阴阳者，何谓也？师曰：凡脉大、浮、数、动、滑，此名阳也；凡脉沉、涩、迟、弦、微，此名阴也"，此为辨阴阳。"脉浮者，病在表""小便不利、渴引水浆者，此为湿热在里"，此为辨表里。"尺中脉微，此里虚""阴明之为病胃家实是也"，此为辨虚实。"瘀热在里"及"寒湿在里"等，为辨寒热。合起来即为八纲辨证。"食谷欲呕……得汤反剧者，属上焦也"，为三焦辨证。"肺中风者，头目润，两肋痛，行常伛，令人嗜甘"等，为脏腑辨证。"其人素盛今瘦，水走肠间，沥沥有声，谓之痰饮。饮后水流在胁下，咳唾引痛，谓之悬饮，饮水流行，归于四肢，当汗出而不汗出，身体病重，谓之溢饮，咳逆倚息，短气不得卧，其形如肿，谓之支饮"，为气血痰食辨证，等等。

他是将中医理论与方药有机结合的第一人。《伤寒论》以前的医药学著作，理论和方药是分家的，是两张皮。理论书只谈理论，方药书只谈方药，未能结合在一起。如《黄帝内经》这样一部洋洋数万言的医学巨著，虽然比较系统地阐述了中医理论，但载述的方药却只有几个，难怪有人说"有医无方"。到了《伤寒论》才将二者有机地结合在一起。正如《医宗金鉴·订正伤寒论注》所说："《伤寒论》……发明《黄帝内经》奥旨者也。并不引古经一语，皆出心裁，理无不该，法无不备。盖古经皆有法无方，至此始有法有方。启万世之法程，诚医门之圣书。"

他开创了"伤寒"新阶段。在中国医学发展长河中，经历过原始阶段、《黄帝内经》阶段、伤寒阶段、温病阶段、中国医学现代化阶段五个时期。原始阶段是从上古医药活动的出现到《黄帝内经》问世（即春秋战国时期）。《黄帝内经》阶段是从《黄帝内经》问世到《伤寒论》问世，即从春秋战国时期到东汉末年。伤寒阶段是从《伤寒论》问世到《温疫论》问世，即从东汉末年至1642年。温病阶段是从《温疫论》问世到《医学衷中参西录》问世，即从1642年至1918年。中医现代化阶段是从《医学衷中参西录》刊行直至现在，以至于将来，即从1918年至现在，以至于将来的一个相当长的历史时期。在《伤寒论》至《温疫论》之间近1600年的历史长河中，"伤寒"理论居于主导

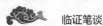

地位。这段时间出现的著作，多是根据《伤寒论》做文章的，没有跳出伤寒的圈子，即使个别医家反对伤寒理论，如宋代医家窦材，他极力抨击伤寒之说。但这些反对者，是用《黄帝内经》攻击伤寒，说伤寒越出了《黄帝内经》之轨。这显然是反对革新的守旧思想。《伤寒论》较之于《黄帝内经》，毕竟又前进了一大步。

他是温病学说的奠基人。张仲景发展了《黄帝内经》热病理论，为温病学说的形成与发展奠定了基础。《黄帝内经》认为："冬伤于寒，春必病温。"这就是说，温病是由伏邪引起的。《伤寒论》除了承认伏邪为致病因素外，还认为时邪也可致病。如《伤寒论》中有83条明确写着"伤寒二三日……"之类的话，说明临时感受时邪也可以发病。这就比《黄帝内经》的认识更全面、更深刻。温病学说就是继承《伤寒论》的这种病因学思想，并进一步发展而形成的。《伤寒论》中的"伤寒"有狭义、广义之分。狭义伤寒是指单纯的外感风寒而发病；广义伤寒是包括温病传染病在内的、发病较急的（或初发的）因感受四时不正之气而引起的一切疾病。

他开创了脉证合参诊断原则。张氏在诊病时，总是脉证合参，二者并重，这样比较准确，不易误诊。在《伤寒论》和《金匮要略》中，处处可以找到证明。如"太阳之为病，脉浮，头项强痛而恶寒""太阳病，发热，汗出，恶风，脉缓者，名为中风""太阳病，或已发热，或未发热，必恶寒，体痛，呕逆，脉阴阳俱紧者，名为伤寒"，等等。虽然有些条文表面上看来是舍脉从证或舍证从脉的，但仔细推究，舍去的则是省略的，是前面条文中已经交代过的，是为避免文字重复故意省略的。如"脉浮者，病在表，可发汗，宜麻黄汤。"看似无"证"，其实"病在表"三字，就把发热恶寒、头项强痛等症含蓄其中了。

他注重扶阳祛邪。《黄帝内经》云："阳气者，若天与日，失其所，则折寿而不彰。"张氏熟读《黄帝内经》，精通医理，对阳气在人体生命活动中的作用十分重视。在临证实践中，处处保护阳气，扶助阳气，不使阳气受到损伤。阳气旺盛，即意味着机体免疫功能增强、抵抗力增加，防病抗病能力及驱邪外出能力增强。如桂枝加附子汤、四逆汤、干姜附子汤、真武汤、五苓散等，都是扶阳祛邪的方剂，是张氏注重扶阳祛邪的具体体现。

他注重顾护脾胃。脾胃为后天之本，为生化气血之源。有胃气则生，无胃气则亡。张机在治病时，处处顾护脾胃，或方中加茯苓、白术为佐使，以健脾和胃；或用生姜、大枣、蜂蜜、甘草等为调和，以顾护脾胃。

他注重护养津阴。沈金鳌说："盖人之生，全赖得水谷之气以化津液，流贯肢体。"王士雄说："若留得一分津液，便有一分生理。"张仲景在治病时，非常注意护津养阴。在用汗法时，只令"然"，不让通身汗出，以免损伤津阴。在气分热盛、热耗阴液时，张氏用白虎汤，石膏以清热护阴，知母主养肺阴，粳米、甘草主养胃津，诸药合用，使其热除而阴津不伤。即使应用大承气汤泻下，也是为了"急下存阴"，是为了保护阴津所采用的另一种必要形式。

他法度严谨，治法灵活多变。张机将所有"伤寒"疾病分为"六经"，其实是六大类。每经又分若干条，其实是每大类再根据具体病证进行具体处理的方法。每种疾病都有"传经"，有顺传、逆传，有并病、合病、坏病，等等。疾病发展到某个阶段，用某种方法治疗，都有明确的阐述。其法度严谨，治法灵活多变，显示出一位著名医学家的高超技艺。

他用药巧妙，组方精练。《伤寒论》中的方剂，药味都很少，一般都是四五味，或七八味，多者也只有十几味。如麻黄汤、桂枝汤、白虎汤、四逆汤等。药少而精专，君臣佐使分明，使用得当，效如桴鼓。张氏留下375首方剂，一直为后世所沿用。其配伍方法，一直为后世所推崇。晋代皇甫谧称颂"仲景垂妙于定方"（《晋书本传·释劝篇》）。南北朝时陶弘景称颂"惟仲景一部，最为众方之祖"。清代喻昌称颂张仲景为"众法之宗，群方之祖"。

他发展方剂剂型，拓宽给药途径。在方剂剂型和给药途径上，张仲景也有创新，较前有很大发展。其著作中记载的方剂剂型有汤剂、丸剂、散剂、丹剂、栓剂、膏剂、酒剂等，给药途径有口服、外洗、沐浴、熏蒸、烟熏、滴耳、灌鼻、灌肠、药物纳入肛门或阴道等，大大开拓了医疗方法、途径和思路，对于提高疗效、发展学术起到重大促进作用。

他创作了最早的急病专著。《伤寒论》最初是以《伤寒卒病论》之名流传于世的。查《唐书·艺文志》《新唐书》及陈振孙、严器之、刘完素的著作，在提及《伤寒论》时，都写作《伤寒卒病论》。至于什么时候，经谁之手将"卒"字改成"杂"字，已无从考究了。清代医家高世栻仍认为是《伤寒卒病论》。他在《医学真传·医门经论》中说："仲景先师著《卒病》曰《伤寒》，著《杂病》曰《金匮要略》，此贤论也。"后世医家将"卒"字改成"杂"字，理由有二：一是虽然《自序》首题曰"伤寒卒病论"，但《自序》文中却写的是"伤寒杂病论"；二是经王叔和整编过的《伤寒论》里面，确实夹杂着对杂病的论治。卒，是急的意思。卒病，就是急病，也就是突发、初发之病。《伤寒论》就是论述急病的发生、发展、诊断、治疗、预防、预后及病后调理等一系列问题的专著。《伤寒论》398条中，有83条明确地写着"伤寒二三日""少阴病，得之二三日"之类的话，可见是指的急病、初发之病。在《伤寒论》中叙述的某些病，看起来好像不是急病，其实是急病（卒病）失治或误治后延误而成的，故亦为卒病论述范围。有人说中医只能治疗慢性病，不能治疗急证，持这种说法的人，其实是太不了解中国医学的历史了。但是也应该承认，近百年来，由于西方医学的迅猛发展，中医又受到种种限制，在治疗急证方面，是大大地落伍了。

他是三因学说的鼻祖。在《黄帝内经》中就有丰富的病因学内容。如"夫百病之始生也，皆生于风寒暑湿、阴阳喜怒、饮食起居、大惊卒恐"。张机在《黄帝内经》病因理论的基础上，又有所发展，首先提出"三因学说"。他说："千般疢难，不越三条：一者，经络受邪，入脏腑，为内所因也。二者，四肢九窍，血脉相传，壅塞不通，为外皮肤所中也。三者，房室、金刃、虫兽所伤。"把形形色色、错杂复杂的致病因素，高度概括为三条，是病因学的一大飞跃。到了宋代，陈言在此基础上，进一步完善并发展

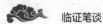

了这一学说，将复杂的病因分为内因（喜怒忧思悲恐惊七情）、外因（风寒暑湿燥火六淫）、不内外因（饮食饥饱、呼叫伤气、虎狼毒虫、金疮压溺及其他偶然性因素等）三大类，撰成《三因极一病证方论》，简称《三因方》。所不同的是，张氏以客气邪风为主，以经络脏腑分内外；陈氏从天人表里立论，以内伤外感分内外。

他是预防医学的先驱。我们的祖先，在很早以前就已认识到预防的重要性，认为预防比治疗更重要。如《素问·四气调神大论篇》说："圣人不治已病治未病，不治已乱治未乱……夫病已成而后药之，乱已成而后治之，譬犹渴而穿井，斗而铸锥，不亦晚乎！"但是，如何治未病，张仲景又向前迈进了一大步。他在《金匮要略》一开头就说："上工治未病，何也？师曰：夫治未病者，见肝之病，知肝传脾，当先实脾。"这是以肝为例，说明疾病的传变规律，并根据这一规律进行治疗，就可避免即将发生的疾病，防病于未然。肝病不治肝而治脾，是因为肝病势必影响到脾，最终引起脾病。在脾病尚未发生之前，预先健脾，脾脏健运，既对肝病康复有益，又阻断了往脾病"传变"之路。这就是早防早治，消除疾病于萌芽阶段，不使其发展（传变），以免陷入沉重，或转变成其他疾病。他说的"适中经络，未流传脏腑，即医治之"，就是这个意思。在预防医学方面，张仲景既是《黄帝内经》理论的实践者，又是发扬者，为我国预防医学奠定了基础，也为后世医家做出了典范。

他是伟大的医疗实践家和理论家。前面已经说过，《伤寒论》是张仲景熔前人经验和自家经验于一炉，铸成的光辉著作。张仲景是应用《黄帝内经》等医药学理论的典范，在实践过程中，不断体验，不断摸索，总结出更高的理论，这就是《伤寒论》《金匮要略》。这是两部有血有肉的著作，是实践经验的结晶与升华。对每一种病的发生、发展、诊断、治疗、转归、病程等都有较详细的阐述。在著作中，有成功的经验，也有失败的教训，同时还有误治、失治的补救方法。随便举一例子吧，《伤寒论》第56条载道："伤寒，不大便六七日，头痛有热者，与承气汤；其小便清者，知不在里，仍在表也，当须发汗；若头痛者，必衄，宜桂枝汤。"在此条文中，出现什么症状可用承气汤，出现什么症状须用桂枝汤，什么情况下为病在表，什么情况下为病传里，出现什么情况可能发生鼻衄，怎样提前治疗……叙述得清清楚楚，详细透彻。若没有十分丰富的实践经验，是写不到这种程度的。再举一个例子，《金匮要略·疮痈肠痈浸淫病》篇载道："肠痈者，少腹肿痞，按之即疼如淋，小便自调，时时发热，自汗出，复恶寒。其脉迟紧者，脓未成，可下之，当有血。脉洪数者，脓已成，不可下也。大黄牡丹汤主之。"笔者在初当医生接触临床时，用大黄牡丹汤治疗肠痈，虽然收到很好的疗效，可却未见患者下血。于是便怀疑此文中"当有血"有误。后来治疗一位张姓农民，男，52岁，为急性肠痈，服大黄牡丹汤四剂后，大便出鲜红色血，并便出大量黏液。共服药十余剂获愈。自此方知并非仲景之书有误，而是自己临证太少。

他是医中之圣、万代宗师。仲景之书，光芒四射，照耀千秋。后世医家，尤其是宋代以后的医家，多宗仲景之法治病。后世医家的著作，也多宗"伤寒"而立论。仅注释、整理研究《伤寒论》的有八百多家，注释《金匮要略》的有二百多家。仲景之书被奉为经典，仲景本人被尊为医圣。其著作不仅对中国医学影响巨大，对世界医学影响亦很大。许多国家的医学家们，也把仲景之书当作经典学习、研究，有的甚至来中国"朝圣"，以表示对这位医学大师的敬仰之情。

（第二届国际仲景学说学术研讨会，1998.10，郑州）

张从正时代百年大事记

张从正，字子和，金元四大医学家之一。他力主祛邪，主张寒凉，善用"汗吐下"三法。他的这种学术思想的产生，是与当时的社会环境紧密相关的。当时战争频仍，灾荒连年，瘟疫流行，千百万民众死于瘟疫，这就使医学家产生了"祛邪"的思想。本文以编年的方式，记述了当时中国发生的战争、灾荒、瘟疫等与医药卫生有关的重大事件，可使读者深刻理解张子和学术思想形成的社会基础。张子和的学术思想，又受刘完素学术思想的影响，同时又被麻九畴继承和发展（《儒门事亲》即为麻九畴帮助整理而成）。所以本文从1125年金灭辽写起，直到1234年元兵灭金止，共109年，经历刘完素、张从正、麻九畴三代医学家，这对于全面了解张子和的学术思想和研究《儒门事亲》大有帮助。本文同时还记述了以上三位医学家的生平大事，为了解他们的生平事迹及这一百多年的医学史状况，提供翔实的史料。

1125年（宣和七年），金灭辽。

1126年（靖康元年），金兵攻破汴京，北宋亡。

1127年（建炎元年），3月，金兵再次围汴京，城中疫死几半数；康王赵构继位于归德。

1128年（天会六年），康王奔扬州；东北饥荒。

1129年（天会七年），康王逃奔入海。

1132年（天会十年），东二北饥荒。

1137年（天会十五年），京师地震。

1138年（天眷元年），7月，水灾。

1140年（天眷三年），12月，地震。

同年，金复伐宋淮南。

1141年（皇统元年），9月，金、宋划淮为界；秋，蝗灾。

1155年（贞元四年），12月，水灾。

1156年（正隆元年），张从正诞生。

1157年（正隆二年），蝗灾，蝗虫飞入京师。

1160年（正隆六年），山西、陕西、河南等地地震；甘肃、宁夏等地风灾。

1161年（大定元年），金兵渡淮伐宋，进兵南京、扬州，会师瓜洲渡；宋兵破陕州。

1162（大定二年），3月，金败宋兵于德顺州。

1163年（大定三年），5月，金兵渡淮；河北以南广大地区蝗灾。

1164年（大定四年），3月，京师地震；7月，大风雷雨，拔树而起；11月，金宋议和。

1165年（大定五年），京师地震。

1167年（大定七年），9月，地震。

1168年（大定八年），5月，大风、冰雹和大雨；6月，黄河在李固渡决口，大水直奔菏泽。

1171年（大定十一年），6月，冰雹并大雨。

1172年（大定十二年），4月，大旱。

1176年（大定十六年），河南、河北、山东、山西、辽东等十几个省大面积旱灾和蝗灾。

1177年（大定十七年），大雨，黄河在白沟（今封丘县境）决口，大面积水灾。

1180年（大定二十年），5月，京师地震；7月，大旱；秋，黄河在卫州（今河南卫辉）决口。

1182年（大定二十二年），5月，蝗灾。

1183年（大定二十三年），麻九畴出生。

1186年（大定二十六年），秋，黄河决口，卫州城被洪水吞没；刘完索《素问病机气宜保命集》成书。

1187年（大定二十七年），4月，京师地震。

1189年（大定二十九年），5月，菏泽等地水灾。

1190年（明昌元年），夏，大旱；秋，水灾。

1191年（明昌二年），大旱，山东、河北、东北数省饥荒；麻九畴以神童出名，受到金章宗召见。

1192年（明昌三年），秋，大旱，蝗灾。

1193年（明昌四年），6月，黄河在卫州决口；8月，黄河又在阳武（今河南原阳）决口，封丘以东尽被淹没。

1195年（明昌七年），2月，京师地震，并有大风和大雨；8月，大雨。

1196年（承安元年），大旱。

1197年（承安二年），大旱；6月，冰雹。

1199年（承安四年），3月，冰雹；5月，大旱。

1200年（承安五年），5月，地震；刘完素逝世。

1203年（泰和三年），3月，大旱；10月，大风。

1204年（泰和四年），3月，大风；4月，大旱。

1205年（泰和五年），夏，大旱。

1206年（泰和六年），金伐宋；麻九畴移居鄢城，入遂平西山苦读。

1207年（泰和七年），河南瘟疫，死人莫知其数。

1208年（泰和八年），金、宋议和；4月，雨雹；河南蝗灾；河南疟疾、霍乱大作。

1209年（大安元年），11月，平阳地震；山东、河北大旱。

1211年（大安三年），2月，大风；山东、河北、河南等数省大旱。

1212年（崇庆元年），大旱。

1213年（崇庆二年），大旱；元兵围汴，大疫，汴死百余万人。

1214年（贞祐二年），正月，元兵破卫州。

1215年（贞祐三年），金迁都汴京；大旱；河南蝗灾；张从正被召补为太医，不久又辞去。

1216年（贞祐四年），春，黄河以北广大地区饥荒，人相食；5月，河南、陕西特大蝗灾，飞蝗过京师；7月，大旱；麻九畴在顿丘与张从正相遇，听张从正讲医学。

1217年（兴定元年），3月，蝗灾，宫中有蝗；4月，冰雹；5月，河南大风灾；12月，金遣使与宋议和，被宋人拒止，自此和好遂绝。

1218年（兴定二年），4月，河南蝗灾。

1219年（兴定三年），4月，大地震，人畜死亡数万；夏，大旱；12月，水灾。

1220年（兴定四年），4月，河南大风灾；6月，大旱；7月，河南大水灾。麻九畴开封府试和省试，均是经义第一，辞赋第二，名声大振。

1221年（兴定五年），宫廷考试，麻九畴落选，开始隐居生活。

1222年（元光元年），4月，旱灾。

1224年（正大元年），正月，大风；6月，金以文榜遍谕宋界军民更不南伐，自此宋人亦敛兵；麻九畴的学生王说、王采苓俱考中，麻九畴被特赐为进士，因病未上任。

1225年（正大二年），4月，旱灾，蝗灾；6月，京东冰雹，蝗死；麻九畴被授予太常寺太祝、权博士等职，不久又迁为翰林文字。

1226年（正大三年），麻九畴借病辞官归里，仍居于郾城；同年其与张从正重遇并结交，友情甚笃，以后的几年，二人同游，其帮助张从正整理了《儒门事亲》一书。

1227年（正大四年），6月，地震。

1228年（正大五年），4月，旱；郑州大冰雹；张从正病逝。

1232年（天兴元年），6月，金哀宗迁往上蔡，连日暴雨倾盆，平地水深数尺，军士淹死无数，后又大旱数月。

1233年（天兴二年），元兵攻入河南，麻九畴携家去确山，被元兵驱赶到广平，病死，年仅50岁。

1234年（天兴三年），正月，元兵灭金。

［中医研究，1984（2）：50–52］

形成张子和学术思想的社会背景

北宋末年，由于统治阶级的腐败和对农民的残酷压榨，阶级矛盾日趋尖锐，农民起义不断爆发，规模比较大的有方腊起义、宋江起义等。同时，金、辽、西夏等不断侵犯边境。后来，金灭辽，并征服了西夏，接着就大举进犯中原，把宋朝统治者赶到江南，在我国北方广大地区建立了金朝。随后，蒙古人又进犯中原，使中原长期处于战火之中。

由于战乱，河道失修，黄河经常决口，造成水灾。据《金史·卷二十七》载："金始克宋……数十年间，（黄河）或决或塞，迁徙无定。"水灾、旱灾、蝗灾不断发生。

过去，瘟疫总是与战争、灾荒紧密相随的。战争、灾荒频繁的地方，瘟疫就流行。据史书载，1127年（建炎元年）3月，金兵围汴，城中因瘟疫死亡的几乎半数；1207年，河南瘟疫，死人莫知其数。1208年，河南疟疾大作，候王宫吏，上下皆病。1201—1208年，霍乱流行。1213年9月，蒙兵围汴，在疫，汴死百余万人。1232年，蒙兵围汴共五六十日，汴京大疫，各城门出棺材90余万具。任何一种理论的提出，都是有社会背景的。由于战争的频繁，瘟疫的残害，这就使医学家产生了"祛邪"的思想。因为瘟疫多为流行性传染病，这类疾病是不适宜温补的，否则，就难免有"闭门留寇"之虞。所以刘完素（金代著名医学家）力主寒凉，被称为"寒凉派"。张子和又继承并发展了刘完素的学术思想，主张寒凉，强调法邪，善用"汗、下、吐"三法。他曾说："治平之时（太平年代）……虽以热攻热，亦少后患。至于扰攘之时（战乱年代），其民劳苦……若以热攻热，热甚则转为吐血、泄血、痈疽、疮疡、呕吐之疾。"这说明平时用温补药物危害不大，但在战争和瘟疫流行的年代，滥用温补药物就会贻误患者。从这个意义上说，张子和的学术思想在当时是起了积极作用的。当然，这并不是说，张子和只善于治时疫瘟病，不善于治杂病；也不是说，"汗、下、吐"三法只适于治时疫，而不适于治杂病。在《儒门事亲》的论述中，时病、杂病兼见，"汗、下、吐"三法既用来治疗时疫，又用来治疗杂病。

[中医研究，1984（1）：40]

张从正著作考

张从正的著作计有《儒门事亲》十五卷、《伤寒心镜》一卷、《三复指迷》一卷、《汗下吐法治病撮要》一卷、《秘录奇方》二卷、《张氏经验方》二卷等多部。除前两部尚存外，其余均皆散佚。

《伤寒心镜》卷首题"金·张从正撰，常德编"，其实是常用晦（字仲明）撰，托名张从正而已。常德为常仲明之子。过去或称常德即常仲明，那是不对的。［张一群，中医大辞典若干历史人物考辨，上海中医药杂志，1995（10）：42.］

古代文献中记载张从正的著作还有《儒门事亲》三卷、《治病百法》二卷、《十形三疗》三卷、《杂记九门》一卷、《撮要图》一卷、《治法杂论》一卷、《三法六门》一卷、《治法心要》一卷、《世传神效名方》一卷，其实这些全是《儒门事亲》书中的内容，并非多部著作。现存的各种《儒门事亲》版本，皆为十五卷。卷一至卷三即所谓"《儒门事亲》三卷"，卷四、卷五为《治病百法》，卷六至卷八为《十形三疗》，卷九为《杂记九门》，卷十为《撮要图》，卷十一为《治法杂论》，卷十二为《三法六门》，卷十三为《刘河间先生三消论》，卷十四为《治法心要》，卷十五为《世传神效名方》。《三消论》是后人补进去的，不是张从正所撰。不算《三消论》，《儒门事亲》是十四卷，这就是有些文献称其为"十四卷"的由来。若算上《三消论》，即为十五卷，这就是有些文献称其为"十五卷"的由来。

《儒门事亲》写作于大安二年至正大五年（1210—1228年），并由后人逐步增补成现在的十五卷本。现存的版本有明嘉靖二十年（1541年）刊本，清光绪三十三年（1907年）京师医局刻，民国十二年（1923年）补刻医统正脉本，《四库全书·儒门事亲》抄本，宣统元年（1909年）海丰吴氏梁园节署《豫医双璧·儒门事亲》铅印本，1959年上海科技出版社铅印本，1984年河南科学技术出版社铅印校注本等。

有些学者认为，《儒门事亲》前三卷叙述生动，议论平直通达，文笔流畅俊美，属张从正亲撰，其余十一卷（除《三消论》一卷外）皆为麻九畴、常仲明等人根据张从正平日所述加工整理而成。实际上除《三消论》一卷外，其余十四卷均为张从正亲撰。因为《金史·方伎传》在记载张从正著作时写道："所著有《六门二法》之目存于世云。"六门二法应为《六门三法》，为后十一卷内容，可见张从正并非仅撰前三卷，而是亲撰了整书十四卷（除《三消论》一卷外）。当然，麻九畴、常仲明等人为之润色、记补的成分是有的，其他后人增补的内容也是有的。如《虫蛊之生湿热为主诀》篇有"濉上张子，政用此法"；《补论》篇有"得遇太医张子和先生"；《水解》篇有"乃知子和之于医，触及一事一物，皆成治法"；《暑形·滑泄干呕》篇有"麻先生妻，当七月间，病脏腑滑泄……及戴人至，余告之已解"等语，显然不是张从正亲撰，亦非张从正自述。有些内容屡称"麻先生"，直呼常仲明，可见亦非此二人撰写，而是其他人增补。至于哪一部分为麻九畴记补，哪一部分为常仲明记补，哪一部分为其他人增补，一时难以说得清楚，但该书主体是由张从正完成的，记补和增补的部分也是沿着张从正思想的脉络续补的，所以该书仍集中反映了张从正的学术思想和临证经验。

［中华医史杂志，1996，26（3）：169］

麻九畴生平事迹考

麻九畴（1183—1232年），字知几，易州（今河北易县）人，3岁时即识字，7岁会书法，能写数尺大的字，被称为神童。一次，皇帝（金章宗）召见他，问道："你到皇宫来害怕不害怕？"知几不慌不忙地答道："君臣，就像父子一样，儿子怎能怕父亲呢？"皇帝对于他的这种回答感到惊奇。

知几20岁时，入太学读书，在文才上已有名气。

1206年，他寓居于郾城、上蔡之间，入遂平西山，攻读古代经典。其博通五经，尤以《易经》《春秋》最为精通，为后来帮助张子和整理《儒门事亲》奠定了基础。1216年，麻知几在顿丘与张子和相遇，并听张子和讲述医学（儒门事亲·卷三·补论二十九）。1220年，知几到开封府考试，经义列第一名，辞赋居第二名，又到南省考试，也是如此，于是名声大振，男女老少无人不知道他的名字，可是到宫廷考试的时候，却因意外的差错而落选，大家都为他惋惜。从此以后，他就打消了科举的念头，过起隐居生活。

1224年，知几的学生王说和王采苓都考中了，皇帝见他们年纪这么小，而有这样的好学问，感到惊奇，经询问后才知道，麻知几就是他们的老师，经平章政事侯挚和翰林学士赵秉文连章推荐，特赐卢亚榜进士第，因病未上任，又授予太常寺太视、权博士等职，不久又迁升为翰林文字。

知几情趣高雅，野逸自便，在与人的交往中，往往一句话不投机，便走开不再谈，自己常说不能与世同合。1226年，他借病辞官归里，仍住在郾城，从此以后，他就同当时名医张子和一道，游于潧水之上，帮助子和整理了《儒门事亲》一书。

1233年，元兵进入河南，知几挈家去确山，被元兵所掳驱赶到广平，病死，死时年仅50岁。

（河南省第四次医史学术会议，1992.9，周口）

晚清名医薛宝田及其《北行日记》

薛宝田（1815—1885年），字心农，江苏省如皋县人，出身于名医世家。其曾祖父曾被荐为十额驸治愈顽固性黄疸，受到重赏；其父在京行医，也颇享盛名。他少年时代随父在京读书，研习经史百家，成年后到浙江做官。他一生只做过醮尹、县令等小官，每有"怀才不遇"之叹。在仕途坎坷的情况下，他继承家学，攻读医书，在公务之余，为群众治病，最后成为江浙一带名医。

1880年，慈禧太后有病，太医们医治无效，下诏各省，征集名医。薛宝田和仲学辂

（《本草崇原集说》一书作者）等八人被荐入选，为慈禧治病。薛宝田由京返浙后，根据往返所记，将每天诊病用药、皇宫见闻、京都交游、沿途风光等，写成《北行日记》一书，于光绪七年（1881年）木刻出版。1985年，河南人民出版社出版了刘道清校注本。

《北行日记》记述了慈禧太后病况的全过程。从病因病机、病理病状，到辨证论治、处方用药等，都有详细的记载。在四十三天的治疗过程中，先后使用养心汤、保元汤、归脾汤、逍遥散等四个基本方剂，加减调方二十余次，终于使慈禧恢复了健康，是一部完整的清宫病案史料。医学工作者可以从中借鉴辨证用药的方法、规律和技巧。

《北行日记》还记载了一些令史学家感兴趣的事情。如"初六日壬寅"在记述为慈禧诊病情景时写道：太后"郁怒伤肝，思虑伤脾，五志化火，不能荣养冲任，以致胸前嘈杂，少寐，乏食，短精神，间或痰中带血，更衣或溏或结。太后问：'此病要紧否？'奏：'总求节劳省心，不日大安。'……太后曰：'我岂不知？无奈不能。'""十八日甲寅……因皇太后昨日召见诸王公大臣、六部九卿、翰詹科道，论中外交涉事，劳神，夜寐不安也。"《北行日记》对所谓"垂帘听政"也有披露："是日（初六日壬寅）不垂帘。慈安皇太后正坐，皇上隅坐……""十五日辛亥，皇上请皇太后（慈禧）安。"作者在皇宫四十余日，始终没听到皇帝说过一句话，而所谓太后的懿旨却是一道接一道地下来。

除此之外，作者还以一定的笔墨，涉猎皇宫的华丽建筑、珍馐佳肴，以及恭送同治皇帝遗像时的盛大场面等，暴露出最高统治者的奢侈腐化。这些真实的记载，无疑为研究晚清历史提供了可贵的史料。薛宝田虽然精于医道，但他毕竟是一个官吏，是封建统治阶级的一员。他结交的一些人，多是政界人物，与医学界人物却接触很少。他的忠君思想，进宫后诚惶诚恐的心情，以及受宠若惊的神态，都显露出一副十足的封建奴仆相，令人啼笑皆非。这是其阶级地位决定的，也显示出他的历史局限性。因医史书籍中无薛宝田之名，中医古籍著作中亦无《北行日记》之述。其人其书，鲜为人知，故写此文，以共知于同道。

［吉林中医药，1988（8）：18］

清代医家仲学辂生平索隐

仲学辂（？—1900年），字昴庭，清钱塘（今浙江杭州）人。其精于医道，选方用药，灵活变通。因虑本草无善本可从，遂以《本草崇原》为基础，加以增补校订，著成《本草崇原集说》一书。该书又名《本草崇原集解》，共三卷，刊印于宣统二年（1910年）。该书取《本草崇原》作底本，选用《本草经读》《本草经解》《神农本草经百种录》《医学真传》《侣山堂类辩》等书的材料，进行增补校订，标明出处，附加按语，大抵辨析详明，深中肯綮，对后学甚有裨益。《本草崇原》原书载药物近三百种，仲氏未予增益，但对某些文字进行了精细加工。各种医史书籍和中医人物辞典中的仲学辂事迹，仅此而已。笔者在整理校注清代薛宝田的《北行日记》时，发现了部分新资料，现条疏于后，与同道共研。

为慈禧治病

清光绪六年（1880年）六月，慈禧太后患病，太医们医治无效。有大臣建议征集天下名医，为慈禧治病。慈禧采纳了这一建议，下旨各省，征召名医。浙江巡抚谭钟麟举荐仲学辂和薛宝田两人，进京为慈禧治病。仲、薛两人于农历七月十三日从杭州起程，乘船从钱塘江入海，经上海、天津，八月二日抵京；八月四日到内务府报到；八月五日接受太医院测试。太医院认为两人医学、脉理均极精通。八月六日，慈禧召见两人。两人为慈禧诊脉查病，认为病由积劳任虑，五志内燔所致。腿足无力，是由于气血不足的缘故；精神短少，是由于宗气亏虚的缘故；痰中带血，是由于木火上炎的缘故；大便或干或溏，是由于脾气不调的缘故；脊背时冷时热，是由于督脉空虚的缘故。拟以养心汤和保元汤加减治疗。八月七日，慈禧传旨：浙江巡抚所荐医生（笔者注：指仲学辂、薛宝田）看脉立方均尚妥。以后二人每日为慈禧诊脉治病，直至九月十八日慈禧病愈为止。九月十九日，慈禧传旨：薛宝田、仲学辂等人，均着各回原省。九月二十日，内务府招待二人游西苑。九月二十一日至三十日，仲、薛两人拜访在京亲友，并接受在京亲友及官员的拜访。十月一日离京，二人仍沿原路返回。十月二十一日仲、薛回到杭州，往返共98日。

本草功底深厚

仲学辂的高明医术，是与他对本草的深入研究分不开的。从《北行日记》九月二日的记载可以看出这一点。〔"连书樵（笔者注：为湖南新宁县知县，精于医药，此时也因应征为慈禧诊病在京）来，见墙头匏瓜累累，谓昂庭曰：朱注：'匏，瓠也。'陆机疏：'叶小时可为羹。'故《诗》曰：'幡幡瓠叶，采之烹之。'匏与瓠为一物。昂庭曰：不然。《国语》叔向云：'苦匏不材，与人共济而已。'《诗》曰：'甘瓠累之。'匏苦瓠甘，判然二物"。〕从这篇日记可以看出，仲学辂的本草功底极为深厚。匏与瓠混淆，自古已然，并且以讹传讹，直至目前的有些本草书籍，还认为"匏瓜即瓠瓜"，可谓大错特错。匏即葫芦，短颈大腹，老熟干燥后可用来代替救生圈渡水，从中锯开，一分为二，即为葫芦瓢。瓠即瓠子，又名扁蒲、夜开花等，状如圆柱，可作蔬菜。匏和瓠是两种植物，绝不能混为一谈，可见仲氏识别之精。

医学遵循古训

仲学辂重视经典著作的研读，也重视对前人经验的继承。《北行日记》七月十六日写道："晚住枫泾，微雨转晴。灯下与昂庭论医学源流，昂庭认为元代以前太医院之所以名医多，是因为考试科目包括《素问》《难经》《千金方》等经典要籍，选拔严格。明代太医院之所以名医少，是因为不考经典，仅考一篇文章、一首歌诀，选拔条件过低。"九月十二日的《北行日记》还写道："连书樵来，与昴庭谈医学，各抒己见。大约昴庭酌古，书樵准今也。"酌古就是遵循古训，准今就是按照当今标准。与仲氏同时代的人，都认为他熟读经典，医学理论基础扎实，治病遵古而不泥古，善于灵活变通，是一位高明的医学家。

文史知识渊博

仲学辂与薛宝田在进京的往返途中，除了谈论医药知识外，还涉及许多文学、史学问题，所论明达中肯，反映出仲氏丰富的文史知识。如《北行日记》七月十七日写道："与昴庭论蒋心馀、袁简斋、赵瓯北诗。"（笔者注：即乾隆三大家。蒋心馀，名士铨，号藏园。清代诗人、戏曲家、文学家。江西铅山人。曾任翰林院编修。著有《忠雅堂诗集》及《藏园九种曲》等。袁简斋，名枚，字子才。清代诗人。浙江钱塘人。曾任翰林院庶吉士，及江宁等地知县。著有《小仓山房诗集》及《随园诗话》《子不语》等。赵瓯北，名翼，字云崧。清代诗人、史学家、文学家。江苏阳湖人。官至贵西兵备道，旋即辞去，家居讲学，专心著述。著有《瓯北诗钞》《廿二史札记》及《陔馀丛考》等。）七月十八日的《北行日记》中写道："风顺，早晚潮汐。过黄浦江，与昴庭论春申君轶事。"（笔者注：春申君即黄歇，战国时期楚国贵族。先任左徒，后任令尹。楚王封给淮北地区十二县，后改封吴，即今江苏苏州一带。门下有食客三千，足智多谋。曾派兵救赵攻秦，后又灭鲁。前238年，在内讧中被杀。相传黄浦江系由黄歇主持疏凿。）八月二十九日的《北行日记》中写道："与昴庭谈汉学、宋学得失。余喜汉学，而昴庭喜宋学，亦志趣各有不同耳。"九月八日的《北行日记》中还写道："昴庭行箧中有《廿一史约编》，取出同读。"除此之外，《北行日记》中还记述了仲、薛两人谈论《左传》《公羊传》《谷梁传》三传之得失，五行与易卦，以及《河图》《洛书》《洪范》之关系，各朝历史人物及水利建设等。从医学到文学、史学、天文地理、水利等，无所不谈，涉及范围相当广泛，足见仲氏学识之渊博。

历史的遗恨

古代的知识分子，多以"不为良相，便为良医"为做人的准绳。首先为之奋斗的目标，便是做个良相，辅佐国君，治理天下。如果这条路走不通，然后才选择做良医，为君亲和民众治病，救死扶伤。仲学辂的一生，就是这样走过来的。他先是在仕途上积极进取，清光绪元年（1875年）中举，光绪六年（1880年）任淳安县教谕之职。由于清朝政府的腐败和官场的黑暗，仲学辂这位正直清廉的小官，一直未能得到升迁。在辅佐国君治理天下的幻想破灭之后，其晚年才专心医学，可是为时已晚，年纪大了，心力不济。凭他的才学，如果从青年时期起一直致力于医学的话，一定会有更辉煌的成就。由于在仕途上耗散了精力，消磨了光阴，致使这样一位才华横溢、知识渊博的英才，到死仅有一本《本草崇原集说》传世（至少目前所能见到的仅此而已），这不能不算是一个"历史的遗憾"，同时也是所有致力于科学的人应该接受的历史教训。

［浙江中医杂志，1993（1）：40-41］

扁鹊何谓广应王

（汤阴县发现扁鹊墓碑）

刺君葬君君不朽，古祠有灵争叩首。

墓草青青年复年，五月五日浇卮酒。

这首阎兴邦题给汤阴扁鹊墓祠的诗，充分表达了广大人民群众对名医扁鹊的崇敬、怀念之情，同时也是对秦太医令李醯妒贤害能的憎恶与仇恨。

据《汤阴县志》载："扁鹊墓在汤阴东南十五里的伏道村。"《史记》上说，春秋时，齐国的良医扁鹊，被庸医李醯刺杀，因而筑陵在此。其庙在墓前，是元至大元年（1308年）所立，并有碑文可考，现仍存。后来虽屡经战乱，可是扁鹊祠庙和陵墓却保存完好。

1981年9月30日，在汤阴县南十里的大寺台，窑厂工人挖土时，在地下约一米处又发现一块扁鹊墓碑。上写"广应王扁鹊之墓泰定四年冬十月日立石"。此碑高130厘米，宽63厘米，厚22.5厘米，圆头，头已破损，边缘为卷草花纹。此墓碑的发现，为扁鹊史迹的研究提供了珍贵的资料。但为什么称扁鹊为"广应王"？扁鹊究竟在何处遇害？究竟真实墓地在哪里？（一说在临潼县东北三十里的溪河沟被害，葬于临潼县纸李公社陈东大队南陈村）这些问题都有待医史学家们进一步研究和探讨。这块新发现的扁鹊墓碑，现已移至汤阴县城内岳飞庙中珍藏。

［中原文物，1985（3）：62］

河南省医药卫生事业三十六年（1946—1982年）发展概况

新中国成立三十多年来，在中国共产党的领导下，医药卫生事业得到了迅速发展。人民生活水平提高，医疗条件改善，许多传染病发病率下降，有的已经被消灭，人民体质增强，寿命延长，使过去被称为"东亚病夫"的旧中国，一跃进入世界长寿国的行列。这不能不说是一个惊人的变化。

在这三十多年里，河南省卫生事业得到了迅速的发展。以医生人数为例，据当时的医药管理机构统计，1946年有临时开业执照号为64人（其中牙医一人），1950年西医师人数为130人（中医师人数未统计），1982年中医师（士）、西医师（士）和中西结合医师（士）总人数为71 710人，比1946年增长了1120.4倍。其他如护士、药师、检验师、助产士等人数都有很大的增长。发展概况见表一。

河南省卫生事业发展概况（表一）

名称（单位）	年份			
	1946年	1950年	1962年	1982年	1982年比1946年增长倍数
中医师、士（人）	64	未统计	27 267	20 945	1120.4
西医师、士（人）		158	未统计	50 704	
中药师、士（人）	未统计	未统计	6733	4728	
西药师、士（人）	未统计	未统计	未统计	5637	
护师、士（人）	7	189		26 119	3731
助产士	5	67		3166	633
检验师、士、员（人）	0			6929	
床位（个）	1088	123	48 509	130 810	120

除此之外，卫生教育事业也有了很大发展。1946年，河南省有一所省立护士学校，有学生40人；一所医学专科学校，有学生60人；一所助理员训练班，有学生20人。全省医药卫生学校在校学生总计120人，没有医药卫生方面的大专院校。到了1982年，中等医药学校在校学生则达到8645人（大专医药院校未统计）。仅中等医药学校就增加了72倍，见表二。

河南省卫生教育事业一览表（表二）

学校在校人数（单位）	年份		
	1946年	1982年	1982年比1946年增长倍数
中等医药学校在校学生人数（人）	120	8645	72

由于医药卫生事业的发展，除害灭病工作也取得了可喜的成绩。据当时的卫生机构统计，1946年仅1～8月份河南70个县霍乱患病1106人，死亡318人，病死率为28.75%；天花患病385人，死亡6人，病死率为1.56%。这些急性传染病早在50年代已在全国范围内基本上绝迹。其他疾病的发病情况见表三、表四、表五。

河南省历年流行性脑膜炎发病情况一览表（表三）

年份	发病数（人）	每十万人口发病率%	病死数（人）	病死率（%）
1946（1～8月）	21	0.07	6	28.6
1950	7279	17.34	346	4.75
1952	1692	3.92	307	18.14
1962	12 472	25.73	1535	12.31
1982	4305	5.77	239	0.32

河南省历年伤寒、副伤寒发病情况一览表（表四）

年份	发病数（人）	每十万人口发病率（%）	病死数（人）	病死率（%）
1946	688	2.42	13	1.9
1950	6163	14.70	213	3.46
1952	7197	16.67	168	2.33
1962	116 738	240.79	1119	0.96
1982	24 727	33.15	59	0.23

河南省历年疟疾发病情况一览表（表五）

年份	发病数（人）	每十万人口发病率（%）	病死数（人）	病死率（%）
1946	14 135	49.77	62	0.44
1950	145 711	347.66	1225	0.84
1952	159 089	368.38	95	0.06
1962	614 189	1266.86	22	0
1982	394 978	529.59	0	0

由于医药卫生事业的发展，病死率逐渐减少，治愈率逐渐增大，人的寿命越来越长。1957年在11个省市的70个市、1个县、126个乡镇的调查结果，人口的平均寿命是57岁；1975年在26个省、市自治区的部分地区调查的结果，人口的平均寿命是68.2岁；1978年在23个省、市、自治区的部分地区的调查结果，人口的平均寿命是68.2岁；1980年在25个省、市、自治区的部分地区的调查结果，人口的平均寿命是69岁。1980年比1946年平均寿命增加了34岁见表六。

人口平均期望寿命（表六）

年份	人口平均寿命（岁）
1946	35
1957	57
1975	68.2
1978	68.2
1980	69

（河南省第一次医史学术会议，1985.4，郑州）

司马承祯及其《天隐子养生书》

司马承祯（639—727年），字子微，号白云子。唐代温县（今河南温县）人。周晋州刺史司马裔玄孙。承祯自幼好学，淡漠仕途，于是出家为道士，拜潘师正为师，学习符箓、辟谷、导引、服饵之术。曾遍游名山，隐居天台。武则天闻其名，召至京师，降手敕以赞之。景云二年（711年），睿宗令其兄承祎至天台山召之，引入宫中，问以阴阳术数之事，承祯对曰："道经之旨，为道日损，损之又损，以至于无为。且心目所知见者每损之，尚未能已，岂复攻乎异端而增其智虑哉？"帝曰："理身无为则清高矣。理国无为如何？"对曰："国犹身也。老子曰：'游心于淡，合气于漠，顺物自然而无私焉。'而天下理，《易》曰：'圣人者，与天地合其德，是知天下言而信，无为而成。无为之旨，理国之道也。'"睿宗叹息曰："广成之言，即斯是也。"旋固辞还山，帝赐以宝琴一张及霞纹帔而遣之，朝中词人赠诗者百余人。开元九年（721年），玄宗又派人迎之入京，亲授法箓，前后赏赐甚厚。开元十五年（727年）复召之，诏命于王屋山自选形胜，置坛室以居之。玄宗自题额遣使送之，赐绢300匹，以充药饵之用。不久又令玉真公主及光禄卿韦绦至其所居，修金箓斋，又加以赏赐。据考：位于王屋山下的"阳台宫"，就是当年司马承祯修道之处。现已成为名胜古迹，供中外游人瞻仰。司马承祯善篆隶书，玄宗命他以三体写老子《道德经》，刊正文句，定著5380言为真本。是年89岁，卒于王屋山，谥"贞一先生"。死时面色如生，双鹤绕坛，白云涌出，上连于天。著有《坐忘论》一卷（佚）、《修生养气诀》一卷（佚）、《天隐子养生书》一卷（存）。今《道藏》中尚存有《服气精义论》和《修真精义杂论》各一卷，题"司马承祯述"。

我们查阅的《天隐子养生书》存于《道藏精华绿百种》，石印本，上写"是书清嘉庆间蒋元庭侍郎辑。板存京邸，及送版南归，而先生又北上，卒于京。故外间传本甚少"，由此可知是1796—1820年版本。中国中医研究院图书馆有珍藏。

司马承祯身为道士，主张"无为"，其思想完全是道家思想。具体表现在其著作《天隐子养生书》中。该书是讲述修炼养生的专书，是道家的重要著作之一。何为道？四川青城山一度为道教圣地，山上有一石碑，上写"道在养生"四个大字，这是最精辟的见解。道就是养生，养生就是道。《天隐子养生书》分渐门、斋戒、安处、存想、坐忘、神解六部分讲道（即讲述养生方法）。渐门，要求人们修真达性要"渐而进之"，不能操之过急。斋戒，要求人们"澡身虚心"：澡身，即洗浴擦体（洗澡后按摩身体），使形体舒畅；虚心，即保持腹中空虚，无令过饱，无令腻塞，保持肠胃畅通。在这一节中，司马氏还纠正了一些人对道家"辟谷"的误解。他说："世人不知休粮服气，道家权宜，非永绝粒食之谓也。"世上一些人以为"辟谷"就是"绝食"，"不食人间烟火"，一些"辟谷"者因此而消瘦、而虚弱、而病倒，甚至死亡。司马氏明确指出，辟谷是为保持肠胃畅通而采取的权宜之计，并非"永绝粒食"。安处，要求人们

"深居静室"，居室不高不低，不大不小，明暗相半，阴阳适中。存想，要求人们"收心复性"，存我之神，想我之身，闭目见自己之目，收心见自己之心，心与目皆不离我身。坐忘，要求人们"遗形忘我""因存而忘"。神解，是信解、闲解、慧解、定解的总称。斋戒谓之信解，安处谓之闲解，存想谓之慧解，坐忘谓之定解。换句话说，神解就是斋戒、安处、存想、坐忘四者合一，达到尽善尽美、入神化圣的至高境界。"不行而至，不疾而速，阴阳变通，天地长久"。

为了使读者对《天隐子养生书》有一个全面了解，对司马承祯的学术思想有一个深刻认识，我们特将该书的内容抄录于下，以供读者研讨。

渐门

《易》有渐卦，老氏有渐门。人之修真达性，不能顿悟，必须渐而进之，安而行之，故设渐门。一曰斋戒，二曰安处，三曰存想，四曰坐忘，五曰神解。何谓斋戒？曰：澡身虚心。何谓安处？曰：深居静室。何谓存想？曰：收心复性。何谓坐忘？曰：遗形忘我。何谓神解？曰：万法神通。故习此五渐之门者，了一则渐次至二；了二则渐次至三；了三则渐次至四；了四则渐次至五。神仙成矣。

斋戒

斋戒者，非蔬茹饮食而已。澡身者，非汤浴去垢而已。盖其法在节食调中，摩擦畅外者也。夫人禀五行之气，而食五行之物，而实自胞胎有形也，呼吸精血，岂可去食而求长生？但世人不知休粮服气，道家权宜，非永绝粒粮之谓也。食之有斋戒者，斋则洁净之务，戒乃节约之称。有饥则食，食勿令饱，此所谓调中也。百味未成熟勿食，五味太多勿食，腐败闭气之物勿食，此皆宜戒也。手常摩擦皮肤，温热去冷气，此所谓畅外也。久坐久立久劳役，皆宜戒也。此是形骸调理之法，形坚则气全，是以斋戒为渐门之首也夫。

安处

何谓安处？曰：非华堂邃宇、重裀广榻之谓也。在乎南向而坐，东首而寝，阴阳适中，明暗相半。屋无高，高则阳盛而明多；屋无卑，卑则阴盛而暗多。故明多则伤魄，暗多则伤魂。人之魂阳而魄阴，苟伤明暗，则疾病生焉。所谓居处之室，尚使之然，况天地之气，有亢阳之攻肌，淫阴之侵体，岂不伤哉！修养之渐当法此，即安处之道术也。吾所居室，四边皆窗户，遇风即合，风息即开。吾所居坐，前帘后屏，太明则下以和其内映，太暗则卷帘，以通其外曜。内以安心，外以安目，心目皆安，则身安矣。明暗尚然，况太多情欲，太多事虑，岂能安其内外哉！故学道以安处为次。

存想

存谓之存我之神，想谓之想我之身。闭目即见自己之目，收心即见自己之心。心与目皆不离我身，不伤我神，则存想之渐也。凡人目终日视他人，故心已逐外走；终日接他事，故目亦逐外瞻。营营浮光，未尝复照，奈何不病且夭邪？是以归根曰静，静曰复命，成性存存，众妙之门。此存想之渐，学道之功半矣。

坐忘

坐忘者，因存想而忘也。行道而不见其行，非坐之义乎？有见而不行其见，非忘之义乎？何谓不行？曰：心不动故。何谓不见？曰：行都泯故。或问曰：何由得心不动？天隐子默而不答。又问：何由得形都泯？天隐子瞑而不视。或者悟道，乃退曰：道果在我矣。我果何人哉？天隐子果何人哉？于是彼我两忘，了无所照。

神解

斋戒谓之信解，安处谓之闲解，存想谓之慧解，坐忘谓之定解。信、定、闲、慧四门通神，谓之神解。故神之为义，不行而至，不疾而速，阴阳变通，天地长久，兼三才而言，谓之易。齐万物而言，谓之道。本一性而言，谓之真如。入四真如，归于无为。故天隐子生乎易中，死乎易中，动因万物，静因万物，邪由一性，真由一性。是以生死、动静、邪真，吾皆以神而解之，在人谓之仙矣。在天曰天仙，在地曰地仙。故神仙之道，五归一门。谓五渐同归于仙矣。

（河南省第三次医史学术会议，1989.5，洛阳）

李濂及其《医史》

李濂（1488—1566年），字川父，明代祥符（今河南开封）人。少负俊才，喜爱读书，以古文名于时。常从侠少年联骑出城，搏兽射雉，酒酣乃悲歌慨然。仰慕信陵君门客侯生之为人，作《理情赋》以抒志。友人左国玑持此赋示李梦阳（1473—1530年，明代文学家），梦阳甚为赞赏，并访李濂于吹台，李濂自此名声大振。正德八年（1513年）乡试第一，次年中进士。授沔阳知州。迁宁波同知。擢山西佥事。嘉靖五年（1526年）罢归。返乡之后，致力于学，以著书自娱。里居四十余年，著有《嵩渚文集》《祥符文献志》《汴京遗迹志》《朱仙镇岳庙集》《稼轩长短句》《医史》等书。

《医史》又名《李濂医史》。现存有明代正德年间（1506—1521年）刻本，藏于上海图书馆；日本皮纸抄本（善本），藏于中国中医研究院图书馆。我们查阅的即为后者。上有朱笔批校，榕堂尾台评点。书首写有"实事求是书楼藏""浚仪李濂辑"等字。书末写有"尾台良作誊写""明治廿二岁己丑第十月十日一读了此日雨"等字，可见为日本人尾台良作于明治年间抄本。

《医史》共十卷，卷一至卷五收载见于史传的著名医家传略，有《左传》中所载的医和、医缓，《史记》中所载的扁鹊、太仓公，《后汉书》中所载的郭玉、华佗、吴普、樊阿，《晋书》中所载的葛洪，《宋书》中所载的徐文伯（其曾祖熙、祖秋夫、父道度、叔父叔、子雄）、徐嗣伯、薛伯宗，《南齐书》中所载的褚澄，《北齐书》中所载的马嗣明，《后魏书》中所载的李修、徐謇、徐之才、王显、崔彧（其子景哲、景哲弟景凤、景哲子问）、周澹，《后周书》中所载的姚僧垣、褚该，《隋书》中所载的许智藏、许澄，《旧唐书》中所载的孙思邈、许胤宗、甄权（其弟立言）、张文仲、季处统、韦慈藏、孟诜，《宋史》中所载的庞安时、许希、僧智禄、王克明、皇甫坦、钱乙，《辽史》中所载的直鲁古、耶律敌鲁，《金史》中所载的刘完素、张从正、张元素、李庆嗣、纪天锡，《元史》中所载的李杲等，凡55位医家。卷六至卷十，收集散见于各种文集的医家传略，有张扩、吴源、朱丹溪、樱宁生、敕山老人、沧州翁、抱一翁、蒋用文、橘泉翁、张养正等10人，并补写张机、王叔和、王冰、王履、戴元礼、葛应雷6位医家的传记。书中共收录医家71人，所取资料多采自文史书籍及有关医学著作，并兼采他书以补充不足。至于民间的医生，则未收录。每位医家传略之后，加有评议，直抒己见。

李濂编写《医史》的思路，在《凡例》中有所交代："历代名医，凡史传所载者，备录之于前五卷。其有散见各家文集者。亦录之以补遗。则使列于后五卷。古之名医。前史已有传者。即录之矣。乃若张仲景。王叔和、启玄子，皆医之宗也。良不可无传。今皆补之。其绝无事实。如巫咸、巫彭、矫氏、俞氏、卢氏、崔文子、公孙光之类。则阙之。凡各家文集中所载。序记杂文。凡为名医而作者，实系其篇悉舛录，盖不可胜录也。诸名医学本《素》《难》。方术纯正者则录之。如《晋书》所载佛图澄、单道开之类。颇涉幻诞。悉黜不录，恐滋后人之惑。凡区区别有见闻。本传之所未及者。或间有得之，愚亦潜附传后。以谂观者。近代名医。如刘守真、张子和李明之诸子。平生著述颇多。其治疗奇险。不可胜数。而金元史载之甚略。今姑从史录之。不敢增也。山林索居，书籍鲜少，故于古之名医，搜罗未尽，增广补遗，以候博雅君子。"

《医史》为我国现存较早的医学人物传记专著，对中国医学史研究，有重要参考价值。但在对医家的评论方面，有偏误之处。对某些医家生平事迹的记述，多为从其他书籍转抄而来，是多方面资料的堆砌，缺乏深刻的考证和分析，造成以讹传讹之弊。如《四库全书提要》批评说："扁鹊传中。赵简子齐桓公、虢君。各不同时。自为史记好奇之误。而濂不订正……濂他书颇可观。而此书乃冗杂特甚。殊不可解。"李濂在对太仓公评议中的一段话也是不正确的。他说："兹可见子之多寡有无，皆天也。"他严厉批驳医学界的"种子术"。应该承认，江湖医生骗人的"种子术"是应该被批判的，但是不能反对科学的"种子术"。科学的种子术就是对夫妻性生活进行科学的指导，对影响生育的男女双方的疾病进行正确的治疗。生男生女，不是天生的，是可以选择的。某些不育症，也是可以治愈的。例如某些疾病可造成不育症，治愈了这些疾病，也就治愈了不育症。李氏认为子女之多寡有无，是命中注定的，不能改变，这种观点，显然是不对的。另外，他还把元代王好古的《此事难知》误作为李东垣的著作等。

尽管《医史》有这样那样的缺点，但它对中国医学史的贡献，是不可磨灭的。它最先以"医史"作为著作的名称，这对于医学史学科的形成与发展，起着关键性作用。

正如南宋陈自明的《外科精要》、明代薛己的《内科摘要》、清代沈金鳌的《妇科玉尺》、芝屿樵客的《儿科醒》一样，它们对外科、内科、妇科、儿科、医史等专科的独立形成有着特殊的意义。医学史的丰富资料，散见于经史文集和医学著作之中，如《左传》中的"秦医缓和"，《史记》中的"扁鹊仓公列传"等篇，均属医史内容，但均未使用"医史"一词。唐代甘伯宗的《名医录》，宋代周守忠的《历代医家蒙求》，虽是我国较早的医家史传，但亦未冠以"医史"之名。而最先冠以"医史"之名者，首推李濂《医史》。由此可知，它对医学史的分流和专科的形成是何等重要了。

李濂最先为张机、王叔和、王冰、王履、戴元礼、葛应雷六人补传。以上六人，均为著名医学家，可是正史未有他们的传记，李氏为他们补写传记，为后人研究提供了方便，同时也丰富了医学史内容。

张机为后汉名医，著有《伤寒卒病论》。后随着其著作影响的扩大，其在医学界的地位也不断提高。由名医到亚圣，又到"医中之圣"。较早称张机为亚圣的是金代刘完素，李濂《医史·张仲景补传》仍称张机为"亚圣"。到了清代，周扬俊、许宗正、周伯度等人就称张机为"医圣"了。从这个意义上说，《医史》对研究某些医家学术思想影响的发展过程，起着重要作用。

李濂将各种书籍所载医家的史料相互补充，取得完整系统的人物事迹。如其对李杲传补充道："又增东垣老人传。按：余阅《元史·李杲传》，颇病其不详，而复采真定路儒学教授、邛城砚坚所为《东垣老人传》以益之。然尤病其不尽载著述矣！忧其叙事之难也。盖东垣所著，有《医学发明》《脾胃论》《内外伤辨惑论》《兰室秘藏》《此事难知》《药象论》，总若干卷，而《试效方》乃其门人罗天益所辑者也。鲁齐许先生曰：东垣之医，医之王道也。有志于学医者，必尽读东垣之书，而后可以言医。"其对《丹溪翁传》补充道："九灵山人戴良为丹溪翁作传，记载详悉，固无遗憾矣。而潜溪宋先生，为翁作墓表，则曰先生之学，以躬行为本，以一心同大地之大，以耳目为礼乐之原，积养之久，内外一致，夜寐即平尽之为，暗室即康衢之见，汲汲孜孜，毙而弥笃。斯数言者，可以补传之未备，故录之。"李濂对前史中的医家进行了一次大整理、大总结，功劳是巨大的。

李濂对每位医家的评论，不乏中肯和精辟之语。如对张从正评议道："河间探《黄帝内经》之秘，大扬其道于大定、明昌间。而宛丘张子和益发挥而衍绎之。子和有神医名，自称曰戴人，兴定（1217—1221年）中，召补太医，居无何辞去。盖非其好也。于是退而与麻知几、常仲明辈，日游潴水之上，讲明奥义，辨析玄理，遂以平日所见及尝试之效，辑为一书，名曰《儒门事亲》。以为惟儒者能明辨之，而事亲者不可以不知也。是书凡十四卷，盖子和草创之，知几润色之，而仲明又撷其遗，为《治法心要》《兵尘潏洞》，藏诸查牙空穴中，幸而复出人间，谓非鬼神诃护之力可乎？其中妙论精义，不可缕述，善读者当自得之。"他还说，张子和"精于医，贯穿《难》《素》之学。其法宗刘守真，用药多寒凉，然起疾救死多取效。古医书有汗下吐法，亦有不当汗者，汗之则死；不当下者，下之则死；不当吐者，吐之则死。各有经络脉理，世传黄帝

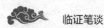

岐伯所为书也。从正用之最精，号张子和汗吐下法，妄庸浅术，习其方剂，不知察脉原病，往往杀人。此庸医所以失其传之过也"。这短短的一段话，即将张子和的简要生平事迹、著作形成过程、学术思想精髓等跃然纸上。再如对褚澄评议道："澄凡疗病，无问贵贱皆先审其苦乐、荣悴、乡壤、风俗、水土所宜、气血强弱，然后裁方用药。"对《褚氏遗书》评议道："简切幽眇，多前人所未发。盖沉酣于《素问》《灵枢》之旨者也。"这些评议，为后世研究者提供了简要资料。

总之，李濂是一位博学多识、著述颇丰的大学问家。他的《医史》是我国较早的医学史专著，资料翔实，人物介绍系统而详细，是研究历代医家的重要文献。同时该书又是最早用"医史"作为书名的著作，为中国医学史专科的形成，起着关键性作用。虽然书中的某些记述和评论有错误之处，但与其贡献相比，是微不足道的，该书仍不失为一部光辉的医史巨著。

（河南省第四次医史学术会议，1992.9，周口）

明代医家何洛英及其《痘疹发微》

何洛英，明代汝南（今河南汝南）人。因身体虚弱，素体多病，故虔心医学。临证主张变通，反对拘泥古书。初不善痘科，子女数亡于庸医之手。悲痛之余，日取小儿方书阅读，久之而悟，成为远近有名的儿科医生，乡人携幼求治者甚多。著有《痘疹发微》一书传世。《中国医籍考》称该书为一卷，何洛英《自序》中称"著为一编，以备哑科采择"，并非说"一卷"。我们查阅的是清代宣统元年（1909年）手抄本（善本），藏于中国中医研究院图书馆。抄本中无作者名字，共六卷，八十七篇。卷一为总论痘证，凡十篇，分为原痘篇一、望色篇二、闻声音篇三、问根源篇四、切脉篇五、稀痘篇六、验耳筋预识吉凶篇七、诸热先治引动胎毒篇八、诸热发疹执法施治有误篇九、痘疮标本施治篇十。卷二为发热见证，凡十二篇，分为发热不可拘于日期篇一、四时发热施治不同篇二、天冷变态不一施治不同篇三、运气强弱施治发微篇四、红白黄黑篇五、发热预知怪痘不治篇六、五脏发斑吉凶篇七、发热如见鬼状辨吉凶篇八、四时发热活套施治药对篇九、发热似疟篇十、发热诸血辨别篇十一、发热大便禁固毒难发越篇十二。卷三为见标显证，凡十一篇，分为观痘预识部位稀疏吉凶篇一、发热见点不快辨别三因施治篇二、发热见点不快辨别部位施治篇三、发热见点因喘难出辨别施治篇四、发热见点瘙痒难出篇五、见点手足逆冷难出篇六、见点寒战咬牙辨别寒热虚实施治篇七、首尾汗下不可偏执辨别施治篇八、五脏显证篇九、见点预识发疫篇十、见标怪证吉凶篇十一。卷四为五脏六腑见标显证，凡六篇，分为心经出痘顺险逆篇一、脾经出痘顺险逆篇二、脾胃二经出痘顺险逆篇三、肺与大肠出痘顺险逆篇四、肝经出痘及少阳胆经顺险逆篇五、肾经出痘顺险逆篇六。卷五为见点显证，凡十六篇，分为见点顺逆篇一、报点预识吉凶辨别施治篇二、夹斑夹疹辨别施治篇三、见点稠稀吉凶篇四、五脏豆疔辨别吉凶篇五、痘疮最要安静篇六、痘疮始终法当能食篇七、痘疮始终不可无热篇八、痘疮小溲不可泥于常篇九、痘疮五善四恶篇十、黑痘辨别不同篇十一、痘疮均气虚实活机篇十二、见点预保咽喉篇十三、见点瘙痒篇十四、痘疮陷伏篇十五、见点稠稀托毒篇十六。卷六为起发见证，凡三十二篇，分为起发不执日期篇一、起发稀密顺险逆篇二、痘先密后疏先疏后密篇三、痘疮轻变重重变轻篇四、起发辨别虚实篇五、起发迟滞必有因由篇六、起发疮裂汁血篇七、起发大便禁固虚实篇八、起发施治悬妙篇九、起发迟滞厌白虚实篇十、起发狂躁喘气篇十一、起发干枯紫黑虚实篇十二、起发便血虚实篇十三、起发小溲辨别虚实篇十四、起发泄泻辨别虚实篇十五、起发四周凸超中心顶陷篇十六、起发中心凸起四周平陷篇十七、起发呕吐辨别因由篇十八、起发部位不透篇十九、起发口唇疮带浆篇二十、起发红而未化忽变白浆逆候篇二十一、起发因时发咳篇二十二、起发痒塌虚实篇二十三、起发痰如曳锯篇二十四、起发黑痘辨别虚实篇二十五、起发痘疔施治篇二十六、起发喜怒狂躁便黑篇二十七、起发狂躁辨别虚实篇二十八、起发逆候不治篇二十九、起发枢机发微篇三十、起发面上不宜预肿篇三十一、起发预识逆候篇三十二。该书自序中有"甲辰夏五月望日汝南何洛英书于长安邸中"等语，可知此书成书于1604年。

明代民众生活贫苦，疾病很多，瘟疫流行，小儿死于痘疹者甚众。就连何氏一家，死于痘疹的儿童也有好几个。何氏有感于此，才专心研究痘疹，写成痘疹专书。这是系统、详细论述小儿痘疹的较早的医学著作，对于后世医家研究痘疹奠定了基础。

痘疹的肇始。在中国痘疹起于什么时候？有的认为上古之时未有痘疹；有的说东汉时出征，将士从外域带来病毒，然后在内地传染蔓延。何氏认为不然。他说战国时名医秦越人，创立三豆汤、油煎法，就是预防和治疗痘疹的。因此痘疹不是起于东汉，而是自古有之。他在《原痘篇》中说："上古之时，未有痘疮之候，……或谓东汉出征，传染之毒，故有此疮。及考战国时秦越人号扁鹊，立有三豆汤、油煎法，预解痘毒，则痘疮自古有之。谓之始自东汉，其误也。"这对于研究痘疮的发病史，有重要意义。

痘疹的病因。何氏认为，痘疹的发生不外乎"父母、精血、毒液"三者。第一，父母身体强壮，先天充盛，胎儿发育良好，婴儿出生后体质就好，抵抗力就强，就不容易发生痘疹等传染病。第二，若是早婚早育，父母精血不足，受孕后胎儿发育不良，婴儿出生后体质虚弱，抵抗力较差，就容易发生痘疹等传染病。再就是父母以酒为浆，以妄为常，以欲竭其精，事劳其神，受胎之后，又不忌禁房事，纵情欲，嗜厚味，胎毒内盛。出生后胎毒发泄，就容易发生痘疹等疾病。若是遇到天时异常，灾荒连年，人事流离，就会加速痘疹的流行传播。他说："夫痘疮之由，不离父母、精血、毒液三者而已。但男妇素怀淫火之毒，挟于精血之间，交媾受胎之际，冲于子宫之胞门，则禀受轻重在此矣。""今世天时不同，四序反异，人事流离，所以男子未满三十而娶，女子未满二十而嫁，以酒为浆，以妄为常，以欲竭其精，事劳其神，及其受胎之际，母又不守禁忌，纵情欲，嗜厚味，故儿受其胎毒。"（《原痘篇》）

痘疹的预防。预防为主，防重于治的思想在《痘疹发微》中有所体现。书中收载有多种预防痘疹的方药，如"扁鹊三豆饮：治天行痘疮。预服此饮，疏解热毒，纵出亦稀。用绿豆、赤小豆、黑大豆各一升，甘草二两，以水八升煮极熟，任意食豆饮汁。七日乃止。一方加黄大豆、白大豆，名曰五豆饮。"（《稀痘篇》）

"扁鹊油煎法：治小儿发热，恐成痘疮，服此止之。取生麻油、童子小便平秤，或用熟水一盏代小便，旋旋倾热水中，入油盏内，不住手以柳枝搅，令匀如蜜即止。夜卧时每服二蚬壳，儿大服二合，服后大小便利，四肢热退，痘疮不生。若已出，不可服。"（《稀疸篇》）

痘疹的治疗。何氏治疗痘疹，经验丰富，治法灵活，主张根据患者具体病情，结合四时时令、运气强弱等情况，相机施治，不可拘泥。就拿发热来说，何氏认为"凡诸热失治……引动胎毒，故发痘疮。其热有九，或伤风发热，或伤寒发热，或瘟疫发热，或内伤外感发热，或伤食发热，或惊恐发热，或劳倦发热，或疳劳发热，或痘疹发热。"（《诸热失治引动胎毒篇》）发热的病因不同，治法也不同。他还说："古谓发热三日，见标三日，起发三日，成脓三日，结痂三日，共有一十五日，医之常套……大概顺痘可拘于常套，若犯险证，不可以为定也。"（《发热不可拘于日期篇》）这些充分反映出其机动灵活的治疗思想。

痘疹的预后。痘疹有轻重、顺逆、吉凶之分。作为一个经验丰富的医生，对此应做到了如指掌，心中有数，及时恰当地处理千变万化的病情，使患者逢凶化吉，转危为安。何氏是治疗痘疹的老手，他根据发热、脉象、舌象、痘疹疏密、色泽、饮食、溲便、精神状态等，可以准确地判断出痘疹的轻重，预测患者的吉凶。如"天行痘毒之际，耳后红筋赤缕毒动，必然先现……如心脏虚则毒承于心经，故显耳后心经之色，色红而光亮。筋露枝少，发痘紧小，面稀痘少，五心亦少，形如赤小豆，此上吉之兆……若肾经筋露，枝繁色黑，根从耳骨插入出，此乃淫火之毒，根痕必然黑焦，此乃黑陷归肾，纵卢扁亦不可瘳。"（《验耳筋预识吉凶篇》）"心经发热，耳筋红露，润泽鲜明，颜色红泽，六脉洪大，右尺近驶，唇红舌润，饮食如故，溲便如常，耳凉尻冷，此乃心经显证也。若热退身凉，点现口唇，形如红米，敛小活泽，见点三日，陆续而出，足心若到，毒方尽矣。痘尖紧巧，额疮碍指，精神爽畅，动静安宁，饮食如旧，身温口和，俱系吉兆，勿药也。不然，误听施治，如璧中安鼠也。若耳筋赤露，枝叶繁盛，面赤不泽，脉洪浑躁，唇燥舌红，烦渴引饮，大便秘结，小便短少，饮食倍常，卧则惊惕，身热不休，见点口唇，犯此诸证，俱系实热……若耳筋繁盛，面如赭石，六脉沉濡，或眼直上窜，或神昏妄言，或见如鬼状，或啼哭不休，或不省人事，或不能言语，或诸血妄行，或一热便出，或五心便有，或先现太阳方广，或先现背心四肢。犯此诸侯，俱系逆证。真脏以现，色不合脉，脉不合病，真死不治。"（《心经出痘顺险逆篇》）"发热之时，明堂色夭，脉弱细数，觉身上出痘一颗，此乃痘母之侯，犯之真死不治。发热之际，忽出一毒，色脉同前，亦名痘母，真死无疑矣。"（《发热预识怪痘不治篇》）"起发之际，根巢大红，头面皮肉红肿，形如匏瓜，此乃毒伏于脾肾，至七日当死口若痘顶俱黑，其中如针孔者，此乃毒伏于心肺，当三日而终。若面腮虚肿成块，肩髆臀腰，致成块坚硬，此乃毒伏于脾胃，法五日而死。若干枯俱黑，此乃毒伏于肾，法七日而亡。若见琼以后渐无者，此乃相火发病，当三日而终。已上逆侯，皆发热未透，则毒发未尽，逆侯不治也。"（《起发预识逆侯篇》）

可以看出，何氏治疗痘疹绝无墨守成规，而是辨证施治，他不仅论述了心经出痘的顺证、险证和逆证，而且还论述了脾、胃、肺、肝、胆等经的烦证、险证和逆证，并提出治法及预后吉凶。同时，何氏还是较早使用验耳筋预识吉凶的人，这对于丰富祖国医学的诊断学是一大贡献。不过在预后中说"五日而死""三日而终""七日而亡"等，只能说明疾病的危重程度，不能拘泥于天数。

（全国民族医药学术交流及民族医药信息工作研讨会，1990.8，呼和浩特）

阴秉旸及其《黄帝内经始生考》

摘要 阴秉旸为明代河南汲县人。嘉靖二十六年进士，授余于知县，政绩显著，擢监察御史。后历任馆陶知县、平凉同知、陕西金事参议等职。晚年告归，致力于学。旁通医理，著有《黄帝内经始生考》一书。该书是学习和研究《黄帝内经》的较好参考资料，有以下几方面贡献：一是按照五行学说，把人体五脏与五方、五味有机地联系在一起；二是详细解释并发展"天人相应"学说；三是详细论述并强调化生观点；四是提出老、壮、少、小年龄界线划分法；五是重视脾胃及水谷之气；六是体现科学而精确的解剖学知识。

阴秉旸，字子寅，号卫涯居人。明代河南汲县人。嘉靖二十六年（1547年）进士，授余于知县，政绩显著，擢监察御史。为忌者排斥，谪同州通判。后历任馆陶知县、平凉同知、陕西金事参议等职。晚年告归，致力于学。旁通医理，曾说"原病有式，针灸有经，医疗有方，诊视有诀。运气则《全书》，药性则《本草》，独始生之说未及闻。"于是精研《黄帝内经》，收四时，敛万化，著成《黄帝内经始生考》一书，于隆庆元年（1567年）刊行。

《黄帝内经始生考》又名《黄帝内经类考》。明隆庆元年丁卯木刻出版一次，以后未见有重刻本。该版本（善本）藏于中国中医研究院图书馆。我们查阅的即为此版本。缺首页，书中无撰人。共三卷。卷一论述天人相应，总论五方、五色、五脏、五窍、五精、五病、五味、五行、五畜、五谷、五星、五体、五音、五数、五臭及三部九候等；卷二论述化生，并论形体、脏腑、五官、骨节、经脉的功用等；卷三论述胃及水谷的重要性，并论水谷运化、营卫运行等。

该书名曰《黄帝内经始生考》，什么是"始生"呢？按照阴氏自己的说法，乃"缊缊变化，妙合维成，天人相与之际，是则始生之端也。成形之后，饮食男女，率性而行，匪由人力，兹非始生之故哉！"说得更直接一点，"始生"即人体生命之原始。"始生考"即是探讨人之生长壮老及整个生命过程中的生理病理变化，人与天文、地理的关系等，以《黄帝内经》有关条文为基础，加以注释、阐发，故名《黄帝内经始生考》。虽然个人发挥较少，但也不乏精妙之语。通观全书，有以下几方面的贡献。

一、把五方、五脏、五味等有机地联系在一起

按照中医五行学说，人体五脏与五方、五味、五谷、五音等都是密切相关的。任何一种因素的变化，都会影响到五脏乃至整个形体的变化。阴氏根据《黄帝内经》理论，将以上诸方面有机地联系在一起，从而为脏腑的生理病理、疾病的转归与治疗等，提供理论依据。例如"东方青色，其病发惊骇。其音角，入通于肝，味酸，数八，是以知病之在筋。开窍于目，类草木，臭臊，藏精于肝。畜鸡，谷麦，应四时上为岁星，是以春气在头。" "东方生风，风生木，木生酸，酸生肝，肝生筋，筋生心，其在天为玄，在人为道，在地为化。化生五味，道生化生气。玄生神，智神在天为风，在地为木，在体为筋，在气为柔，在藏为肝。其性喧，其德为和，其用为动，其色为苍，其化为荣，其虫毛，其政为散，其令宣发，其变摧拉，其眚为陨，其味为酸，其志为怒。怒伤肝，悲胜怒；风伤肝，燥胜风；酸伤筋，辛胜酸。" "东方之域，五脏之所始生也。鱼盐之地，海滨傍水，其民食鱼而嗜咸，皆安其处，美其食。鱼者使人热中，盐者胜血，故其民皆黑色腠理。"以上是以东方为例，说明东方与五谷、五畜、五味、五病、五脏等的相互联系，从而解释人体的生理、病理变化。其余南方、西方、北方、中原也同此体例讲述。

二、详细解释并发展"天人相应"学说

该学说把人体看成是一个小天地，与自然界的大天地是息息相通的。该学说是中医理论的重要组成部分，始起于《黄帝内经》，后经历代医家不断补充，逐渐完善起来。阴氏对这一学说既有精辟的阐述，又有独到的见解。他在《身形应九野》篇说："人与天地相参也，与日月相应也" "天气通于肺，地气通于嗌，风气通于肝，雷气通于心，谷气通于脾，雨气通于肾。六经为川，肠胃为海，九窍为水注之气" "九分为九野，九野为九脏。故形脏四、神脏五，合为九脏以应之也" "左足应立春，其日戊寅己丑；左胁应春分，其日乙卯……" "余闻天为阳，地为阴，日为阳，月为阴，其合之于人奈何？曰：腰以上为天，腰以下为地，故天为阳，地为阴"。他在《人之肢节应天地》篇还说："天圆地方，头圆足方以应之；天有日月，人有两目；地有九州，人有九窍。"不仅如此，阴氏还用"天人相应"学说解释一些生理现象。他说："天不足西北，故西北阴也，而人右耳目不如左明也。地不满东南，故东南阳也，而人左手足不如右强也。何以然？曰：东方阳也。阳者其精并于上，并与上则上明而下虚，故使耳目聪明而手足不便也。西方阴也，阴者其精并于下，并于下则下盛而上虚，故耳目不聪而手足便也。"

在脉诊方面，阴氏还根据《黄帝内经》的有关理论，把"三部九候"诊脉法用天人相应学说加以阐述，非常简明扼要。"三部"即上部、中部和下部。每部又分天、地、人，故曰"九候"。他说："上部天，两额之动脉（头角之气）；上部地，两颊之动脉（口齿之气）；上部人，耳前之动脉（耳目之气）。中部天，手太阴也（肺）；中部地，手阳明也（胸中之气）；中部人，手少阴也（心）。下部天，足厥阴也（肝）；下

部地，足少阴也（肾）；下部人，足太阴也（脾胃之气）。"这是"天人相应学说"在诊断学中的具体运用。

三、论述并强调化生观点

在大自然界中，一切植物都有生长化收藏，一切动物（包括人在内）都有生长壮老已。这种变化运动是自然界中永恒的规律，也是《黄帝内经》辩证唯物论思想的具体表现。这种思想在《黄帝内经始生考》中又进一步得到阐发。书中写道："天地合气，六节分而万物化生矣。夫人生于地悬命于天，天地合气，命之曰人。人能应四时者，天地为之父母，知万物者谓之天子。"

四、提出老壮少小年龄划分法

对于老年、中年、青年、少年等年龄界限的划分，在不同地区、不同历史时期，有不同的划分方法。阴氏在《黄帝内经》理论的基础上，提出"人年五十以上为老，二十以上为壮，十八以上为少，六岁以上为小"。同时指出了人生的各个阶段，脏腑气血及外部形态的变化情况。他说："人生十岁，五脏始定，血气已通，其气在下，故好走。二十岁，血气始盛，肌肉方长，故好趋。三十岁，五脏大定，肌肉坚固，血脉盛满，故好步。四十岁，五脏六腑、十二经脉皆大盛以平定，腠理始疏，荣华颓落，发颇斑白，平盛不摇，故好坐。五十岁，肝气始衰，肝叶始薄，胆汁始减，目始不明。六十岁，心气始衰，若忧悲，血气懈惰，故好卧。七十岁，脾气虚，皮肤枯。八十岁，肺气衰，魄离，故言善误。九十岁，肾气焦，四脏经脉空虚。百岁，五脏皆虚，神气皆去，形骸独居而终矣。"这种认识，是非常科学的。

除此之外，阴氏还提出"年忌"的理论。所谓年忌，就是患难的年龄。他说："平年忌下上之人，人忌常加。七岁、十六岁、二十五岁、三十四岁、四十三岁、五十二岁、六十一岁，皆人之大忌，不可自安也。感则病行，失则忧矣。当此之时，无为奸事，是谓年忌。"这种理论是否有道理，值得进一步研究。

五、重视脾胃及水谷之气

中医理论认为，脾胃为后天之本，为气血生化之源。只有脾胃健旺，才能消磨水谷，化生气血，身体健壮。《黄帝内经始生考》对这一理论再次予以确认："平人则不然，胃满则肠虚，肠满则胃虚。更虚更满，故气得上下，五脏安定，血脉和利，精神乃居。故神者，水谷之精气也。"

六、科学而精确的解剖学知识

在《黄帝内经始生考》里面，蕴含有一些解剖学知识，如"肠胃所入至所出，长6丈4寸4分。迴曲环反三十二曲"。现代医学证实，成人的食管长25～30厘米，小肠长

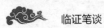

3～5米，大肠长1.5米。从食管上端至肛门，总长5～7.1米。换算成市制，为1.5～2.13丈。是不是《黄帝内经始生考》中说错了呢？否。《黄帝内经始生考》中用的是"骨度分寸"，又称"同身寸"。如将中指中节指骨的长度定为1寸，两乳头之间的距离定为8寸，脐中至耻骨联合上缘的距离定为5寸等。每个人都是如此规定。这样，高个子的骨度分寸比低个子的骨度分寸要大。但不管是大人小儿，也不管是胖瘦高低，用各人的"同身寸"测量，两乳头之间的距离一律都是8寸，从食管上端至肛门的长度一律为6丈4寸4分。若不用骨度分寸测量，以上距离（或长度）各人测得的数值就不同了。从这种意义上说，中医所使用的骨度分寸测量法，自有其科学和优越之处，至今仍在针灸学上用来确定俞穴位置而被广泛应用。

总之，阴秉旸为封建社会知识分子的典型代表。他以"不为良相，便为良医"为己任，早年努力进取，争取功名，试图辅佐皇帝，治理国家。他曾考中进士，做过知县、监察御史等官职，为官清正，政绩显著。但他也因此而遭到嫉妒和排斥。在仕途坎坷的情况下，其晚年告归，钻研医学，所著《黄帝内经始生考》一书，是学习、研究《黄帝内经》的较好参考资料。

（河南省第六次医史学术会议，2002.8，郑州）

杨蔚及其《医学韵编》

杨蔚，生卒年不详，字笃生，河南洛阳人，生活于清末至民国时期。早年曾参加科举考试，不第，遂"自弃举业"。他家境富裕，不为衣食犯愁，藏书颇丰，常借读书聊以自慰。幽静的田园生活，虽然舒适，但亦不乏寂寞。在功名无望、闲居无聊的处境下，并在阅读了大量医药书籍之后，他看到有关方药、疗病、医论方面的书不少，而有关医学源流、医学典故方面的书却不多，于是就萌发了编写这样一部书的念头。他搜集所能找到的医书，模仿《龙文鞭影》的体例，将医史、典故编成四言歌诀，名曰《医学韵编》，分上下两卷，于1922年梓行于世。该书"平声全韵编，每句四字，每韵三十二句，共得句九百六十，得字三千八百四十"。

杨氏编写这部书是下大功夫的，他搜集所能见到的医学资料，经过数年辛勤耕耘，"挥汗呵冻，极费推敲"，六易其稿，终于得以刊行。

这部书的价值，以杨蔚自己的话说，是为借消遣，"聊以自怡"，"虽无裨于疗病，颇有资于谈医，亦文章游戏之一格也"。读者可以从中了解医学源流和医学典故，丰富医史知识。

我们看到的《医学韵编》为1922年石印本，目前见到的仅此一个版本，藏于中国中医研究院（现名中国中医科学院）。为使读者对《医学韵编》有较全面的了解和认识，特将该书自序、凡例和部分内容摘录于后，以供鉴赏。

《医学韵编·自序》：医学韵编者，谓取医学中之源流典故按韵而编辑之也。体仿

《龙文鞭影》而较伊为难。盖自来杂编之书，凡于天地山川，对圣贤仙佛，朝廷闺阁，花草虫鱼等。无不可错综裁对，而此则每句皆关于医，所以体例虽同而选材迥异。难，盖难于此也。顾或谓医学精博，既执斯业，自宜明其理，通其术，以达其用，即欲撰著，或铺翼前人，或抒所心得可也。奚徒事此糟粕为哉？不知愚自弃举业以来，于古今医书凡耳目所能及者，无不觐阅，披览既久，见其中前人之立训，垂为后人之补弊救偏，无奇不有，无法不备，纵欲续貂，何从置喙。所缺者医中典故一书耳。虽事类赋古事，比等书亦各列有一门，然皆采摭欠备，注释欠详。犹厌好古者之心，愚因是广为搜罗，细加裁对，按沈氏平声全韵排编，每句四字，每韵三十二句，共得九百六十，得字三千八百四十。虽无裨于疗病，颇有资于谈医，亦文章游戏之一格也。昔人有博极群籍而不名一书，仅以笔记小说供其消遣者，区区之意，窃效此耳。山居多暇，聊以自怡，原不期出而问世，然时历期年，草经六易，挥汗呵冻，极费推敲实亦不忍遽弃，爰付石印，籍存其稿。世之览者，或藏诸笥，或覆诸瓿，均听之而已，并无容心于其问也。是为序。时在中华民国十一年岁次壬戌后五月二十一日。洛阳后学杨蔚笃生氏自题于密斋之南窗下。

凡例四则：是编专辑医学，而药为医所用，病乃医所治，故选事取材，皆择其有关于斯，三者至仙疗、佛疗、巫疗，以及治鬼、治水、治兽，皆医中事，均非滥收。

是编例取隔字调平仄。凡句中二四应调之字，其平仄之相同、相通、相异者，皆随本句上注明；其一三字之不应调者，则仅用一圈以别之。

是编所注，皆文具首尾，意主于详又皆标原书，事取其确，间有出已意融会论说者，则题曰本书臆论以别之。

是编引用诸书评骘，以四库总目提要为据，皆择其大善大疵者论之，故不嫌挂漏，而于四库后未汲之书亦然。笃生氏又识。

卷上

一东

医当烛理，药贵衡中。源流宜溯，典故须穷。轩辕圣作，僦贷神通。传经岐伯，著教雷公。奥区世继，卢扁名隆。师皇治马，简子射熊。少俞针注，越酪砭攻。巫彭察脉，文挚见衷。周方分职，唐局置童。分疡疾兽，草柘谷虫。孔居葛笼，仓梦蓬宫。书传阳庆，针济涪翁。集成仲景，笃谊应融。神方无化，仙术葛洪。汗名以雨，病始于风。寝居牖北，生受首东。

二冬

册传太昊，经著神农。淳于理脑，仲景穿胸。公阿禁虎，思邈救龙。博通楼护，采卖台佟。何颙妙鉴，王绩莳供。孔融尝麦，苏轼乞松。宋宗灼艾，魏祖吮脓。文修割股，康祚捧痈。行针张济，纂草苏恭。无戎好古，点将希雍。刮脾膏傅，断舌末封。痢尝田翼，痂瘢刘邕。士分上下，工判良庸。才怀厚朴，职典从容。震灵升督，坤道主冲。药储孟夏，病伏严冬。

三江

谘岐明道，譬禹治泽。手誉大国，术济列邦。药分韩众，疾问吴常。华佗常悔，李杲少降。目盲诋杜，耳聩嘲庞。骂尸子厚，睨蛊文淙。獭衔河鲤，鹿育冉骓。痕名斛二，核去仁双。术难治老，善开咙嗓。粪称圣慢，冢掘祖意。虫除獭爪，风愈羊腔。波涛皮涌，钟鼓肚撞。乘舟病蛤，尝脍制龙。蚂蟥啮腹，鹅虱射窗。三焦犹核，两肾象豇。瘿消五海，案类二江。

四支

王称不怿，侯曰负兹。周公请代，孔子谁欺。醢斟神斗，水饮上池。药求刺吏，经献高丽。尻神炎帝，疟鬼颛儿。邪离公景，名震徐熙。子瞻作序，元晦索诗。疮摩普蕯，疟遣钟馗。镇心银液，验汗玉枝。锡钱充费，赐绢作资。方煎蜜兑，豆食倾离。翳消彩镜，篆识梵碑。学恁仁智，术重孝慈。病迷婚嫁，料别官私。工须备药，疾勿困医。针详甲乙，运错干支。

十五删

医凭夙慧，药善驻颜。书期普济，身切恫。仓分蹙痹，朱譬麻烦。方珍海上，经衍河间。僧垣绵密，库狄吝间。鹤真道妙，龙猛术闲。击钟张显，扣鼓溪蛮。吞蚕邹阗，劾魅徐弯。闻呻筥屋，望拜茅山。瘟原名疫，痹亦号瘫。惠民局立，圣济经颁。学医人费，买药债还。寒温各执，补泻互讪。术如卤莽，命即草菅。记全在脑，诊必定关。经方义行，本草繁删。

卷下

一先

药烧黄鳌，草析赭赦。阿衡汤液，俞跗先渧。诊明九候，功课十全。价持不二，案辑盈千。献经刘翰，集验陆宣。缯缣赐习，几杖锡权。书生浚井，道士灸砖。神灯竹茂，佛座莲鲜。朱砂涂壁，青衣誓天。枕分虎魄，帛蘸龙涎。禁燃圣火，改置神泉。命从卜误，方藉乩传。枉神受贿，省姊留钱。痛山疥壁，疝市疳田。病微恒巧，术妙困痊。酤因货薄，尝在饮先……

十五咸

药祥地道，星主夭谗。真言金匮要略，明字石函。炷尝王杲，痈呒土岩。锸镰赋绩，杆臼锡严。割瘤啮被，咒眼捻衫。噎喉进楮，弱脚濯杉。疾名狐惑，草识蛇衔。水平静顺，土弱卑监。口尝醋苦，肌护盐成。瘵防肉脱，劳忌口馋。病狂矜贵，患祟呢喃。须臾水差，顷刻去挛。防风通圣，啄木化凡。试疗甑垢，止血釜烟。菌研泰斗，萍示吕岩。鹿丸文考，鸿术巫成。

（河南省第九次医史学术研讨会，2009.7，南阳）

张永及其《卫生家宝》

张永，生卒年不详，宋代洛阳（今河南洛阳）人。精于医术，官为翰林医学，与太医令李会通同时。李会通治宫中疾，用汤剂不效，张永建议改用散剂，李纳其言，疾乃愈。皇帝下诏擢李会通为驻泊郎。会通奏道："此功由于张永。"于是皇帝也擢张永为驻泊郎。张永排行第八，人称"八伯驻泊"。张永子孙精于医者甚多，皆以"驻泊"为名。后张永跟随高宗南渡，迁家余姚（今属浙江）。登进士，官至礼部尚书学士。

关于张永著述，陈邦贤《中国医学人名志》、李经纬《中医人物辞典》、李云《中医人名辞典》等书均称其著有《卫生家宝》《小儿方》等书，传于世，今佚。但宋人朱瑞章也辑有《卫生家宝》。现在的问题有两个：第一，是否张永、朱瑞章各辑有一部《卫生家宝》，也就是说，世上是否流传过两部内容和编纂形式完全不同的《卫生家宝》；第二，若张永、朱瑞章所辑的《卫生家宝》是一部书，那么谁在先谁在后呢。要回答以上两个问题，只要看以下几方面的资料就清楚了。

经查阅，藏于中国中医研究院图书馆的《卫生家宝》和《卫生家宝汤方》日本抄本（善本）上，有"翰林医学莊（差）充南康军驻泊（张）永板（校）（勘）"字样。据钱大昕《竹汀先生日记钞》载，宋版《卫生家宝产科备要》目录末页也有"翰林医学差充南康军驻泊张永校勘"十五字，说明日本抄本与宋版是一致的。书上写得明明白白，张永是这几部书的校勘者。

那么撰者（或辑者）是谁呢？日本抄本上未有撰者。然而《宋史·艺文志》第一百六十却回答得很明确："朱瑞章《卫生家宝》六卷，又《卫生家宝产科方》八卷，《卫生家宝小儿方》二卷，《卫生家宝汤方》三卷。"以上为正史记载，当为无误。

朱瑞章在淳熙年间（1174—1189年）任南康郡守，张永亦曾任职南康，二人为同时代人，又同在南康任职，彼此肯定相识，不可能各搞一套《卫生家宝》。

朱瑞章为行政长官，平生留心医学，曾说："民之疫疠，则疾苦之大者，吾可勿问乎？"其常据四时寒暑燥湿之气制药，遍给病者，救活甚多。他收集秘验单方颇丰，又有大量家藏方书，加上他平时试用有效的方剂，掌握了大量医药方剂资料。他有心将这些资料编纂整理，一是时间精力不许可，二是毕竟对医药不甚精专，于是就命其僚属徐国安加工增补，分门别类；又经张永校勘审核，最后定稿。《卫生家宝》等四部书都是这样完成的。朱瑞章提供了大量资料，徐、张二人进行增补和技术把关，没有徐、张二

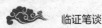

人的参与，《卫生家宝》等书就很难面世。这些著作其实是朱瑞章、张永、徐国安三人共同完成的，是三人共同的劳动结晶，缺少谁的劳动都是不行的。

著作写成之后，因朱瑞章是郡守，张永只是驻泊，与徐国安均为朱瑞章之僚属，又因朱瑞章出资刊行，于是就署名朱瑞章撰，徐国安增补，张永校勘。正如《圣济经》和《圣济总录》，本为朝廷组织人员编撰，却署名"宋徽宗赵佶撰"。这类情况无论是过去还是现在都存在。

《卫生家宝》又名《卫生家宝方》，六卷，卷首一卷。卷一及卷六已佚，缺少妇人、小儿二科。卷首为方剂总录、药物修制总例及约三百余种药物的炮炙方法；卷二为诸气疾、积聚、一切脾痛、翻胃、水气、泻痢、肠风下血痔漏诸病方，凡7门，载方190首；卷三为伤寒、中暑、疟疾、中恶诸疾、诸嗽、痰饮、吐血咯血等疾，凡7门，载方117首；卷四为诸虚、遗精白浊、诸淋、诸劳、腰痛、消渴、疝气、脚气、风湿、历节风、伤折汤火诸类方，凡11门，载方149首；卷五为痈疽发背、瘰疬、诸漏、恶疮疥癣紫白癜、一切眼疾、口齿乌髭鬓、耳疾、诸喉风等诸病方，凡8门，载方218首。

《卫生家宝汤方》据《宋史·艺文志》说为三卷，其实为二卷。现仅存残本，为日本抄本（善本），仅存卷上，缺卷下，与《卫生家宝》同抄在一个本子上。《卫生家宝汤方》在前，《卫生家宝》在后。现该抄本珍藏于中国中医研究院图书馆，我们曾于1993年7月查阅过这个抄本。

《卫生家宝汤方》载方120首，有御爱汤、御爱仙适汤、御镣子汤、造化汤、调鼎汤、中书汤、侍中汤、近侍汤、富贵汤、长生汤、眉寿汤、养气汤、暖气汤、匀气汤、白檀汤、檀香清神汤、小乌沉汤、润香汤、异香汤、集香汤、煮香汤、聚香汤、五香汤、七香汤、十香汤、妙香汤、冷香汤、鸡舌香汤、袭香汤、姜橘木香汤、参苓木香汤、木香汤、丁香汤、藿香汤、参香汤、参苓汤、参术汤、参沉汤、人参豆蔻汤、丁香豆蔻汤、思贤二蔻汤、翰林豆蔻汤、肉豆蔻汤、白豆蔻汤、草豆蔻汤、青枣汤、枣朴汤、柴朴汤、木朴汤、草果汤、缩砂汤、乌药汤、白芍药汤、枳实汤、益智汤、荆三棱汤、蓬莪术汤、丹砂汤、辰砂汤、青精汤、高良姜汤、百药煎汤、五味子汤、香附子汤、黍粘子汤、甘露汤、嘉禾汤、秀岐汤、金粟汤、金露汤、一字汤、二字汤、三和汤、三倍汤、四奇汤、四瑞汤、四君子汤、二三君子汤、六君子汤、六神汤、七宝汤、八仙汤、九日汤、十全汤。每首方剂先述功效，次述方剂组成、用量及炮制方法（或研，或丛剉，或炒，或去壳、去皮、去须、去芦、去瓤），最后述用法。如御爱汤安神宁志，降气快膈，温脾暖胃。处方：朱砂（别研）一分，檀香（细剉不见火）一分，麝香（别研）多少在人，以多为佳，盐六两，白豆蔻（去壳、剉）半两，粉草（剉）二两，缩砂（去壳、剉）半两，后先将盐拌和粉草，入水二盏，煮，不住手搅，令干，焙燥，入豆蔻、缩砂、檀香，研为末，别研麝香、朱砂，和匀，同收入瓷瓶盛贮。每服一钱，沸汤点服。以上诸方，均按此体例编写。

《卫生家宝产科备要》简称《产科备要》，又名《卫生家宝产科方》。《卫生家宝小儿方》又名《卫生小儿方》《小儿方》。以上二书对宋代以前各家有关产科和小儿科的论述，如《肘后方》《诸病源候论》《千金方》《外台秘要》《圣惠方》《圣济总录》《产育宝庆集》《备产济用方》《婴童宝鉴》《万全小儿集验方》《小儿药证直诀》等书均加以搜集，内容包括妊娠禁忌、养胎方药、产前产后保护、产前产后诸方、小儿初生保护法、断脐法、乳儿法、哺儿法、浴儿法等。人们称《产科备要》为"产科之荟萃，医家之指掌"。

综上所述，张永是一位医术高明的医学家，他与徐国安、朱瑞章一道，共同编辑了《卫生家宝方》《卫生家宝汤方》《卫生家宝产科方》《卫生家宝小儿方》等多部著作，整理保存了宋代以前治疗内、外、妇、儿、五官各科验方，妇人产前产后护理，小儿养育诸法及药物炮炙方法等珍贵资料，对研究方剂发展、临床应用及妇儿科医疗保健经验，均有一定参考价值。

（河南省第八次医史学术研讨会，2007.5，开封）

清代医家刘鸿恩及其《医门八法》

刘鸿恩（1821—1887年），字位卿，号春舫，清代医家，河南尉氏人，著有《医门八法》传世。

一、籍贯考证

关于刘鸿恩的籍贯，有两种说法，一说四川人（如李云主编的《中医人名辞典》即持此论），理由为刘氏所著《医门八法》各卷首均有"蓬池位卿氏刘鸿恩著"字样。蓬池曾是四川蓬安之旧称。经考，四川之"蓬池"仅为唐代一时之称，明清时期已无此名。刘鸿恩系清代人，刘氏《医门八法》中所说的"蓬池"显然不是四川之"蓬池"。因此刘鸿恩为"四川人"之说不能成立。另一说为河南尉氏人（如《河南通志》即持此说）。理由之一是据《中国古今地名大辞典》载，河南尉氏县东北一里许，有一地名叫"蓬池"，只因村镇小而知之者甚少而已。之二，刘氏所著《医门八法》在河南尉氏、通许、杞县、睢县一带流传，刘鸿恩也曾在这一带行医。之三，刘鸿恩事迹为《河南通志》所载。故而刘鸿恩为河南尉氏人，当属无疑。

二、生平事迹

刘鸿恩生于1821年，卒于1887年，享年66岁，他早年习儒，系文人学士，清道光二十五年（1845年）中进士，官至陕西布政使。同治三年（1864年）辞官归里。由于他平素多病，故在习儒、做官期间，留心医药，"每于谈文之下，兼谈医"，"病则谋之于医，医不效则谋之于书，书又不效或自为方而愈"。徐春元称其"虽不以医名而实精于医"。辞官后他一方面钻研医术，一方面为患者治病，找他治病者越来越多，他在医学界的名声也越来越大，最后总结其一生经验，著成《医门八法》一书。

三、关于《医门八法》

《医门八法》为刘鸿恩所撰，四卷，十余万言，成书于光绪六年（1880年），由其子校订，并由其弟子徐春元作序。刘氏儒而兼医，认为古书虽繁，但讹误颇多，自称"因与古名医意见不合而作"《医门八法》。该书以阴阳、表里、虚寒、寒热为纲，称作"八法"，列述瘟疫、杂证及五官、妇、儿科诸病的辨治方法，凡76篇。其提出八法以虚实为要，并对古籍中若干说法提出质疑。如提出方书误将《天元玉册》《本草纲目》《灵枢》等书为伏羲、神农、黄帝所作，乃系托名；误将远志、石菖蒲以补心；柴胡、香附、白芍以平肝等。其对瘟疫的认识，颇赞同吴又可、戴天章之论，理论上强调儒医一理。全书文辞简洁，纲目清晰。但他反对张仲景的《伤寒论》，认为《伤寒论》方多无效，欲将《伤寒论》之"伤寒"二字抹掉，以"感冒"二字代之，并主张取消"六经辨证"等，均为欠妥。

四、学术思想

刘鸿恩的学术思想可归纳为以下几方面。

倡导"八法"，尤重"虚实"。他在《医门八法·自序》中说："八法者何？阴阳、表里、虚实、寒热也……此八者，病之格律也。病证虽多，不能出此范围。以此查病，病无循性，医无余蕴矣。"显然，刘氏是以"八纲"为"八法"，并以此为辨证之纲要。然八者之中，刘氏认为最能反映疾病实质的是虚与实。他说："八者虽并列，尤以虚实为重。"因为"寒热"为"虚实"所生，"表里"是"虚实"所处，只有"虚实"才是病机的真谛。因此他进一步强调："虚实者，病之格律也。"

平肝敛肺，善用乌梅。刘氏运用乌梅，颇有独到之处，对临床多有启迪。他根据肝脏的生理病理特点及乌梅的特性，将乌梅广泛应用于肝病的治疗，并取得较好的临床疗效。正缘于此，刘氏赢得了"乌梅先生"的美誉，他自己则自称为"知梅学究"。

去实泄热，善用大黄。大黄为攻下实热之主药，刘氏临证运用，颇具心得。他在论治"牙痛"时指出，"方书凡遇热证，但治其热，而不治其所以热，敢用黄连以清热，不敢用大黄以泻热。实不去则热旋生，是以终归糜烂"。因此他特制"大黄清胃饮"，专治实热牙痛。刘氏善用大黄，还表现在他对大黄应用之谨慎。瘟疫初起，他认为大黄是必忌之品，若非实证，大黄为应禁之药。

论治瘟疫，推崇吴又可、戴麟郊。他在自序中说："自汉迄明，名医辈出，奚啻数百十人？其论证不误，立方有效者，仅有著《瘟疫论》之吴又可、著《广瘟疫论》之戴麟郊二人而已。"他又说："治疫方书甚多，惟又可吴氏、麟郊戴氏，确有真见。"刘氏论述瘟疫证治六篇，大多遵从吴又可、戴麟郊之说，或在其基础上加以发扬光大。

敢于疑古，创立新说。敢于疑古是刘氏学术上的一大特点。他说他著《医门八法》的原因是"因与古名医意见不合而作"。因此在《医门八法》中，在评论别人学术经验时，无论是古代先贤，或是当代名医，凡与其观点不同者，均提出质疑，并直抒己见。

如他论治头眩，以《黄帝内经》"上虚则头眩"为依据，并据此对"刘河问以为风，治以风药；朱丹溪以为痰，治以痰药"提出批评。其认为"此证年老身弱者多有之，治宜阴阳双补，方用六君子汤合乌梅四物汤"。在《医门八法》中，经刘氏质疑批评的古医书有《伤寒论》《保产辑要》《达生篇》等多种，尽管有些批评失之偏颇，但他这种不盲从古人、不拘泥古说的精神是难能可贵的。

综上所述，刘鸿恩是我国一位颇有建树的著名医学家，他在对各种疾病的辨证用药方面，均有独到见解。虽然他对一些医籍、医家的评论失之偏颇，但他敢于疑古的精神是可嘉的，并不影响他在医学方面的光辉。

（河南省第七次医史学术会议，2005.8，三门峡）

传说、传人与传播——平乐正骨的传承与现实

摘要 以郭氏六代传承人的生平事迹为线索，考察洛阳平乐正骨的传承和传播，梳理平乐正骨的主要传说，依据史实、医道和众人的口承，可以确定洛阳平乐正骨实起于明末清初的祝尧民，只是到了清朝中叶的郭祥泰时才形成了品牌"平乐正骨"。今天的洛阳平乐正骨已成为全国最大的、最具影响力的骨伤科学术流派。

关键词 郭氏六代传承人 传播 传说 郭祥泰

一、传说

关于洛阳平乐正骨的起源，有很多传说，归纳起来，大致有以下三种。

第一种：明末薛衣道人祝尧民是一位高人，同时也是一位神医。据1946年所修的《洛阳县志》载："祝尧民，字巢夫，人称薛衣道人……得仙传疡医，凡诸恶疮，敷药少许即愈。或有断胫折臂者，延治无不效，时人比之华佗。"祝尧民少年时，即以文字才华而名，于顺治元年（1644年）弃仕途而学医学外科，后入终南山修道，不知所终。祝尧民曾途经平乐村，郭氏待之甚厚，其遂传秘术报答之。

第二种：孟县某君与郭氏来往甚密，在外云游期间，得正骨医术，三年归来，得知举家老幼蒙郭氏照顾才免于饥荒之苦，遂密授治疗跌打损伤之术以报答。

第三种：有一老者乞于郭氏门前，郭氏怜而收留，赠以饭食。数日老者患病不治，临终前嘱咐死后埋于郭氏门前老槐树下，并每日用米泔水浇之，三日后掘开坟墓。郭氏按照老者的嘱咐办理，只见一具白骨，胸前有一桑皮书，载有治疗骨伤的手法及方药，于是郭氏世代行医。

这三种传说，因无原始文字资料可考，只能根据各方面的情况综合分析判断。以笔者所见，应以第一种传说较为可信。第一，祝尧民确有其人，《虞初新志》和《洛阳县志》言之凿凿。第二，祝尧民为明末文人，明灭清兴，因不愿在清朝做官而隐居，后学医，再后学道。凡道家为人治病，多不收费。郭氏为人治病，亦不收钱，以行善积德、

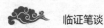

治病救人为己任。"医者乃病家之孝子",则是郭氏行医之祖训。从这一方面讲,郭氏医德实与祝尧民道家思想一脉相承。第三,此传说流传最广,周围百姓如是说,郭氏家族的人也大多认同,如郭维淮主编的《平乐正骨》一书在"平乐正骨发展史"一节中,亦如此认为。当然,平乐正骨学术除了从祝尧民那里继承之外,郭家世代行医者,多是读书人,亦从历代医学典籍中学习、汲取了传统精华。

二、传人与传播

根据《郭氏家谱》记载,洛阳平乐正骨第一代郭祥泰、第二代郭树信、第三代郭贯田、第四代郭聘三、第五代郭景星、第六代郭维淮。

第一代:郭祥泰,具体生卒年不详,《郭氏家谱》认为其为清乾隆嘉庆年间人,约生活于1771年至1840年,是平乐郭氏家族的第十七代传人。他专于骨伤,郭氏正骨在他行医期间,创建"人和堂",正式挂牌专业行医。由于其医术高,医德好,疗效显著,被周围百姓广泛传为"平乐正骨"。也就是从他这时起,平乐正骨开始出名,有了"平乐正骨"的名号。

第二代:郭树信(1820—1889年),字敦甫。据其孙辈郭聘三、郭建三等于1921年追立的墓碑记载,郭树信生于嘉庆二十五年(1820年),卒于光绪十五年(1889年)。

第三代:郭贯田,生卒年不详,字寸耕,树信长子。据《洛阳县志》第十二册记载,寸耕"踵方术"于父后,"多应外延请"诊病。清光绪年间,寸耕为河南知府文悌医其子,痊愈后,文悌以两千金为其祝寿,寸耕辞不受。臬司延医其母,以重资报,却之。光绪二十六年(1900年)八国联军入侵北京,慈禧太后和光绪皇帝向西逃遁,途中有某贝勒颠马伤,医愈之,贝勒劝之官,不应。回京时车驾至洛,文悌以其义行闻于慈禧太后,慈禧太后以擘窠体篆"好、好"两言赐。方圆百里的百姓为其父子悬匾数块,内容为"仕风膏雨""质直好义""洁古家法""和暖遗风"等语,对其医德医术倍加赞颂弘扬。

第四代:郭聘三(1865—1929年),字礼尹。据《洛阳县志》和清末孟津举人许鼎臣所编《龙嘴山馆文集》卷九《郭礼尹先生墓道碑》记载:"聘三承祖父业,加以深邃恢闳,旁通灵枢,折衷诸先哲奥秘,成一家法,名闻海内。"聘三正骨医术青出于蓝而胜于蓝,成为中外所特有的正骨名医。当时郑州教堂有一美国医生,其子骑马坠地跌断股骨,按其本国治法,为保全性命需要截肢,经聘三手法整复治疗,月余而愈。这位美国医生感慨万分地称:"中国绝技,西法不敢望。"聘三"以活人为世,以活人为心,其居心厚,其操心洁,间以仪物赠之,未曾不裁酌以义守,若予金钱则却之,无吝色"。

郭聘三医术高超,正骨疗效显著,重病患者"远至百日,或五六十日",轻病患者"或十数日,或著手"即可痊愈,经他精心治疗,方圆"百里无残废戕扎者"。当时,北京、南京和上海的一些官僚权贵都"不惮数千里",前来求医问药。

郭贯田有四子。长子登三、次子聘三、三子健三、四子九三。其中承继父业,将郭氏正骨医术向前推进一大步的即是聘三。

据《郭礼尹先生墓道碑》记载，郭聘三"其法于明堂图。人之骨骼、筋骸、支节要会，莫不审察，抚摸而不差纤毫"。他诊治"不用麻沸药，不用针刀刺砭剞割"，而是"揉之、捏之、推之、筑之、拳屈之、攀之、捞（拽）之，俯仰左右之或伸之、正之、平齐之、垫支之"。他注重用药内外并重，"内汤液，而外丹膏之"，"裹以布围以批竹"。他强调患者动静结合，"时其静止，移动"。据说，这些要领在历代医学典籍上亦无记载，世人称他"独有妙悟"。遗憾的是，郭聘三生前没能够整理他的诊治经验，将其医术著书流传。

第五代：郭景星（1895—1950年）、高云峰（1906—1976年）。郭景星，字灿若，系民国期间正骨名医。当时河南省内外骨伤科患者前往就医者络绎不绝，家院内外车水马龙。他看病唯以济世活人为旨，而不收取钱财，当时的一些军政要人如胡宗南、卫立煌、赵寿山、孔从周等，均曾请郭灿若治病。

郭灿若行医在民国时期，当时中医骨伤科不受重视，平乐正骨医术奄奄一息。但郭灿若承继祖业，一如既往行医不止。1926年，他与高云峰结为伉俪，夫妇配合默契，在行医条件十分简陋的情况下，竭尽全力使前来就医的患者获愈而归。1930年，郭灿若患重病（臌证），其子郭维淮方1岁，眼看郭氏正骨后继乏人，他果敢冲破"传男不传女"的封建陋习，将医术传给其妻高云峰。高一边学文化一边习医书，在郭灿若手把手的教授下，很快成为他的得力助手。

郭灿若富于正义感，1940年初，中共豫西地下组织遭到严重破坏，平乐村中不少党员被敌人逮捕。郭灿若以名医身份出面担保，营救了一批同志。1948年春，人民解放军再克洛阳后，为保卫祖国医学遗产，在平乐村贴出了陈赓司令员签署的保护平乐正骨医术的布告。1950年郭灿若病逝于上海，享年56岁。从此，高云峰成为郭氏正骨第五代主要传人，她继承和发扬了郭灿若总结的"摇摆叩击、回旋拨搓、旋转提拉"等正骨手法。

1952年高云峰无私地将祖传的"展筋丹""接骨丹"秘方公布于世，得到政府和人民的称赞。自1954年起，她先后当选为伊川县、孟津县和河南省人大代表。1956年1月，高云峰作为特邀代表出席了全国政协第二次代表大会。会上，毛泽东主席接见了她，鼓励她"多带徒弟，好好为人民服务"。

从北京回到家乡后，高云峰毅然打破平乐正骨只传郭姓不带外徒的戒律，开始带异姓徒弟传授正骨医术。在各级人民政府支持下，她创办了河南省首届正骨学习班。同年9月，省政府、洛阳专员公署拨款15 000元，在平乐村北门郭氏老宅建立了洛阳专区正骨医院，高云峰为院长，第二年搬迁到平乐南门里。1958年，医院病床从30张增加到150张，工作人员从11人增加到70余人。

1958年9月，我国成立第一所五年本科、三年专修科的中医正骨大学，即"河南省平乐正骨学院"，第二年又成立"河南省平乐正骨研究所"，高云峰任院长和所长。1962年，正骨学院撤销，保留正骨研究所，附属有一个正骨医院，高云峰任所长兼附属

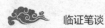

医院院长。她带徒弟21人，办正骨学习班13期，培训91人，培养正骨本科生134人，专科生101人。

高氏深得平乐郭氏正骨八法之秘，能娴熟使用摸、接、端、提、推、拿、按、摩等手法，在无X线设备的情况下，凭纯熟的临床经验徒手进行诊断和治疗，即使是难度较大的陈旧性肩、髋关节脱位的整复，疗效也很好。

在用药方面，她根据骨伤患者的病变特点，提出了破、和、补三期用药的原则，十分重视辨尿液、察指纹以判断气血的盛衰、脏腑的虚实、骨折的愈合，从而遣方用药。

认真总结平乐正骨术的临床经验，著书立说，是高云峰对平乐正骨术的又一贡献。1956年她指导编写了《平乐正骨》，1960年出版。她指导其子编写了40万字的《平乐正骨讲义》。1962年在全国第一次中西医结合骨科学术研讨会上，她介绍了治疗陈旧性关节脱位、骨结核的经验。1978年，她生前主持研究的科研项目"中西医结合治疗外伤性、陈旧性关节脱位"获全国科学大会奖，这标志着传统的平乐正骨学术跃上了一个新的高度。

第六代：郭维淮（1929年至今）。其于1945年开始随父母学习平乐正骨医术，1952年参加工作。他曾任洛阳地区中医门诊部主任，洛阳市第二人民医院骨科主任，第五、六届全国人大代表，1978年后历任河南省洛阳地区正骨医院副院长、河南省洛阳正骨医院院长兼河南省洛阳正骨研究所所长等职，现为骨伤科主任医师，全国第二届白求恩奖章获得者。

郭维淮在全面继承和发展平乐正骨医术的基础上，总结了平乐正骨"整体辨证，手法整复，夹板固定，内外用药，筋骨并重，按摩活筋"的治疗原则，并以祖传秘方为基础配制出"平乐内服接骨丹""展筋丹""活血接骨止痛膏"，以及"养血止痛丸"等系列药物，疗效显著。他主持或指导的骨科研究课题有五项先后获得省部级以上科研成果奖，其中"手法整复治疗肱骨外髁翻转骨折"，1978年获全国医药卫生科学大会重大成果奖；"钢针撬压法治疗股骨上段骨折"，1982年获河南省科技进步奖二等奖。

郭维淮系统地总结传统经验和研究出最新成果，著书立说，为国家培养中医正骨人才，主编有《正骨学讲义》《简明正骨》《中医骨伤科学》《中国骨伤科学》第2卷，以及《平乐正骨》《彩色图谱》等著作。

郭维淮不但深得郭氏正骨医术的奥秘，同时又能广泛吸取百家之长，勇于探索，与现代科学相结合，将郭氏正骨医术发扬光大。他特别擅长骨折、脱位（包括陈旧性关节脱位）的治疗，以及应用中药治疗慢性腰腿痛，曾多次应中央保健局之邀赴北京为中央领导诊治骨伤疾患，受到高度赞扬。他在海内外享有很高声誉，《人民日报》海外版、香港《广角镜》杂志，以及内地众多媒体先后多次报道以他为代表的平乐郭氏正骨医术。20世纪80年代，时任国家主席的李先念患劳伤腰痛，经多方治疗不愈，中央保健局请郭维淮医治，使李主席很快康复。李主席称赞郭维淮为"神医"，并为该院题词，勉励他们"运用现代科学技术，发扬中医正骨事业，为人民群众造福"。

二百多年来，平乐正骨从口传心授发展到建立高等学府、培训基地，成百上千的学子成了平乐正骨的传人；从民间的坐堂郎中发展到国家的三级甲等中医骨伤科医院——河南省洛阳正骨医院，成为全国中医骨伤专科医疗中心，全国重点中医专科（专病）建设单位，全国骨伤科医师培训基地，国家药品临床研究基地，国家博士后科研工作站，集医疗、教学、科研、生产于一体，涓涓细流汇聚成了一条宽广的大河。今天的洛阳平乐正骨已成为全国最大的、最具影响力的骨伤科学术流派。其突出了中医特色，丰富了正骨理论，拓宽了技术范围，培养了大量人才，代表着国内的先进水平，饮誉海内外。

［河南教育学院学报，2008，27（1）：53-55］

医生异称考释

"医生"一词，始于唐代。唐代把医务人员分为师、工、生三级，生是最低的，如医师、医工、医生、针师、针工、针生。现在把具有医药卫生知识，从事防病治病的医务人员，统称为医生。此"医生"，有许多异称，列举并考释如下。

郎中：原为官名，始于战国，是管理车骑、门户的官，对内负责皇帝的侍卫，对外负责作战。自宋代起，始称医生为郎中。如周密的《武林旧事·诸色伎艺人·说药》，就将姓杨和姓徐的医生，称为杨郎中和徐郎中。以后，南方各省，民间多称医生为郎中。

大夫：原为官名，始于春秋战国时期。君王之下，设有卿、大夫、士三级。隋唐以后，大夫为高官的称号。清代高级文官称大夫，高级武官称将军。宋代开始设置以大夫为名称的医官。医官中最高级的是大夫，其次是郎中，以下是医效、祗候等。因为大夫是医官中最高的职位，所以把大夫作为医生的尊称。又因为医官中也有郎中一职，因而也有人把医生称为郎中。但大夫和郎中略有区别，一般将设馆从医的医生，叫作大夫；把走串于乡间的医生，叫作郎中。

工：是古代对包括医生在内的具有艺技的劳动者的统称，这种称谓始于春秋战国时期。如《灵枢·邪气藏府病形篇》"问其病，知其处，命曰工"，并将医术高明的医生称为上工或良工，医术一般的医生称为中工，医术低劣的医生称为下工、庸工或谬工。在古代文献中，有不少地方称医生为医匠，因为"工"和"匠"是同义词。

和缓：春秋战国时期，秦国有两位名医，一名和，一名缓，医术皆高明。后喻称医术超群的医生为"和缓"。

卢扁：名医扁鹊，在春秋战国时期，医术居列国之冠。后喻称医术超群的医生为"卢扁"。

仓卢：仓即仓公，亦即西汉时名医淳于意。卢即卢扁，亦即春秋战国时期的名医扁鹊。后世借以喻称医术高明的医生。

此外，人们还把医术最高明、医德最高尚、对后世医学影响最大的医生，分别称为圣人（如称商代伊尹为亚圣，称汉代张仲景为医圣）、真人（如称唐代孙思邈为孙真人）、贤人或大医；把专为皇帝及其亲属治病的医生称为御医，把在皇宫太医院中为皇帝、皇亲和百官治病的医生称为太医；把子承父业、世代相传的医生称为世医；周代称内科医生为疾医，称外科医生为疡医，称管理帝王饮食卫生的医生为食医；秦汉时称儿科医生为小儿医，称妇科医生为带下医，称五官科医生为耳目痹医；唐代称针灸医生为针师、针工或针生；把用画符、念咒等方法（有的兼用一些药物）治病的医生称为巫医；把有固定场所诊治疾病的医生称为坐堂医；把走串于乡间为人治病的医生称为走方医或称铃医；等等。

[光明中医，1988（3）：23]

第三编

文献

中医易混词辨

肝阳上亢与肝火上炎

肝阳上亢与肝火上炎，是两个不同的医学概念。从病因病理上说，肝阳上亢是肝肾阴虚所致；肝火上炎是由肝郁而起病，即情志郁激而起。从症状上看，二者均有头痛头晕，耳鸣耳聋，烦躁易怒，舌红，脉弦等。但是，肝阳上亢的耳鸣多如蝉鸣，舌红为淡红或稍红、苔薄白或薄黄，脉弦多为弦细。肝火上炎的耳鸣多如风吹电线声、并有壅塞闷胀感，舌红为鲜红或绛红、苔黄，脉弦多为弦数。此外，肝阳上亢有两眼干涩，失眠健忘或梦遗，肢麻震颤等；肝火上炎有面红目赤，气粗口臭，口苦而渴，小便黄，或吐血衄血等。

从转归来看，肝阳上亢本为阴虚阳亢，迁延日久，阴虚及阳，可能导致阳虚，或阴阳双虚。肝火上炎日久，阴血耗灼，呈现阴虚阳亢可转归为肝阳上亢。

在治法上，肝阳上亢治宜育阴潜阳，使浮动偏亢之阳得以潜藏；肝火上炎治宜清泻肝火，稍佐以滋阴之品。

阳亢与阳盛

阳亢产生的基础是阴不足，阴气虚而阳气失去制约，从而出现病理性的功能亢进，即阳亢。

阳盛产生的基础是气有余，侵犯人体的热邪虽盛，而人体的正气亦盛，即阳盛。

在治法上，阳亢治宜滋阴降火；阳盛治宜清热泻火救阴。

[河南赤脚医生，1980（4）：21]

古医籍整理时误读试析

句读，又有句逗、句断、句绝等名称。在阅读医籍时，它是正确理解文意所必需的；在整理古医籍时，它又是正确表达文义所不可缺少的。所以，句读正确与否，对于表达文义和理解文义，都是至关重要的。

中医古籍浩如烟海，历代整理者甚多。但在句读方面出现问题者，总是不乏其人。近年来，国家中医药管理局下达了整理中医古籍的任务，这对中医学的继承和发展无疑是一件大好事。在这个时候，分析古医籍整理时误读的原因，探寻避免误读的办法，也是不无好处的，或者说更具有实际意义。

在整理古医籍时，误读常见于以下几种情况。

一、医理不明

整理医书，不明医理，甚至有的连普通的医学名词都不知道，这就难免会出现误读，如以下几个例子。

（1）"岂知目之内眦，上下二网。足太阳及足阳明起于此目之锐眦。足阳明起于此。手少阳至于此鼻之左右。足阳阴手阳明挟乎此口之左右。亦此两经环乎此。"（《儒门事亲·证口眼㖞斜是经非窍辨十八》，吴勉学校本，上海科学技术出版社，1958年）

如果按上面的句读理解，就是足太阳、足阳明和足少阳经都起于目锐眦，手少阳经止于鼻的两旁，足阳阴经、手阳明经挟于口的左右。这是不符合十二经起止走向的。

根据《灵枢·经脉》关于七经脉循行的论述及临床验证，足太阴膀胱经起于目内眦，足阳明胃经起于鼻翼之左右和目内眦，足少阳胆经起于目锐眦，手少阳三焦经止于目锐眦，足阳明胃经和手阳明大肠经挟于鼻之左右，同时也环绕于口之左右。因此，这一段的正确标点应该是："岂知目之内眦、上下二网，足太阳及足阳明起于此。目之锐眦，足少阳起于此，手少阳至于此。鼻之左右，足阳明、手阳明挟乎此；口之左右，亦此两经环乎此。"

（2）"甫观今世医者……只用反治之法……用寒因寒，用热因热，用通因通，用塞因塞，用必伏其所主，而先其所因，所谓从治之法，则漠然无所知也。"（《医部全录》，第12册，人民卫生出版社，1962年）

中医治法有正治反治之分。正治是寒者热之，热者寒之，虚者补之，实者泻之。反治之法有塞因塞用、通因通用等名目。整理者不懂得这些医学名词，所以误读出"用通因通、用塞因塞"等不伦不类的名堂来。这段话的正确标点应该是："甫观今世医者……只用反治之法……寒因寒用，热因热用，通因通用，塞因塞用，必伏其所主，而先其所因，所谓从治之法，则漠然无所知也。"

（3）"弗治，肝传之脾，病名脾风发瘅，腹中热，烦心出黄，当此之时，可按、可药、可浴。"（《黄帝内经素问译释·玉机真藏论》，上海科学技术出版社，1959年）

脾风是病名，而发瘅、腹中热、烦心、出黄都是症状。由于整理者忽略了（或不明白）这一点，故而出现将病名和症状读在一起，使之混为一谈的情况。这一段的正确标点应该是："弗治，肝传之脾，病名脾风；发瘅、腹中热、烦心、出黄。当此之时，可按、可药、可浴。"

（4）"此痞本于呕。故君以半夏生姜。能散水气。干姜善散寒气。凡呕后痞硬。是上焦津液已干。寒气留滞可知。故去生姜而倍干姜。"（《伤寒来苏集·伤寒附翼》，上海科学技术出版社，1978年）

此段话是讲"半夏泻心汤"的。该方以半夏为君药，以人参、干姜为臣药，以黄连、黄芩为佐药，以甘草、大枣为使药，根本就没有生姜。"半夏泻心汤"是"甘草泻

心汤"去生姜、加干姜化裁而成。由于整理者不明白这些方剂的组成、化裁和功能，以致乱点出"半夏泻心汤"以半夏、生姜为君药的谬误来。这段话的正确标点应该是："此痞本于呕，故君以半夏。生姜能散水气，干姜善散寒气。凡呕后痞硬，是上焦津液已干。寒气留滞可知，故去生姜而倍干姜。"

（5）"初中末三法不可不讲也。初者病邪。初起正气尚强。邪气尚浅。则任受。攻中者受病渐久。邪气较深。正气较弱。任受且攻且补。末者病魔经久。邪气侵凌。正气消残。则任受补。"（《医宗必读·积聚》，上海科学技术出版社，1957年）

积聚在初中末三个阶段，应根据正邪的盛衰，分别采用攻、且攻且补和补三种不同治法。由于整理者不明白这些医理，乱点一气，结果文义不能表达出来，令人费解。这段话的正确标点应该是："初、中、末三法不可不讲也。初者，病邪初起，正气尚强，邪气尚浅，则任受攻；中者，受病渐久，邪气较深，正气较弱，任受且攻且补；末者，病魔经久，邪气侵凌，正气消残，则任受补。"

（6）"产后喑……气血俱虚，八珍汤不应，独参汤，更不宜急加附子，盖补其血以生血，若单用佛手散等破血药，误也。"（《傅青主女科·不语》，上海科学技术出版社，1978年）

妇人产后音哑，是气血俱虚的表现。治疗时用八珍汤。如不效，改用独参汤。现不效，用独参汤加附子。文中的"更"字，不作"更加"讲，而作"又"字讲。"宜"字后应断开。由于整理者不懂得这些医理，以致误读出"更不宜加附子"，使人误解为"更不适宜加附子"，意思正好相反。本文的正确标点应该是："产后喑……气血俱虚，八珍汤；不应，独参汤；更不宜，急加附子。盖补其血以生血，若单用佛手散等破血药，误也。"

（7）"寒气客于侠脊之脉，则深按之不能及，故按之无益也。"（《黄帝内经素问·举痛论篇》，人民卫生出版社，1963年）

侠脊之脉指足太阳膀胱经之脉和督脉。这两经之脉位置较深，按摩达不到病所，所以用按摩治疗无效。杨上善说："督脉侠于脊里而上行深，故按之不能及，所以按之无益也。"张景岳说："侠脊者，足太阳经也。其最深者，则伏冲、伏膂之脉。"整理者由于不明白侠脊之脉运行部位深，所以误读成"则深按之"。此句的正确标点应该是："寒气客于侠脊之脉则深，按之不能及，故按之无益也。"

（8）"故湿之气……甚则为泄。故风而湿其泄也。胃暑而湿其泄也。脾燥而湿其泄也。大肠热而湿其泄也。小肠寒而湿其泄也。大痕。"（《儒门事亲·金匮要略十金五泄法后法》，吴勉学校本，上海科学技术出版社，1958年）

文中的"胃""脾""大肠""小肠""大痕"是病名，即胃泄、脾泄、大肠泄、小肠泄、大瘕泄。整理者由于不明白这一点，以致将病因和病名混为一谈。这段文章的正确标点应该是："故湿之气……甚则为泄。故风而湿，其泄也，胃；暑而湿，其泄也，脾；燥而湿，其泄也，大肠；热而湿，其泄也，小肠；寒而湿，其泄也，大痕"。

（9）"睡者六字，真言之一，能睡则阴气自复，交骨亦开矣。"（《中医外治法

简编》，湖北人民出版社，1977年）

《理瀹骈文》："临产遵六字真言，催生滋四物大剂。"《达生编》主张产妇临产时要掌握"睡、忍痛、慢临盆"六字诀。后世因之称为"六字真言"。整理者不懂得"六字真言"这一术语，将其断开，成了"睡者六字""真言之一"，令人费解。此段话的正确标点应该是："睡者，六字真言之一。能睡则阴气自复，交骨亦开矣。"

二、不明文义

古医籍中引用许多成语典故，有些医籍文词古奥，语法结构特殊，如果不明词意，不通文理，往往造成误读，如以下几个例子。

（1）"方出于矩篇中。所引古方。即有未尽验者。要皆矩也。"（《理瀹骈文》影印本，人民卫生出版社，1955年）

《周髀算经》云："圆出于方，方出于矩。"矩是古时画方形的用具，也就是现在用的曲尺、"T"字尺之类的东西。整理者不懂得"矩"字的含义，也不知道"方出于矩"的典故，误认为是书名或篇名了，以致于误读。这句话的正确标点应该是："方出于矩。篇中所引古方，即有未尽验者，要皆矩也。"

（2）"余念其痛，心为之乱惑反甚，其病不可更代，百姓闻之，以为残贼，为之奈何？"（《黄帝内经素问·宝命全形论篇》，人民卫生出版社，1963年）

文中的"甚"字，是形容词的使动用法，是"使……加重"之意。"反甚其病"是"反而使其病加重"之意。整理者不明词意，以致误读。这段经文的正确标点应该是："余念其痛，心为之乱惑，反甚其病，不可更代，百姓闻之，以为残贼，为之奈何？"

（3）"形附丽而不移，故亲气闭藏而弗泄，故聚脉之不流者，窍也不通焉。"（《古代医学文选》，上海科学技术出版社，1980年）

这是《理瀹骈文》中的一段话。骈体文的结构特点是对仗严谨。文中的"故"字，作"老""旧""故有的"解，不作"因此""所以"解。整理者不明词意，更不知道骈体文的结构特点，故而误读。本文的正确标点应该是："形附丽而不移故亲，气闭藏而弗泄故聚。脉之不流者，窍也不通焉。"

（4）"所谓邦无道危言行。孙学士固不求人知。人又何能知学也。"（《宋以前医籍考》，人民卫生出版社，1958年）

《论语·宪问》："邦有道，危言危行；邦无道，危言行孙。"危，正直。危言危行，讲正直的话，做正直的事。孙，通"逊"。危言行孙，意即直言直行之风渐失。又《二程全书·外书六》："然则危言危行，危行言逊，乃孔子事也。危犹独也，与众异，不安之谓。邦无道，行虽危而言不可不逊也。"句读者不知道"危言行孙"的典故，误读出一个"孙学士"来。其实文中的"学士"，是指宋代医家许叔微的。这段话的正确标点应该是："所谓'邦无道，危官行孙'，学士固不求人知，人又何能知学士也？"

（5）"大便秘结者，疫邪传里，内热壅郁，宿粪不行，蒸而为结，渐至坚硬，下

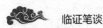

之结粪一行，淤热自除，诸证悉去。"（《温疫论评注》，人民卫生出版社，1977年）

这段话说的是，由于温邪传里，大便秘结，腹部坚硬，应用泻下之法治疗。宿屎燥粪一经排出，各种病证也就自然消失。"下之"后应读开。"一行"是"一经解出大便"之意，不是量词，不是"解下一次大便"之意。由于整理者没有理解文意，以致误读成"下之结粪一行"，令人费解。这段文章的正确标点应该是："大便闭结者，疫邪传里，内热壅郁，宿粪不行，蒸而为结，渐至坚硬。下之。结粪一行，淤热自除，诸证悉去。"

（6）"凡病半身不遂者，歪斜多半在右；病右半身不遂者，歪斜多半在左，……何者人左半身经络，上头面从右行，右半身经络，上头面从左行，有左右交叉之义。"（《医林改错评注》，人民卫生出版社，1976年）

"何者"是作者设问，应加"？"断开。这在古医籍中极为常见。由于整理者没有弄明白文意，没有在"何者"下断开，这样一来，"何者"以下的文字，岂不都成了设问的内容？这段文章的标点应该是："凡病半身不遂者，歪斜多半在右；病右半身不遂者，歪斜多半在左……何者？人左半身经络，上头面从右行；右半身经络，上头面从左行，有左右交叉之义。"

（7）"即今著吐、汗、下三篇各条，药之轻重寒温于左。"（《医古文讲义》，人民卫生出版社，1961年）

"条"字在这里为动词，"列举"之义。句读者没有搞清文意，误把它作为量词了，以致误读，文理不通，令人费解。这段话的标点应该这样："即今著吐、汗、下三篇，各条药之轻重寒温于左。"

三、缺乏广泛的知识，尤其是缺乏医史和历史知识

古医籍中往往涉及天文、历法、地理、职官、科学、姓名、礼俗、宗法、科技、历史等方面的知识。在不同历史时期，其称谓和具体内容也各不相向。如果缺乏上述知识，往往造成误读，如以下几个例子。

（1）"一讲僧显德，明初闻家遭兵革。心气不足。又为寇贼所惊。得脏腑不调……乃求药于戴人。"（《儒门事亲·洞泄》，吴勉学校本，上海科学技术出版社，1958年）

张戴人生于1156年，死于1228年，朱元璋在1368年才建立明代，戴人当然不会在死后140年的"明初"再复生行医，这是很明显的错误。此段话的标点应该是："一讲僧显德明，初闻家遭兵革，心气不足，又为寇贼所惊，得脏腑不调……乃求药于戴人。"

（2）"甲戌夏。员外熊可山公患痢，兼吐血不止。身热咳嗽，绕脐一块痛至死……以次调理而痊，次年升职，方公问其故。"（《中医各家学说·杨继洲》，上海科学技术出版社，1964年）

"职方"是掌管地图及四方职贡的官名，唐宋时期和明代皆于兵部设置职方司。整理者由于缺乏古代官制知识，将"职"和"方"断开，不仅意义全非，而且连熊可山的

姓也改了。这段文字的正确标点应该是："甲戌夏，员外熊可山公患痢，兼吐血不止，身热，咳嗽，绕脐一块痛至死……以次调理而痊，次年升职方，公问其故。"

（3）"窦汉卿……著有针经、指南标幽赋，诚为古今之轨范。"（《医部全录》，第12册，人民卫生出版社，1962年）

窦汉卿，即窦杰，金元时期的针灸学家，撰有《针经指南》《标幽赋》《流注指要赋》等针灸专书。整理者由于缺乏医史知识，把"指南"断属下，使两者皆错。这段话的正确标点应该是："窦汉卿……著有《针经指南》《标幽赋》，诚为古今之轨范。"

（4）"许智藏，高阳人也，祖道，幼曾以母疾，遂览医方，因而穷极，世号名医。"（《医部全录》，第12册，人民卫生出版社，1962年）

据史书载，许智藏的祖父名道幼。整理者由于缺乏这方面的史学知识，以致误读。这段话的正确标点应该是："许智藏，高阳人也。祖道幼，曾以母疾，遂览医方，因而穷极，世号名医。"

（5）"仲堪能清言……其谈理与韩康伯齐。名士咸爱慕之。调补佐著作郎冠军谢玄。镇京口。请参军，除尚书郎不拜玄以为长史。厚任遇之。"（《宋以前医籍考·殷荆州要方》，人民卫生出版社，1958年）

"著作郎"是官名，"佐著作郎"为其副职。"冠军谢玄"是冠军将军谢玄的省称。整理者不了解这段史实，又不熟悉古代官制，以致误读为"调补佐著作郎谢玄"了。这段文章的正确标点应该是："仲堪能清言……其谈理与韩康伯齐名，士咸爱慕之，调补佐著作郎。冠军谢玄镇京口，请参军，除尚书郎，不拜。玄以为长史，厚任遇之。"

（6）"钱乙。字仲阳。上世钱塘人。与吴越王。有属俶纳土。曾祖赟。随以北。因家于郓。"（《宋以前医籍考·钱氏小儿药证直诀》）

俶，人名，即五代末的吴越国王钱俶。宋平定江南时，他出兵策应，后来又献出所据的两浙十三州归宋。"俶纳土"即指此事。钱乙的曾祖父钱赟，作为吴越宗室的一员，归宋后也随之北上。整理者不明白这段史实，以致误读。这段话的正确标点应该是："钱乙，字仲阳。上世钱塘人，与吴越王有属。俶纳土，曾祖，随以北，因家于郓。"

四、失于校勘

古医籍几经传抄翻刻。亥豕鲁鱼，在所难免。如不详细校勘，极易因讹字、衍文、脱字等而造成误读，如以下几个例子。

（1）"咽痛胸满心烦者。因阴并于下。而阳并于上承。不上承于心火。不下交于肾。此来济之象。"（《伤寒来苏集·伤寒附翼》）

文中前一个"承"字，乃"水"字之误，当属下。后边"火"字也当属下。由于整理者未能校出文中的误字，以致误读，医理、文理都讲不通。校勘之后，此文的正确标点应该是："咽痛胸满心烦者，因阴并于下，而阳并于上，水不上承于心，火不下交于肾，此未济之象。"

（2）"热承气汤，外感解散，加姜汁酒。"（《金匮要略钩玄》，点校本，人民卫生出版社，1980年）

此段是讲热厥的治法。由于阳明腑实引起的热厥，宜用承气汤急下存阴，挟外感者，宜解表通里，用双解散。疑"解散"前脱"双"字。由于整理者没有校出脱漏之字，以致误读，令人费解。校勘后的标点应该是："热厥，承气汤；外感，双解散加姜汁、酒。"

（3）"至于相合而知。他藏致他疾者。庸可知耶。"（《宋以前医籍考·良方自序》，人民卫生出版社，1958年）

前一个"知"字当为"之"。之，动词，到也。藏，脏也。由于整理者没有校出讹误之字，以致造成误读，医理、文理均不通。校勘后，此文的正确标点应该是："至于相合而之他藏、致他疾者，庸可知耶？"

（4）"脉之屈折，出入之外……余愿尽闻。少序别离之处，离而入阴，别而入阳，此何道而从行，愿尽闻其方。"（《灵枢经白话解》，人民卫生出版社，1963年）

据《太素》载，"少序"作"其序"，应并上读。"愿尽闻其序"与下文"愿尽闻其方"句式正好相同。校勘后的这段经文应该这样标点："脉之屈折，出入之处……余愿尽闻其序。别离之处，离而入阴，别而入阳，此何道而从行？愿尽闻其方。"

在整理古医籍时，怎样才能防止误读呢？这就要求整理者要有渊博的知识。不仅要有雄厚的医学基础，而且还要有雄厚的古文基础和丰富的文学、历史、医史、天文、地理、哲学、法典、礼俗、职官等方面的知识。只有这样，才能少出现或不出现误读。具体说来，古医籍的句读方法大致有以下几种。

反复推敲，弄通文义，弄通医理。在句读时，切忌望文生义，草率从事。碰到疑难之处，要多查、多问、多想。属于不明白的医学名词，可查医学工具书，属于不懂的难字生词和成语典故，可查文科工具书。查不到的，可请教有关专家。要严肃认真，一丝不苟。只有这样，才能少出现误读。

利用虚词。在古医籍中，虚词在表达语气和组成句子方面，起着重要作用。如"盖""夫""羌""粤"等多用在句首，"耳""矣""焉""哉""也""耶""乎""欤"等多用于句尾。当然，这只能是参考性的，最后还必须根据文意而定。

依靠韵脚。凡属韵文，如诗、词、曲、赋及汤头歌等，都可依靠韵脚来断句。韵文押韵的规律，一般是隔句韵，即奇句不押韵，偶句才押韵。但句首则有入韵和不入韵两种方式。此外，也有句句都押韵的，还有奇偶交错押韵的所谓"交韵"。

根据对偶排比。骈体文多是用四言、六言的句子对偶排比而成的，读起来朗朗上口，音调优美和谐。清代医家吴尚先的《理瀹骈文》，就是用骈体文写成的。凡属骈体文，整理时就可以根据对偶、排比的句式来断句。

利用旧注。在整理古医籍时，无论注释还是句读，都要善于利用旧注。注文具有较强的对错性，这是任何字典辞书所不及的。所以整理者应首先利用旧注，然后才是其他工具书。医书的注文大都采用双行夹注的办法，因此凡是夹注的地方，一般都是语意告一段落的所在，可作为句读的参考。

注意校勘。如果经上述方法处理，仍无法句读，或医理不通，或文理不通，或哲理不通，就要注意校勘、审察原文中是否有错简、倒文、衍文、脱漏、讹误等现象。校勘之后，再进行句读。除此之外，平常还要多读、多看、多分析、多研究。古文读得多了，自然就能熟悉古医籍的语法结构和语言特点，句读也就不成问题了。

（河南省第三届医古文学术会议，1988.6，开封）

《儒门事亲》（吴校排印本）断句错误举隅

笔者在校注《儒门事亲》的过程中，发现由吴勉学校勘、上海科学技术出版社1958年出版的排印本（简称吴校排印本），对有关章节做了错误的断句，兹列举如下。

在卷六洞泄八十五中，有一段吴校排印本是这样断句的："一讲僧显德。明初闻家遭兵革。心气不足。又为寇贼所惊。得脏腑不调……乃求药于戴人。"

张戴人生于1156年，死于1228年，朱元璋在1386年才建立明朝，戴人当然不会在死后140年的"明初"再复生行医，这是很明显的错误。此段应该这样断句和标点："一讲僧显德明，初闻家遭兵革，心气不足，又为寇贼所惊，得脏腑不调……乃求药于戴人。"

又如卷二证口眼㖞斜是经非窍辨十八，其中一节吴校排印本是这样断句的："岂知目之内眦，上下二网。足太阳及足阳明起于此目之锐眦，足少阳起于此，手少阳至于此鼻之左右。足阳明手阳明挟乎此口之左右。亦此两经环乎此。"

如果按照上面的断句理解，就是足太阳足阳明和足少阳经都起于目锐眦，手少阳经止于鼻的两旁，足阳明经，手阳明经挟于口的左右。

这是不符合十二经的起止走向的。

按照《灵枢·经脉》中关于十二经脉循行的论述以及临床验证，足太阳膀胱起于目内眦，足阳明胃经起于鼻翼之左右和目内眦，足少阳胆经起于目锐眦，手少阳三焦经止于目锐眦，足阳明胃经和手阳明大肠经挟于鼻之左右，同时也环绕于口之左右。因此这一段的断句，标点应该是："岂知目之内眦、上下二网，足太阳及足阳明起于此，目之锐眦，足少阳起于此，手少阳至于此。鼻之左右，足阳明、手阳明挟乎此；口之左右，亦此两经环乎此。"

又如卷十三刘河间先生三消论其中一节，吴校排印本的断句是："……子昭乃河间门人，穆大黄之后也。时觅官于京师。方且告因（困）征君。欲因是而惠之。由是余从子昭得一本。"如果按这样断句，就是说子昭是刘河间的门生，是穆大黄的后代。可是从全文来看，子昭不是搞医的，而是极力在仕途上奔走的。他在京师谋官，上下左右都要花钱，搞得资金空虚。他对"官"看得很重，而对医书并不珍惜，当有人资助他时，就慷慨应允将《三消论》相赠。因此说子昭不是学医的，也不是刘河间的学生。这一段的正确标点应该是："……子昭乃河间门人穆大黄之后也。时觅官于京师，方且告困征君。欲因是而惠之，由是余从子昭授得一本。"

断句、标点是阅读医古文的第一关，断句正确与否，直接关系到对文章原意的理解。搞不好，就会闹出大笑话，甚至捅出大娄子。

（河南省第二届医古文研讨会，1984.4，巩县）

中医名词中"郁""瘀""证""症"等字训诂

在有些医学书籍中和文章里，不时见到"郁"和"瘀"混用，"证"和"症"混用的情况，如"气郁"，有的人写作"气瘀"；"血瘀"，有的人写作"血郁"；"症状"，有的人写作"证状"；"证候"，有的人写作"症候"；等等。这样写法究竟对不对？"郁"和"瘀"是否通用？"症"和"证"是否通用？我们现在就来讨论这个问题。

一、郁和瘀

（一）郁

现在的"郁"字，包括过去的"郁"和"鬱"两个字。

1. "鬱"的含义

（1）木丛生者。

（2）郁积也。

（3）郁积茂盛。

（4）郁李。

（5）郁陶愤结积聚之意。

（6）声不舒扬。

（7）腐臭也。

（8）郁滞也。如《诗经》："郁彼北林。"又如《左传》："郁湮不育。"

（9）郁蒸之气也。如《吕氏春秋》："水郁则为汗。"

（10）郁幽也，攸思也。

（11）地名。

（12）山名。

（13）姓氏。

（14）鬱通"郁"。

（15）愁闷。如抑郁。

（16）鬱与"宛"通假。如《素问·汤液醪醴论篇》说："平治于权衡，去宛陈荃，微动四极，温衣缪刺其处，以复其形。"

2."郁"的含义

（1）文采很盛的样子。如郁郁。

（2）郁与"燠"通假。

（3）香草名。

（4）姓氏。

（5）香气很浓。

现代汉语里的"郁"字，就包括了过去的"郁"和"鬱"两个字的含义，共有二十一个意思，在祖国医药学中，经常用到它的有三个方面的意思：一是香草，如郁金、郁金花、郁金香等；二是郁李，如郁李仁等；三是积滞之意，如气郁、郁热、郁火、肝郁、郁气等。《素问·至真要大论篇》载："诸气膹鬱，皆属于肺。"《素问·六元正纪大论篇》载："木鬱达之，火鬱发之，土鬱夺之，金鬱泄之，水鬱折之，然调其气，过者折之，以其畏也，所谓泻之。"《素问·六元正纪大论篇》又载："必折其鬱气，资其化源。"

（二）瘀和淤

"瘀"有时是被"淤"替代的，因为"淤"的含义较广，包括了"瘀"的含义。

1."淤"的含义

（1）澱之浊泥也。

（2）血不流动，谓之淤（瘀）。

（3）淤积。如院子里淤了一层泥。

（4）淤积起来的。如淤泥、淤地等。

2."瘀"的含义

（1）血不流通（《现代汉语词典》）。

（2）积血也（《辞源》《说文解字》）。

（3）血液停积的病（《四角号码字典》）。

（4）血之停滞者（《中国医学大辞典》）。

瘀的含义较窄，就是专指血液的停滞。

郁和瘀都有积留停滞的含义，但无形的、气态的物质停滞或功能性障碍，多用"郁"字，如郁热、郁火、气郁、肝郁等；液态的、有形的物质停滞或器质性病变多用"瘀"字，如血瘀、瘀血等。

"郁"和"瘀"混用的情况由来已久。《伤寒论》第128条云："所以然者，以太阳随经，瘀热在里故也。"第238条云："此为瘀热在里，身必发黄。"第239条云："所以然者，本有久瘀血。故令喜忘……"第259条云："有瘀血，宜抵当汤。"这里"瘀热""瘀血"统统用的"瘀"字。这就是说，把本来该是"郁热"的写作"瘀热"了。又如，《现代汉语词典》把"瘀血"写作"郁血"。诸如此类的例子在古书里，举不胜举。可见混乱之甚，由来之久。

我们不能以谬传谬，对错了的东西应予以纠正，给中医名词以恰当的、准确的概念。

二、证和症

现在的"证"，包括过去的"證"和"证"两个字的含义。

1．"證"的含义

（1）告发而证实其事也。如《论语》："其父攘羊，而其子證之。"

（2）验也。

（3）质也。如《史记·齐悼惠王世家》："令其辞證皆引王。"又如《后汉张衡传》："采前世成事以为證验。"

（4）证据。

（5）与"徵"通。

（6）引证也。如《楚释》："所以證之而不远。"

（7）疾病证候也，俗作症。

2．"证"的含义

（1）谏也。如《战国策》："士尉以证靖郭君，靖郭君不听。"

（2）证据。如《晋书·范宁传》："宁据经传奏上，皆有典证。"

现在所用的"证"字包括了过去的"证"和"證"两个字的含义，共九种含义。

3．"症"的含义

病之征验也（疾病之状态），古作"證"（《辞源》）。"证"和"症"是有区别的，这里仅谈一谈在医学含义上的不同。《伤寒论阶梯》说："证者，身体内部病变所表现于外部的症候群，从而以证明其病之本态，和作为配治主治药方的依据之谓也，例如麻黄汤证、白虎汤证等是也。"《中国医学大辞典》说："證，体内病状之发现乎外，如事物之有对證也，为医术五科七事之一。如肝病之目视不明，肾病之耳听不聪，肺病则鼻臭不灵，心病则舌强难转，脾病则口味难辨。肝肾肺心脾之位于内者难见，则就五官变态之可见者，证明其内在病况而施治，又如太阳经脉行于肌肤之内者难见，今见头项强痛而恶寒，便可证其为太阳经病而施治，故伤寒家有六经见證之说，而论伤寒者又有重证不重病之说。后人代之以症，殊失本义。""证"包括的范围较大，说某"病证"，是包括了这类疾病的临床表现及这类疾病的病机病理变化规律等内容，如《伤寒论》中的太阳病证、少阳病证、阳明病证等。"症"的含义较为狭窄，主要是指某单一症状，并且没有病机病理变化规律等意义在其中。

"证"和"症"混用的状况由来已久，并且是很普遍的。

《伤寒论》中把"阳明证""太阳证""小柴胡汤证""麻黄汤证"等中的"证"字，写作"證"，如第239条"阳明證，其人喜忘者，必有蓄血"。可是在吴坤安的《伤寒指掌》中，"证"都写作"症"。他写道："两目赤色，火症也。""患者目不识人，阳明实症可治，少阴虚症难治。""凡目昏不知人……或眼胞陷下，皆属死症。"（《伤寒指掌·察目法》）他还写道："大抵今之伤寒，无不兼经而病，即古人所称合病并病之症，后学不解此旨，而欲拘拘于六经传次，印證今病。宜无一症合其式矣，兹将六经古法述于前，新法续于后，其各经兼并之症，列于六经正病之下，庶临症看得其把握焉。"（《伤寒指掌·六经本病》）

而任应秋教授在他的《伤寒论证治类诠》中，则把"症状"统统写为"证状"，如"证状的分辨（上、中、下）"……

就连辞典也有分歧，如《辞源》说："證，疾病证候也，俗作症。"而《中国医学大辞典》就说："证……后人代之以症，殊失本义。"这说明自古至今，在这些字的用法上都是很混乱的。而这种混乱，无论是从医学的观点，还是从语言学的观点，都是不恰当的，甚至是有害的。因为它不能准确地反映中医名词的含义，搞得似是而非。

我们的祖国是一个文明古国，有着悠久的历史文化，几千年来，汉字经过了许多次演变和改革，有些字现在和过去面貌和意义均变了。我们现在写文章，应该遵循现在的规定和现代汉语的语法及习惯用法，以求得文字语言上的统一，以利于科学文化的交流与发展。

（河南省第三届医古文学术会议，1988.6，开封）

怎样检索中医文献

一、什么是文献

文献是指用文字、图画、符号、声像等手段记录的知识，包括图书、期刊、报纸、录音带、录像带、磁带及幻灯片等。

文献可分为古代文献和现代文献两种。从春秋战国时期到1911年（辛亥革命）这段时间的中医文献，称为古代中医文献，又称中医古籍。辛亥革命以后的中医文献，称为现代中医文献。

古代中医文献（中医古籍）浩如烟海，但对后世影响最大的有300余种。

现代文献按加工形式分，又可分为一次文献、二次文献、三次文献等。一次文献是指一切原始文献，如论文、报告、专著、会议资料及专利说明书等，不论载体如何，均称为一次文献。二次文献是指为了便于检索利用，对分散无序的一次文献经过分类加工而编成的各种目录、索引、文摘等。二次文献通称检索工具。三次文献是指在二次文献的指引下，对一次文献进行系统整理，按专题综合论述，而写成的综述、年评、年鉴手册、指南和专题述评等。

二、检索和检索率

查找文献的过程即检索。检索就是检查索取所需要的文字或资料。检索率是情报检索系统检出储存资料的能力。如某电子计算机检索系统储存了1981—1991年有关治疗冠心病的文献800篇，可检索时只找出其中的760篇，那么这个检索系统的检索率就是95%。

三、检索方法

1. 追溯法

又叫篇后文献检索法。这是利用论文作者在篇后所附的参考文献目录逐一追踪查找的方法，适用于课题时间性和针对性较强、馆藏检索工具又不齐备者。

2. 检索工具检索法

此法适用于馆藏检索工具较多、要求检索范围广且全者，可分为顺查、倒查和抽查三种方法。

（1）顺查法：即由旧到新、由远到近、由古到今的查找方法。

（2）倒查法：与顺查法正好相反，即由新到旧、由近到远、由今到古的查找方法。查找资料以近期为主，因近期文献不仅反映了最新成就，而且概括了早期的文献资料，从而可窥见有关课题早期发展的大致情况。

（3）抽查法：即针对学科特点，抓住该学科文献发表比较集中的高峰年代，抽出一段时间进行检索的方法。

3. 循环法

循环法又叫分段法，即先用检索工具查到一批文献资料，再利用这些文献资料所附的参考文献追溯查找。当追溯到一定时限，再利用检索工具向前推进查找。分段进行，循环交替。

四、怎样查找中医药图书

查找中医药图书，是中医药科研、教学、医疗人员经常遇到的问题，是中医药检索的一项重要内容。中医药图书数量浩瀚，种类繁多。据不完全统计，1911年以前的中医古籍达4500种，1911年以后出版的已超过10 000种。不会检索，要查找其中的某一种书，简直是大海捞针。检索中医图书的主要途径是利用图书目录。

1. 查找古代中医药图书的几种工具书

《中国医籍考》，日本丹波元胤编，1956年人民卫生出版社重印出版。全书辑录秦汉至清道光年间的医书2883种，每一书目一般都标有出处、卷数、存佚情况，列述各书序跋、诸家评论、有关参考及作者生平，内容丰富，广征博引，是一部较为完善的中医药图书目录，对查考中医古籍文献，具有较高的参考价值。

《宋以前医籍考》，日本冈西为人编，1958年人民卫生出版社出版。本书收集宋以前的医书1860种，载述较《中国医籍考》详细，是研究宋代以前中医古籍的一部很有价值的工具书。

《四部总录医药编》，丁福保等编，1955年商务印书馆出版。该书收录中医书1500种，每种书目后有提要、版本、序跋、各家评论，是较好的检索中医古籍的工具书。

《中医图书联合目录》，中国中医研究院和北京图书馆主编，1961年北京图书馆印行。该书共收录中医图书7661种，每种按书名、卷数、成书年代、著者、著述方式、籍贯、出版年、出版者、版本、收藏单位等顺序著录，是当代收录最广、数量最多的一部工具书，缺点是对每一种书没有内容提要。

《三百种医籍录》，贾维诚著，1982年黑龙江科学技术出版社出版。该书收录春秋战国至清末主要医籍300种，每种书分为内容提要、作者介绍、历代经籍艺文志及私家书目著录辑要、现存版本四方面介绍，对选读医籍，研究医史，有较高的参考价值。

《中国医籍提要》，中国医籍提要编写组编，1984年吉林人民出版社出版。该书全2册，收录医籍501种，每种书分书名、成书年代、撰写者、内容提要、版本等几方面著录，是中医目录著作中提要写得较好的一部工具书。

《中国分省医籍考》，郭霭春主编，1984年天津科学技术出版社出版。该书全2册，收录先秦至清末医籍8000余种，每种书目下标明卷数、著作年代、作者姓名及作者小传，是中医古籍检索应备的工具书。

《中华古文献大辞典·医药卷》，庄树藩主编，1990年吉林文史出版社出版。该书收录清代以前的古籍2300余种，现存的中医古籍基本全部收录其中。每种书名之后，著录有作者传略、著书缘由、成书年代、版本源流、内容简介等内容，是当今检索中医古籍最好的工具书之一。

2. 查找现代中医药图书的几种工具书

《全国总书目》，平心编，1935年生活书店出版。该书收录1913—1935年出版的约2万种书籍，是中华人民共和国成立前的大型书目之一。

《抗战时期出版图书书目》，1957—1958年重庆市图书馆印行。该书共收录1937—1945年出版的图书17 233种，可看作《全国总书目》的续编。

《全国总书目》，1955年新华书店总店编辑印行。该书收录1949—1954年出版的图书。自1956年起，每年编辑出版一次，收录上一年出版的图书。后来中断，1970年由北京图书馆恢复印行。

《全国新书目》，国家出版局版本图书馆编，月刊。本刊创刊于1950年，初为季刊，后改为双月刊，1954年改为月刊，1966年7月停刊，1972年6月复刊。每种书著录书名、编著者、出版者、出版年月、定价、备注、简明提要等。

五、怎样查找中医药论文

中医药论文主要刊载于期刊或报纸中，最能反映中医药的发展水平和最新成果，是科研人员必须了解的，也是制定科研课题所需要的，可用手工检索和电子计算机检索两种方法查找。

1. 手工检索工具

《1933—1949年全国期刊联合目录》，1961年北京图书馆编印。

《1933—1949年全国中文期刊联合目录》增订本，1981年北京图书馆等编印。

《全国报刊索引》（科技版），上海图书馆编印，月刊。1951年创刊，后来中断17年，其余系统无缺，是我国公开发行期刊和报纸的重要检索工具，每年的一月号和七月号有"引用期刊一览表"，可用来查找中医药论文或资料。

《国内期刊中医药资料索引》，朱俊奎等编，1983年辽宁中医学院图书馆印行。本书收集1950—1980年期间国内公开发行的139种医学期刊、自然科学期刊及部分内部资料的中医药文献近1万篇，是一部规模较大的中医文献累积性检索工具。

《中文科技资料目录·医学》，中国医学科学院医学情报研究所主编，科技文献出版社出版。该刊创刊于1963年4月，前身为《全国医学科学技术资料联合目录》（双月刊），1966年停刊，1972年8月复刊，易名为《医学科学技术资料目录》（不定期），1974年恢复初名，1978年改为今名，定为双月刊，是目前使用最广泛的检索工具。缺点是收录中医论文较少，漏检率较高。

《中文科技资料目录·中草药》，国家医药管理局中草药情报中心站编辑出版。1978年第二季度创刊，季刊，是检索中草药文献的重要工具。

《国内期刊中医论文分类目录》，上海中医学院及上海中医药研究院联合编印。1981年创刊，双月刊，原名《医学期刊中医文献分类目录索引》，1985年改为现名。著录内容有文献篇名、发表刊名、卷期、页码、出版年。每期收录中医论文2000余篇，是当今收录中医药论文最全、检索最方便的检索工具。

《中国医学文摘——中医》，中国中医研究院编印，双月刊。原名《中医文摘》，1960年创刊，1961年停刊，1964年复刊，后来又中断，1980年恢复。每期报道50余种中医及有关期刊上发表的中医文摘约500条，每年最后一期有全年主题索引，是目前国内公开出版的唯一的综合性中医文摘式检索期刊。

《中国科技期刊中医药文献索引（1949—1986）》，薛清录总主编，1992—1993年光明日报出版社出版。该书共有综合、内科、外科、妇科、儿科、方剂、中药等9个分册，收集1949—1986年全国400种杂志中的中医药文献13万多篇，是当今覆盖面最大、最权威的手工检索工具。

2. 电子计算机检索系统

《国内中医药资料索引数据库系统》，福建省中医药研究所编制。该系统储存1950—1985年的中医药文献。优点是覆盖面较大，储存35年的中医药资料，具有累积索引性质。缺点是仅为题录，没有文摘，且收录中医文献不全，漏检率较高。

中医药文献分析和检索系统，中国中医研究院图书情报所编制。该系统储存1984—1987年中医文献近6万篇，均为题录，无文摘。优点是收录文献较全，检全率较高，编制规范科学。

针灸文献分析和检索系统，中国中医研究院图书情报研究所编制。该系统储存

1984—1988年国内外针灸文献12 500篇，80％的文献有文摘，储存文献多，检全率高，编制规范，科学合理，使用方便，是针灸文献检索的权威工具。

肝病中医药文献目录数据库，湖北中医学院科技情报中心编制。该库收录1972—1988年有关肝病的中医药文献，每题均有文摘，题录有英汉对照，是检索肝病文献的重要工具。

气功文献目录数据库，湖北中医学院编制。该库收录1949—1988年中医气功文献，有题录，有文摘。

脑血管病中医药文献目录数据库，湖北中医学院编制。该库收录1949—1988年中医防治脑血管病的文献。

六、怎样查找中医药专利及科技成果

在申报科研课题或科技成果之前，要查新查重，看有没有同类成果或专利问世。下面就谈一谈中医药专利和科技成果的查找方法。

1. 查找中医药专利

简单地说，专利就是在法律的保护下，技术发明所获得的权利。国外一些科学技术的新发明、新成果、新技术，最先都是以专利的形式问世的。最近几年，有不少中医药工作者要求查找专利资料。我国过去没有系统的专利方面的检索工具，1983年我国创刊了《专利文献通报·医药卫生分册》，原由吉林省图书馆编辑出版，后由湖南医学院和中国专利局联合编辑出版。1983年仅出3期，1984年起改为双月刊，一直正常刊行。该刊以题录形式报道美国、英国、法国、德国、日本、俄罗斯、捷克、瑞士、奥地利等国家，以及欧洲专利组织（EP）、国际专利组织（WO）的专利文献。1986年起增加我国自己的专利文献。收录医学、药学、兽医学和卫生学等内容，每期报道3000篇左右，形式以文摘为主，间有题录。

2. 查找部级或国家级中医药科技成果

《全国医药卫生科技成果汇编》，卫生部科技司编印。该书收录1981—1989年的医药（包括中医药）科技成果。

《全国中医药科技成果汇编》，国家中医药管理局编印。该书收集1950—1989年的中医药科技成果。

省级以下的中医药科技成果，可查阅各个省（区）编印的科技成果汇编，如《河南省科技成果汇编》等。

七、怎样查找中医名言和古籍中的资料

在写论文、写书和授课时，往往要引经据典，以增加文采和说服力，但往往又记不清这些名言警句的原文。有的人想找某一部书里的方药资料，怎样查找呢？下面就介绍一下查找中医名言警句和古籍中的有关资料的方法。

1. 手工检索工具

《本草纲目索引》，1954年商务印书馆出版。这是一部查找《本草纲目》有关资料的工具。

《黄帝内经文句索引》，宋全和主编，1984年河北医学院印行。这是一部查找《黄帝内经》原文的工具。

《中医名言大辞典》，刘道清等主编，1991年中原农民出版社出版。该书是在查阅数千种古今经史医籍、诗词歌赋的基础上，摘录中医名言警句2万余条，分为论医、养生、阴阳、五行、脏腑、经络、病因、病机、诊法、辨证、治法、方药、论病、禁忌、预后、论护和优生优育等28篇，是当今查找中医名言最方便、最宏大的工具书。

2. 电子计算机检索系统

素问通检系统、灵枢通检系统、黄帝内经太素通检系统、针灸甲乙经通检系统、难经通检系统、千金要方通检系统、伤寒论通检系统、金匮要略通检系统均由陕西省中医研究院编制。

温病条辨通检系统陕西中医学院编制。

证类本草通检系统、神农本草经通检系统，中国中医研究院编制。

本草纲目通检系统、本草原始通检系统、食物本草通检系统、神农本草经疏通检系统，南京中医学院编制。

针灸大成通检系统、临证指南医案通检系统，上海中医学院编制。

诸病源候论通检系统，辽宁中医学院编制。

医宗金鉴通检系统、四部医典通检系统，甘肃中医学院编制。

儒门事亲通检系统，河南省中医药研究院编制。

以上这些电子计算机通检系统，有的已经编制成功，正在使用；有的仍在编制过程中，不久即可投入使用。通过这些系统，可以查出这些古籍中的任何一句话、任何一个处方和任何资料，十分方便。

[中医药图书情报，1992（6）：35]

搞好信息专题服务　促进中药新药开发

从新药开发研制到临床应用，都要经过一个酝酿选题、计划设计、申报投标、研究实施、成果鉴定和推向市场的过程。在这个过程中，其科研性质和研制特点有明显的阶段性。而阶段性的工作特点使研究人员对各类信息的需求表现出阶段性的差别。因此科研人员在高度重视最新科技的同时，信息部门提供必要的信息专题服务，对提高新药开发质量、促进新药开发进程，有着十分重要的作用。

一、新药开发研究中信息专题服务的需求特点

1.时限性强

现代新药开发研究的一个重要特点，就是从研究开发到临床推广应用的周期越来越短。因此科研人员不断要求加快科研信息和实用技术信息的传递速度，以便及时应用于临床实践。因为在现代科技迅猛发展的背景中，随时都有可能在某一专题研究上出现新的发现和发明，而这种发现和发明信息的传递稍有延误，就有可能造成整个开发的失败，从而使正在研究中的课题尚未问世便成了落伍的东西。所以，在新药研制的整个周期中，研究人员对信息的需求特点是强调"快"和"新"。

2.阶段性强

由于新药开发研究进程有明显的阶段性，所以科研人员对科研信息的需求也有其不同的阶段性特点。

（1）选题酝酿阶段：研究人员需要了解本专业和相关学科的最新成果、国内外发展水平、发展趋势和最新动态。所以在选题时，除了注重客观需要外，还要充分注意完成选题的条件和实施的可能性。为了避免选题重复，就需要掌握相关成果和专利信息，以及各地相同或相关部门正在进行的课题和类似专业的选题角度、目的设计、选题依据，甚至是研究进展、研究方法等。这些文献型信息、非文献型信息对构思选题都有非常重要的参考价值。此阶段要求信息检索工具有较高查全率，以便进行可行性论证。

（2）选题实施阶段：由于主攻方向和研究目标的明确，研究人员对信息需求也就有了比较明显的范围和重点，信息检索主题明确，筛选时针对性强。

（3）完成鉴定阶段：此阶段由于有关专家评审团要对该项研究结果进行评审，其信息需求对象发生了变化。除了研究人员外，评审专家也成了信息服务的主要对象。此时的信息需求主要表现为通过大量相关文献的调查分析，对比综合，实事求是地为专家评审提供具有科学的、客观的评价依据，如"成果鉴定"的查新报告等。

（4）推广应用阶段：科研成果完成之后，研究人员仍需要科管部门和信息部门共同促成成果的推广和转化。其信息需求主要有相关的市场信息、企业信息、产品生产和销售信息等。

二、新药开发研究中信息专题服务的实践经验

下面我们就以"中国复方大蒜某胶囊"为例，谈一谈我们是怎样为中药新药开发进行信息专题服务的。

以我省著名中药研究专家都恒青研究员为首的科研组，认识到大蒜是一个具有广阔开发前景的药用资源，在经过大量信息调查分析后，从1990年初开始，对我省中牟生产的大蒜进行了开发研究。从资源调查、品种筛选、大蒜油提取到新药"中国复方大蒜某胶囊"研制成功，历时5年。该药采用的配方及先进的制剂工艺，有效地克服了其他大蒜制剂的缺点，临床疗效确切，现已经河南省卫生厅药政处批准〔批准文号：

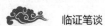

豫卫药健字〔1994〕Z-52号〕，由河南省奥林特制药厂独家生产，并获专利受理（申请号：94110804.7），为厂家带来很大经济效益。通过对390例高脂血症患者的临床观察，该药对轻、中、高度血脂升高均有降低血清胆固醇、甘油三酯的作用，其有效率为79.4%~84.4%，并对由高血脂和动脉粥样硬化引起的其他症状有较好的缓解作用。在这项新药开发研究中，我们的信息研究人员从以下几个方面进行了专题信息服务。

1. 选题构思阶段——提供专题索引

由于科研人员首先需要全面了解国内外有关大蒜油在医疗保健方面的研究历史、现状、动态和趋势等情况，我们针对这一需求，制订了行之有效的检索策略。通过计算机联网技术和光盘检索系统，检索出包含大蒜油研究的各类资料，如成果、专利、一次文献等。我们将这些资料提供给研究人员，以便他们能做出正确的决策，选择合适的突破口，并帮助他们在这些大量的文献基础上对选题进行可行性论证，为正确选题提供可靠的信息依据。我们还在相关文献调研的基础上，编写了《大蒜研究专题索引》提供给科研组。

2. 具体实施阶段——提供技术信息和学术信息

在此药开发的具体实施阶段，我们采取定题跟踪方式，经常与科研小组成员交流，了解科研进度，将研究人员要解决的有关技术难题作为服务重点，如复方药物的筛选、剂型的选择、大蒜油的包结技术等。同时，我们还收集有关解决难题的专题资料，及时反馈给研制人员，提供解决问题的线索和思路，从而促进了各道难关的攻克。我们在此阶段写出了《大蒜降血脂抗动脉粥样硬化的研究进展》等综述文章。

3. 鉴定阶段——提供可比性信息和专题信息研究报告

在新药"中国复方大蒜某胶囊"最后组织鉴定阶段，我们对1990年以来有关大蒜油的新药进行了详尽的检索。通过对89篇相关文献的对比分析，以及对国内几种大蒜油的剂型、稳定性、副作用等几方面进行对比研究，认为大蒜油复方制剂和大蒜油包结技术新工艺是该题的创新点。它有效地克服了大蒜油的刺激性强的臭味明显副作用，增加了大蒜油制剂的稳定性。我们从信息学的角度为其出具了客观的、准确的查新报告，为成果的鉴定和新药的评审提供了科学的评价依据，并为其申请专利提供了大量翔实的材料。

4. 推广应用阶段——提供市场行情信息

在此阶段，我们为该新药的独家生产厂家提供了有关"中国复方大蒜某胶囊"与其他厂家生产的几种大蒜某胶丸的对比分析结果，预测该新药因解决了大蒜油刺激性强、臭味明显的问题，且疗效较好，因此具有广阔的市场前景；同时，协助厂家搞好市场宣传，有效地促进了"中国复方大蒜某胶囊"的成果转化。

除了"中国复方大蒜某胶囊"以外，我们还对"魔力王口服液""寿康胶囊""小儿热速清口服液""小儿泻速停口服液""开胃消食口服瓶""袁氏心复康""骨质增生一贴灵"等中药新药进行了信息专题服务，均取得成功。据统计，"中国复方大蒜某胶囊"年产值600万元，"寿康胶囊"年产值3150万元，"魔力王口服液"年产值7000万元。

三、新药开发研究中信息专题服务的意义及影响

1. 提高科研选题的先进性和科学性

评价一个中医药科研选题及设计的科学性，关键看它是否符合中医药理论体系和科研设计的基本原则。在先进性方面则主要看该课题所采用的研究方法、手段与同类研究相比是否具有创新性。对选题的论证是以大量相关文献为依据的。通过文献分析、调研、论证，才能认定该项目的先进性和科学性。而专题信息研究的目的和专题服务的形成正好满足了科研论证中的这种认定需求。"中国复方大蒜某胶囊"的研制正是由于信息论证准确和信息服务及时，以及信息研究人员的参与，从而提高了选题的先进性和可行性。

2. 强化科研人员的信息意识

新药开发研究是一个较为系统的过程。由于我们提供了充分的信息服务，节省了科研人员大量的时间和精力，提高了研制开发的成功率，最大限度地避免了新药研制中的重复性和盲目性。"中国复方大蒜某胶囊"的研制成功，体现了科研人员和信息研究人员认识水平的统一，同时也体现了科技信息的真实价值。

3. 增加新药评审的严肃性、准确性和权威性

"中国复方大蒜某胶囊"鉴定虽然由相关专家评委会进行评审，但由于学科内的分化及各学科间的渗透，加之文献信息量的剧增，专家们对该药开发研究的大量信息仍是十分需要的。我们经过大量文献分析后出具的查新报告书，为评审专家和行管部门提供了重要信息依据，使成果的评定更具有严肃性、准确性和权威性。经我们查新证实，该项大蒜油复方制剂与同类成药相比，有效地控制了大蒜油的臭味大、刺激性强的副作用，且增加了大蒜油的稳定性，在降血脂、预防动脉粥样硬化、抗肿瘤、提高机体免疫功能等方面有较好的疗效。后经专家评审鉴定为国内先进水平，获1995年度河南省中医药科技进步奖一等奖。

4. 促进河南大蒜资源的开发利用

河南省中牟县是我国优质大蒜的盛产地，所产大蒜过去主要销售到其他省市或出口海外，且主要是作为调味食品。但由于市场科技信息不灵，其种植面积与市场需求难以统一，常常导致河南大蒜滞销或脱销，资源优势难以发挥。近年来，随着国内外对大蒜抗病防病作用的研究，大蒜的药用价值逐渐被人们所认识和接受。基于这种形势，我们的信息研究部门利用信息优势，努力将市场需求、资源优势、科技优势三者联系起来，以信息网络为纽带，促进科、工、贸全面发展，立足于本地优势，开发研制出具有降血脂、抗肿瘤作用的"中国复方大蒜某胶囊"，有效地促进了河南大蒜资源的开发利用及其资源转化，同时也带动了当地经济的发展。

5. 推动中医药信息工作的开展

随着中医药科技水平的提高和科研管理的改革，中医药信息服务工作的对象、内容和方式也发生了根本转变，服务对象由单一的科研人员向多方面、多层次人员转化；内

容上由一般文献服务向浓缩信息研究结论转化；方式上由被动服务向主动参与转化等。通过信息专题服务、新药的成功开发及其所产生的巨大经济效益，使信息人员看到了自己的作用和价值，从而激发了搞好信息工作的热情，同时也推动了信息工作的开展。

［中国中医药信息杂志，1998（6）：58.］

世界"中医热"及其反思

　　中医作为中华光辉灿烂文化的一颗明珠，不仅为中华民族的健康和繁衍做出了巨大贡献，而且为世界其他各国人民的健康也做出了巨大贡献。在很久以前，中医就传入了朝鲜、日本、南亚、东南亚、欧洲等许多国家和地区，后来又传入美洲、非洲和澳大利亚。现在（1989年撰稿时）全世界有90多个国家、33亿人口，以各种形式运用中医治病，占全世界总人口的三分之二。日本的1/4万西医现在有半数回头研究中医。在日本上市的中药，1984年约有748亿日元，1985年约有801亿日元，1986年约有966亿日元，每年都在增加。新加坡目前约有1000多名中医医生，他们提出要从中国输入中药，在新加坡加工分销。斯里兰卡总理赞扬"中国传统医疗技术到斯里兰卡传播是件好事，是有历史的，斯里兰卡人民很愿意接受中医治疗"。一位瑞典的医药专家说："中药已成为西方研究人员的'金矿'。"据《国际商报》报道，我国已与世界100多个国家和地区建立了中药贸易关系，出口品种逐年增多。仅中成药一项，1930—1987年，出口金额达21亿美元。法国和德国本来是现代医学的发源地，而现在却成为欧洲重视和实施中医药学的先驱。美国、俄罗斯、捷克、斯洛伐克、波兰等国，不仅重视中医药的应用研究，而且还重视中医药学的古籍整理和理论研究，如美国有百分之八十以上的人在病中服用中草药，洛杉矶汉方研究所已将中医经典著作翻译成英文，在美国大量发行，影响颇大。许多国家纷纷要求我国派中医药学专家前往讲学、交流，有的专程来我国考察、学习、就诊和进修中医。

　　中医为什么能经久不衰？为什么全世界现在又兴起"中国热"？为什么有那么多的人请求中医治病？这有以下三方面的原因：一是人类要回到大自然的总趋势。"人类要回到大自然"，已成为一种新兴的思潮。大量事实证明，化学药品副作用大，容易造成药源性疾病，加上它对一些现代疑难病症的无能为力，这就使人类对化学药品产生了一定的厌恶和恐惧，转而使用天然药物和非药物疗法治病。而中医正是运用天然药物和非药物疗法治病的。二是现代生活向"自我保健"发展的大趋势。所谓自我保健，就是对自己的健康和幸福，从依靠医疗单和医生，传变为依靠家庭和自己。目前，美俄等国都在发展自我保健，自我保健所需费用极低，时间也很短，效益却非常显著。而中医恰恰满足了人们的这一需要。三是全球卫生战略的需要。第34届世界卫生大会正式通过的"2000年人人享有卫生保健"的全球卫生战略，如果仅靠西医，不仅发展中国家无法达到，就连发达国家也无法达到。要达到这一战略目标，必须依靠中医和各国各民族的传统医药。

中医为人类健康做出了如此大的贡献，受到世界人民如此热烈的欢迎，是否中医工作者就可以沾沾自喜，高枕无忧了呢？不是的，中医面临着挑战，面临着危机。日本提出要在近几年内在中医方面超过中国；"开花在中国，结果在日本"。汉方医学改为东洋医学，不承认师傅。而我们的问题主要有以下几个方面。

经费紧张：全国县级以上的中医医院有1658所，中医药研究机构56所，中医经费每年约3亿元，平均每所中医院每年17.5万元经费。扣除工资部分，所剩无几，很难购置先进设备，很难求得发展，就河南省的情况来说，与全国情况大致相同。1988年河南省用于中医方面的经费为1670万元，河南省有110多所中医院，平均每所中医院经费16.7万元。

人才缺乏：全国有48万中医药专业技术人员，由中医学院和中医药学校毕业约有17万人，占35.4%，绝大多数没有系统学习过中医理论，有些医院，护士年龄大了，派出去进修一年或半年中医，就去当中医医生，这能保证医疗质量吗？还有的人，连一点医学基础都没有，学几个月（甚至一个星期）针灸，就挂牌行医，能不出问题吗？甚至有的人，既无医学基础，又未学过中医，竟也挂出了中医的招牌，招摇撞骗，坑害群众，给中医脸上抹黑，损害中医声誉。

设备简陋：全国中医医院的设备都是比较落后的。比较先进的医疗仪器，最先总是配备给西医医院。许多疾病在中医医院确诊不了，要到西医医院借助仪器检查，检查确诊后在西医医院治疗，容易治的，在西医医院治愈了。难以治疗的，西医治不好的，转到中医医院治疗。中医也难以治疗。这就给中医的形象和发展造成了不良影响。

药源奇缺和药价上涨：近年来，中药价格不断上涨，药源不足，有些中药经常缺货。由于中药价格的不断上涨，群众负担不起昂贵的中药费，只好转向西医。"中医治疗廉价"的优势正在转化，这是影响中医发展的又一重大因素，应引起高度重视。

中药剂型改革进展缓慢：由于中医药人才缺乏，经费不足，设备简陋，致使中药剂型改革进展缓慢。中医药疗效高，副作用小，这是大家所公认的，但中药汤剂，对于小儿和昏迷患者，给药十分困难，见效也较缓慢。加上有些慢性疾病，需要数月或数年治疗，如果服这么长时间的汤药，一般人不能坚持，这就直接影响了中药的疗效和"治愈率"。所以，中药剂型不改革，中医就不会有突飞猛进的发展。

对以上存在的问题，要认真对待，研究解决，具体办法是整顿中医队伍、集中使用经费、培养中医人才。整顿中医队伍就是要把中医药专业技术人员中那些不合格的人员，改派他用；对于乡镇个人行医的，要进行严格考核，对于不合格者，坚决取缔其中医资格；对于医院在职人员，要进行有计划、有步骤的培训，以提高其业务水平。不可一味追求中医队伍的人数，把一些技术不达标的人员拉入中医队伍；更不能单从中医队伍的人数看待中医事业的发展进度，正如我国农民数目多不能证明农业发达一样。在当前经费紧缺的情况下，摊子不要铺得过大，经费使用不要撒"胡椒面"，要保证重点，将有限的经费用到重点的中医院和中医研究院（所）上。全国一定要有一两个设备最全

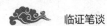

（包括最先进的医疗设备）、图书情报最全的中医机构，作为中医发展的开路先锋和支柱，同时为其他中医药单位提供业务技术培训和图书情报服务。总之一句话，将中医的人、财、物集中使用，在竞争中求生存、求发展。

（全国中医药图情工委会中南分会第二次会议，1989.6，广州）

论中医药信息情报队伍的建设

中医药如何发展？出路在哪里？具体该如何办？这一系列的问题，是摆在中医界领导和所有中医药技术人员面前的大问题。要回答这些问题，就要由中医药情报信息人员去论证。没有精干的情报信息队伍，没有丰富的文献资料，没有深入细致的情报信息调研，要正确回答这些问题，是十分困难的。

情报信息工作的重要性，愈发被人们所认识，同时也被领导者所认识。但也有个别单位的领导，他们口头上大讲情报信息的重要，实际上并没有真正明白其重要性。他们把无处安排的老弱病残人员安排到情报信息室，并经常以开会、搞计划、搞调查等理由，从情报信息室抽人；他们以经费紧张为由，压缩情报信息经费，减少情报信息投资，使情报室逐年"萎缩"，形同虚设。这些都是目光短浅的表现。

有些领导，对情报信息工作确实很重视、很支持，但由于单位较小，人力和财力有限，虽然尽了最大的努力扶植信息情报室，但仍感到信息情报工作满足不了教学、科研、临床和为领导决策服务的需要。这里存在着一个大而全、中而全、小而全的问题。

国家要建立"大而全"的信息情报机构，省里要建立"中而全"的情报机构，县里要建立"小而全"的情报机构。这是不可能的。都想"全"，结果都不全。

我国现有省级以上中医药图书情报信息机构52个，每年图书资料购置经费约210万元，数目也不算少，可是实际效能却很低。这是为什么？就是因为人力、财力过于分散。不仅地市县以下的情报机构无力提供权威的、高质量的、有价值的情报信息，就连省级以上（包括国家级）的情报信息机构也无力提供。目前我国中医药图书情报信息人员较缺，尤其是高水平、高质量的情报信息人员更缺，把少量的人才分散到大量的机构中去，这就犯了"兵力分散"的大忌，不利于"集中兵力"。财力和物力的问题也是一样。现在图书资料费用上涨幅度很大，据统计，从1984年至1988年，外文原版图书价格平均每年上涨21.65%，影印图书价格平均每年上涨24.20%；中文图书价格1988年比1987年上涨30%～40%，中文期刊价格1988年比1987年上涨60%。1989年，书刊涨价的势头不但没有减弱，反而大大增加了。书刊价格1989年比1988年又上涨64.10%，其中，中文报纸涨价136%，中文期刊涨价52%，影印期刊涨价66.60%，外文原版期刊涨价23.60%，中文图书涨价81.60%，影印图书涨价68%，外文原版图书涨价21.80%，而对图书情报的经费拨款，则增长很少，远远赶不上书刊涨价的速度。有的单位则没有增加图书情报的经费，有的甚至减少。在这样的形势下，搞"小而全"更是不可能实现的。

（以上均为1990年撰文时的统计数据）

怎样运用有限的人力、物力，完成为生产服务、为科研服务、为领导决策服务的艰巨任务呢？这就要集中人力、财力、物力，在全国搞一个中医药情报信息中心，直属国家中医药管理局领导。这个中心要集中全国最优秀的中医药情报信息人员（或从学校直接培养），要拥有最齐全的图书资料和先进的各种设备，能够承担来自全国乃至全世界的中医药检索和咨询任务，能够为领导决策提供最有价值的参考意见，能够为中医药的发展趋势或专题专病提出预见性和综合性的调研报告。有条件的省市，也可建立这样的中医药情报信息中心。至于地、县级中医药单位的图书情报室，则可根据本单位的实际需要，按专题专病搜集情报资料，订阅图书杂志。例如某医院（或研究所）以治疗（或研究）肝病为主，那么图书情报室就可以有目的地订购有关肝病的图书和杂志，搜集有关肝病的情报资料。如果以肾病为主，就订购有关肾病的图书杂志，搜集肾病的情报资料……自己解决不了的问题（如没有某种图书或期刊、缺乏检索工具书或需要复印某种资料而又无条件等），可向省级或国家级中医药图书情报中心申请咨询。这样，既可大量地节省人力、财力和物力，又可最大限度地发挥图书情报的职能和效力，满足各方面的需要。

当然，要实现这一目标并不容易。集中全国优秀的中医药情报信息人才到情报中心去工作，牵扯到多方面的问题。即使由学校培养，也不是轻而易举之事。图书情报经费的集中使用，也有许多具体工作要做。但这条路非走不可，只是什么时间去实现、由谁去实现的问题。

（河南省中医药图书情报工委会成立及学术研讨会，1990.9，郑州）

试谈中医药图书情报人员的组成

在去年全国中医药图书情报工作会议上，卫生部中医司的同志强调，中医药图书情报工作是整个中医事业的一个重要组成部分，是振兴中医的重要条件之一，是提高工作效率和管理水平所不可缺少的。因此，要认真做好这项工作，真正起到耳目和参谋作用，良好的管理和人才的合理使用则为关键。下面就中医药图书馆、情报室人员的合理组成谈一点浅见，借与同行共同探讨。

作为中医药图书情报部门，其专业类别和布局也是三元专业机构，即情报专业机构、语言专业机构和中医药学专业机构，此三者缺一不可。由于每个图书情报部门的规模、服务对象不同，决定了这三个专业类别的布局。如一般的中小型图书馆（或情报室），主要任务是文献服务，因此做情报资料提供的情报人员、语言专业方面人员所占比例应适当高些，而对情报本身的研究、情报技术的开拓，因受条件所限尚不具备，可以不列入整体布局。这方面工作可以充分利用国家、部级的权威情报中心（所）的资源，但不能贪求"小而全"。另外，中医事业的创立与发展，历史悠久，源远流长，许多流传至今的珍、善本及各种不同的版本有待人们做细致的整理、鉴定、校勘和挖掘。总结名老中医经验也是中医药图书馆（或情报室）不可缺少的工作，因此有一定知识水平的中医药专业人员并达一定的比例也很重要。总之，专业类别布局的是否合理会直接影响到图书情报工作的开展。各个图书馆、情报室应根据各自的工作重心来确定较为合理的专业类别布局，以充分发挥本单位的作用。

专业类别布局确定好之后，就可依据人员的素质、知识水平、智能和年龄来确定各类专业人员应有的比例。

我们认为，中医药图书情报人员在素质上应具备下列两个基本条件：一是要具有较高的政治素养、敏锐的观察力和分析问题的能力，能够及时了解上级和科研人员对图书情报的要求，并做出快速、准确、较为全面的反映；二是要具有脚踏实地的实干精神，对业务工作认真、细致，对用户服务主动、热情、周到。当今，科学技术的日新月异和祖国建设的迅速发展，对图书情报人员的知识结构提出了越来越高的要求，即在专业知识上要有较深的造诣，具有图书情报学方面的理论与技能，熟练掌握一门或数门外语及流畅的汉语表达能力。当然不一定每个人都得是全才，偏才是多数，图书情报部门正是各种人才聚集的所在。显然，整个图书情报工作分工各有不同，也就有不同的学识水平的人，又能充分发挥他们的作用，避免人才浪费。在年龄结构上，要保持老、中、青结合，以中青年为骨干和先锋。值得重视的是，多年从事中医药图书情报工作的老同志，积累了丰富的实践经验，尤其对中医药古珍本、善本的整理与校勘，造诣较深。做好传、帮、带，培养出一批优秀的后备力量是刻不容缓的事情，今后一定要加强。

合理的人才分布只是为完成图书情报工作奠定了基础，要使它充分发挥能力，做到"人尽其才，各得其所"，则需领导者实施一系列正确的政策，否则，这一智力结构的优势也将难以得到发挥。

目前，除北京的中国中医研究院图书情报中心外，中医药图书馆、情报室主要集中于各省的中医学院、研究所，地县一级几乎没有。从纵向看，情报网络系统不够健全。与同级医学院校、研究所相比，中医药图书情报部门的规模、设备、人员知识水平、素质都存在一定的差距（这当然是由很多因素造成的。主要因素之一是中医事业投资少）。目前图书情报人员主要表现为三少：一是精通外语（主要指英、日语）的人少，远远满足不了教学、科研的需要；二是受过正规图书、情报学教育和富有实践经验的人少，不能高质量为用户提供情报；三是对中医药理论及相关知识造诣较深的人少，这种局面势必造成图书情报工作质量的下降。

令人欣喜的是，现在国家对中医事业的发展非常重视，成立了中医药管理局，并制定了一系列政策，增加了对中医药事业的投资。因此，各级领导部门应认真落实中央的精神，对中医药图书情报部门给予必要的财力、物力和人力的支持，大力加强组织管理。在保证一定的物资供应的基础上，重点抓好人才的培养、教育问题，有计划、有目的地培训各类专门人才，结合本职工作，不断学习，不断提高。现在，世界范围内的信息量呈指数骤增，图书情报工作的范围愈来愈广，涉及的学科和专业越来越多。图书情报人员只有不断提高知识水平，不断学习，才能更好地完成本职工作。1985年5月成立的全国中医药图书情报工作协作委员会非常必要，搞的两个活动——"在庐山举办的中医古籍分类、编目学习班"和"在济南召开的中医药图书分类讨论会"很好，深受我们基层单位的欢迎，我们殷切希望协作委员会能根据实际情况：制订出近几年的发展规划和工作方向，进一步协调全国中医药图书和情报工作，不断培养、提高图书情报人员的水平，为逐步形成具有中医特色的图书情报体系做出贡献。

（全国中医药图书情况学术会议，1986.4，北京）

中医药在海外

中医作为中华民族光辉灿烂文化的一颗明珠，不仅为中华民族的健康做出了巨大贡献，而且为世界其他各国人民的健康也做出了巨大贡献。在很久以前，中医就相继到朝鲜、日本、南亚、东南亚、欧洲、非洲、美洲和澳大利亚等国家和地区。现在（撰稿时）全世界有90多个国家，33亿人口以各种形式用中医药治病，占全世界总人口的2/3。中药出口已扩大到80多个国家和地区，年出口额达3亿美元。下面谈谈中医药在海外的情况。

中医早在隋唐时期，就传入日本。日本人民非常信仰中医，称中医为"汉方医学"。日本有14万西医，现在有半数以上回过头来学习和研究中医。日本有65%的医生会开中药处方，专门从事汉方医药、针灸及按摩的医师和研究人员已超过10万人。日本人民有85%吃过中药或接受过针灸治疗，大部分中药可在保健费中报销。日本有4万多家药房，都经营中药。日本对中药剂型改革非常重视，生产的片剂、溶剂、栓剂、泡装剂、注射剂等给用药提供了方便。日本生产的"葛根汤口服液""生脉饮"等远销欧美等地。日本汉医普遍采用现代检验技术配合中医望、闻、切、问四诊进行诊断。每次诊金可达1万~2万日元（合人民币300~600元）。

日本有20多所综合性大学设有汉方医学研究机构，建有1所针灸大学，40多所针灸院校和21所针灸研究机构。同时，政府还通过广播、电视举办讲座，向全民进行中医药知识普及教育。

新加坡有将近300万人口，其中华裔占76%，他们对中医药有强烈的传统依附性，中医药在那里有广泛的社会基础和群众基础。到中医门诊看病的人次占全新加坡门诊总量的25%左右。新加坡现有中医1200人，是西医总数的一半。中医药价廉效高，颇受民众欢迎。在私人中医诊所，诊费一般在6美元左右，一个月的诊费在30美元左右，比看西医费用要低60%~75%。

新加坡中医学院创办30多年来，为该国和东南亚地区培养中医师千余名，是东南亚历史较长、影响较大的一所中医培训基地。

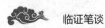

美国曾是拒绝承认中医的最顽固的堡垒，然而现在却出现了戏剧性的变化。美国一跃成为揭开发达国家"中医热"序幕的带头人。现在，全美国除两个州外，其余48个州都为针灸开了绿灯，美国从事针灸的人数已达1.5万人。中医师在美国备受青睐。某医学研究所所长第一次到美国，不被重视。第二次到美国时，说会中医，一些州长、参议员等纷纷请他诊病，给予很高的礼遇。由美方邀请的中医大夫深受人们的欢迎，门庭若市。较出名的针灸医师诊务繁忙，每天有数十名患者上门候诊，大部分须预约。每次收费30~40美元，出诊收费100美元左右。在美国的纽约、洛杉矶等大城市，都有中药店。唐人街的中药店一家挨一家，比北京和广州还多，各种中药材都有，而且质量较好，但是价格昂贵，如一瓶"羚羊感冒片"，就要3美元。

加拿大卫生部鼓励医务人员学习针灸，同时邀请中国的针灸专家到加拿大访问、讲学、演示针灸技术。华裔中医在当地有很高的声誉。一些刊物定期刊登中医药知识。

目前（1992年撰稿时），全英国有4000多名西医转而学习和研究中医，中医疗法风靡英国，新一代医生对此倾注了极大的兴趣。据调查，有85%的医科学生在通过各种渠道学习中医技术。英国现（1992年撰稿时）有中药店300多家，每年进口中药材4000万美元，其中有570万美元的药材是从中国进口的。英国现有针灸医师7000余人，每年采用中医疗法治病的有150万人，就连英国女王每次外出，总要带几种常用中药。女王的妹妹玛格丽特公主曾用中草药治愈周期性偏头痛。王太后也赞成中西医结合疗法治病。英国前首相霍姆的女儿梅丽尔·达比，对针灸很感兴趣，决心努力学习，成为一名很有造诣的针灸医师。英国科技史学家李约瑟说："中国传统医学之所以是世界上最古老的医学，是与中国文明的独特性密不可分的。"他主张"应在这种社会文明论的基础上来考察中国的传统医学"。许多医学专家认为，对中医疗法的深入研究，肯定将改变整个医学的面貌。

法国是西方从事中医针灸研究最早、工作做得最多的国家。目前法国有18所中医研究单位，10所针灸专门学校，10多种中医刊物，1万多名从事中医研究和临床的人员，其中700多人系统地学习过三年以上的中医。法国政府已决定把中医教材纳入医学院校课程。据民意测验表明，95%~98%的法国人对中医疗法感兴趣，并愿意接受其治疗。法国总统密特朗曾说过，传统医学的流行倾向已成为"一个不容忽视的社会现实"。他要求专家们对中草药进行深入研究。

中医在17世纪传入德国。1971年，随着西欧中医热的扩展，德国的中医热开始升温。中医研究所、中医学会等相继成立，针灸和中医药受到广大民众的欢迎。有位叫勒曼的德国医生，用针灸治疗了2万多名患者。由于针灸特别受欢迎，因此有家医学科学院开办了为期3年的针灸训练班，让西医医生学习掌握针灸技术。

针灸已在俄罗斯各医疗系统内普遍应用，并进行深入研究。俄罗斯有2万名针灸医疗和研究人员，占医师总人数的2%。俄罗斯对针灸医师的要求比较严格，只有在医科大学毕业后，经过5年的医疗实践，方能到医师进修学院学习针灸1~2年，再经考试合格，才能获得针灸医师的资格。其中最优秀的医师将被分派到针灸经络研究所从事研究工作。

目前，俄罗斯有24所医科大学开设针灸学选修课，学生对针灸的热情特别高涨，每次上课，教室里都是座无虚席。

在波兰，有针灸医师800多人，每年中草药销售额超过100亿兹罗提（相当于2亿元人民币）。

在捷克斯洛伐克，有针灸医师1000多名，其中高级针灸医师200多名。

在南斯拉夫和保加利亚，中国制造的中成药（如人参蜂皇精、鹿茸精、清凉油、生发水等）备受青睐。

在荷兰，普罗宁大学成立了针灸研究中心。

在瑞典，研究中草药已形成热潮，一位瑞典的医药专家芬·桑德伯教授兴奋地说：中药已成为西方医药研究人员的"金矿"，西方研究人员已"惊悟"到中药的医疗效果。

在意大利，文化部曾举办规模盛大的"中国针灸、中药、健身法培训班"，为期45天，使意大利针灸医生的技术得到很大提升。

在阿根廷和墨西哥，中华针灸学会的中医针灸医生协会已正式成立。

在马来西亚，到1986年年底，共有中医师1000余人，中药店2500家，中医药团体32个（9个中医师团体，11个中药商团体，12个中医药联合会）。这些团体在"马来西亚华人医药总会"的领导下，对外向政府争取各项权益，对内为提高中医药人员素质而努力。

在印度尼西亚，前总统苏加诺患泌尿系结石，西方国家的医生除手术外别无他法。而我国著名中医学家岳美中教授用中药治愈了苏加诺总统的病，被一度传为佳话。至今，印度尼西亚人民仍对中医药和针灸十分信任。

在斯里兰卡，群众对中医药感兴趣，愿意接受中医药治疗。于是，在1986年8月11日，中国和斯里兰卡签订了在斯里兰卡合办"中医医疗教育中心"的协议。斯里兰卡总理在谈到这个"中医医疗教育中心"时说："中国传统医疗技术到斯里兰卡来传播，是件好事，是有历史的，斯里兰卡人民愿意接受中医治疗，希望早日办成。"

在巴基斯坦，前总统齐亚·哈克亲自为卡拉奇市的"巴中针灸学院"开幕剪彩，并高度赞扬中国的针灸疗法。

在泰国，国会已批准推广使用中草药，许多中国生产的中成药，如牛黄清心丸、羚羊感冒片、犀羚解毒片等，已被正式批准销售。

当前，在我国学习自然科学的外国留学生和进修生中，学习中医药的人数居第一位。我国已为102个国家和地区培养了1200名针灸医生。世界卫生组织（WHO）为推广中医药经验，在中国建立了7个传统医学合作中心。有人预测，21世纪将是中医药国际化的时代。

综上所述，世界各国的医学家们均已认识到中医药在防病治病中的重要作用，并纷纷学习它、研究它、应用它。但我们也应当清醒地认识到，中医药在海外还没有与西医药有同等的地位。许多国家中医师没有法定地位，许多大的医院没有中医的位置，中医只能从商业口（开方卖药）注册开业，需要遵守当地行管部门的"医药法令"。中国是中医药的故乡，中医在国内受到重视，在党的中医政策的指引下，全国已有县级以上中医院1668所，中医科研机构54所，中医学院28所，中医药人员50多万人。党的中医政策和中西医并重的方针是正确的，我们应该大力宣传和坚持贯彻执行。遗憾的是，某些医药部门的领导人，对党的中医政策和中西医结合的方针认识不足，不能把中西医摆到同等重要的地位，仍然存在着轻中重西的倾向。具体表现在医药卫生事业经费的使用上。党的十一届三中全会之前，中医经费仅占医药卫生经费的5%，而有些省份实际应用到中医的仅有3%。一个地市级中医医院的所有家当，抵不上同级西医医院的一台仪器。这就大大限制了中医药的发展。党的十一届三中全会之后，中医经费的比例逐年增加到14%，并且经费单列，比以前日子好过一些，但仍没有与西医摆到平等的位置上。贯彻落实党的"中西医并重"的方针，是全体中医同仁、中西医结合同仁及西医有识之士的共同任务。

（纪念"世界传统医药日"学术报告会，1992.10，郑州）